クリニカル作業療法シリーズ

福祉用具・住環境整備の作業療法

玉垣 努・渡邉愼一 編集

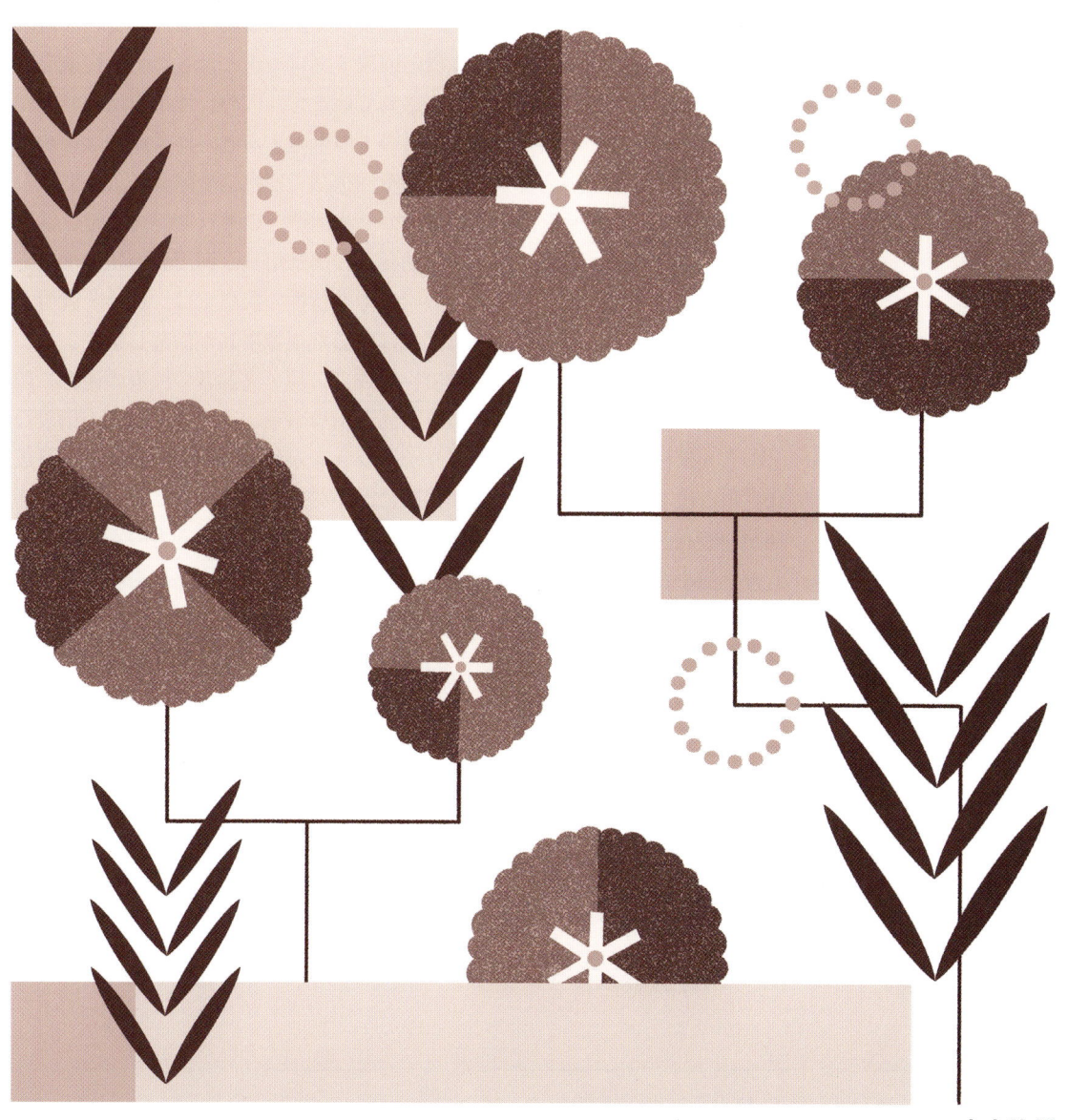

中央法規

序文

　1950（昭和25）年の身体障害者福祉法による補装具の交付から，わが国での福祉用具の公的供給が本格的に始まりました．補装具は身体障害者の身体の機能を補完するものであり，1963（昭和38）年には，老人福祉法において高齢者の生活上の便宜を図る日常生活用具として車いすや特殊寝台等の給付が事業化されました．この実績から2000（平成12）年の介護保険制度において福祉用具の貸与・販売は居宅サービスに位置づけられ，今では街なかで福祉用具を見るのも珍しくないほど普及しました．

　作業療法における福祉用具は，障害によって困難な動作を補うという意味から代償的アプローチと呼ばれ，機能回復アプローチとともに生活機能を向上させるための重要な手段の1つとされています．人の「作業」は道具を使うことがほとんどで，福祉用具も道具の1つと考えると，作業療法は福祉用具を内在する療法といえます．急性期や回復期では疾病や障害により低下した身体機能を向上させるため，回復期から生活期への移行期では日常生活を再構築するために，義肢，装具，自助具等の福祉用具が利用者の状態像に応じて使用されます．また，先天性の疾患や進行性の疾患では，就学・就労などのライフステージや疾患の進行状況に応じた福祉用具が活躍します．

　また，老人保健法（1982（昭和57）年成立，現・高齢者の医療の確保に関する法律）を契機に，機能訓練事業，訪問指導事業，老人保健施設の創設などの老人保健事業を中心にリハビリテーションが地域で萌芽し，2000（平成12）年には介護保険と同時に医療保険において回復期リハビリテーション病棟が創設されるなど，自立の支援，在宅重視の基本的な考え方のもと，自立した生活のために生活機能を向上させるリハビリテーション技術の重要性が広く認識されつつあります．このような病院・施設から住み慣れた地域へという「地域リハビリテーション」の流れの中で実際の生活を見据えた作業療法を提供するには，福祉用具の活用や住環境整備の知識はなくてはならないものといえます．特に，障害者のリハビリテーションでは，ほかの人の手を借りずに生活動作を可能にする福祉用具の活用は，障害者の基本的人権や尊厳を保持する上でも重要です．

　本書は，福祉用具・住環境整備に関する作業療法士の臨床の知を集めたものです．本書が皆様の臨床の一助となれば幸いです．

編者

序文

編集・執筆者一覧

[編集]

玉垣 努（神奈川県立保健福祉大学保健福祉学部リハビリテーション学科教授）

渡邉 愼一（横浜市総合リハビリテーションセンター医療理学・作業療法課）

[執筆者（五十音順）]

青木 栄一（新潟リハビリテーション病院）

一木 愛子（神奈川リハビリテーション病院作業療法科）

井上 薫（首都大学東京健康福祉学部作業療法学科准教授）

伊林 克法（悠遊健康村病院リハビリテーション教育部）

今西 里佳（新潟医療福祉大学医療技術学部作業療法学科准教授）

坂本 安令（横浜市立大学附属病院リハビリテーション科）

佐々木 貴（神奈川リハビリテーション病院作業療法科）

錠内 広之（日本鋼管病院リハビリテーション科）

関谷 宏美（甲州リハビリテーション病院病棟部）

田中 栄一（国立病院機構八雲病院）

玉垣 努（前掲）

寺田 佳世（石川県リハビリテーションセンター）

長尾 哲男（九州栄養福祉大学リハビリテーション学部作業療法学科教授）

中川 翔次（神奈川県総合リハビリテーションセンター地域支援センター）

濱 昌代（石川県リハビリテーションセンター指導課）

古田 恒輔（神戸学院大学総合リハビリテーション学部教授）

松田 哲也（JCHO湯河原病院リハビリテーション室）

松本 琢麿（神奈川リハビリテーション病院作業療法科）

森田 千晶（神奈川県立保健福祉大学保健福祉学部リハビリテーション学科教授）

もくじ

第Ⅰ部 福祉用具の概念と種類

A 生活上における福祉用具の役割 ……………玉垣 努 2

(1) 福祉用具の概念 …………………………………… 2
(2) バリアフリーとユニバーサルデザイン ………… 2
(3) 福祉用具の種類と適応課題 ……………………… 3
(4) リハビリテーションスタッフが開発にかかわる可能性 ……… 4

第Ⅱ部 福祉用具の適応と目的

A ベッド・床上動作関連 ……………………………… 8

1. 定義・基礎知識 ………………………………佐々木 貴 8
(1) 作業療法士と福祉用具 …………………………… 8
(2) 床上・起居動作について ………………………… 8
(3) 背臥位の傾向 ……………………………………… 9
(4) 臥位への介入と福祉用具 ………………………… 10
(5) 起居動作の傾向 …………………………………… 17
(6) 起居動作への介入と福祉用具 …………………… 17
(7) 福祉用具を活用した支援 ………………………… 18

2. 高齢者・脳血管疾患（片麻痺）………………松田哲也 20
(1) 疾患・障がいの特徴 ……………………………… 20
(2) 福祉用具導入の流れ ……………………………… 23
(3) 福祉用具の活用 …………………………………… 24

3. 脊髄損傷 ………………………………………佐々木 貴 26
(1) 脊髄損傷者の特徴 ………………………………… 26

v

（2）福祉用具導入の流れ··· 27
　　　（3）褥瘡予防と福祉用具の活用··· 28
　　　（4）下衣動作と福祉用具の活用··· 31
　4．神経筋疾患（筋ジストロフィー）·································田中栄一 34
　　　（1）デュシェンヌ型筋ジストロフィーの特徴···························· 34
　　　（2）福祉用具導入の流れ··· 37
　　　（3）福祉用具の活用·· 38
　5．関節リウマチ（RA）···坂本安令 40
　　　（1）関節リウマチ患者のベッド・床上動作の特徴······················ 40
　　　（2）福祉用具導入の流れ··· 40
　　　（3）福祉用具の活用·· 41

B　移乗・移動関連　43

　1．定義・基礎知識···古田恒輔 43
　　　（1）移乗・移動動作と用具の導入計画について························ 43
　　　（2）移乗用具の種類·· 44
　　　（3）移動用具の種類·· 53
　2．高齢者・脳血管疾患（片麻痺）·································松田哲也 64
　　　（1）移乗・移動動作に関連する用具の選定時の考慮点··············· 64
　　　（2）高齢者，脳血管疾患患者の姿勢・動作の特徴····················· 64
　　　（3）歩行支援用具の選択および適合·· 66
　　　（4）脳血管疾患患者の車いすの選択および適合························ 67
　　　（5）座位保持が困難な場合の移乗介助用具······························ 68
　3．脊髄損傷··玉垣　努 70
　　　（1）疾患・障がいの特徴··· 70
　　　（2）福祉用具導入の流れ··· 71
　　　（3）福祉用具の活用·· 73
　4．神経筋疾患（筋ジストロフィー）·································田中栄一 76
　　　（1）障がいの特徴··· 76
　　　（2）福祉用具導入の流れ··· 77
　　　（3）福祉用具の活用·· 78
　5．関節リウマチ（RA）···坂本安令 82
　　　（1）関節リウマチ患者の移乗・移動動作の特徴························ 82

（2）福祉用具導入の流れ……………………………………… 83
　　（3）立ち上がりに利用できる福祉用具………………… 84
　　（4）移動に利用できる福祉用具……………………………… 85

C 食事関連 …………………………………………………87

1. 定義・基礎知識 …………………………………………錠内広之 87
　　（1）食事関連動作について ……………………………… 87
　　（2）調理動作について ……………………………………… 87
　　（3）食事動作について ……………………………………… 89

2. 高齢者・脳血管疾患（片麻痺）…………………………濱　昌代 95
　　（1）高齢者・脳血管疾患（片麻痺）の特徴 ………… 95
　　（2）福祉用具導入の流れ ………………………………… 96
　　（3）食事動作に関連した福祉用具の活用 …………… 97

3. 脊髄損傷 ……………………………………………………玉垣　努 104
　　（1）疾患・障がいの特徴 ………………………………… 104
　　（2）福祉用具導入の流れ ………………………………… 105
　　（3）福祉用具の活用 ……………………………………… 106

4. 神経筋疾患（筋ジストロフィー）……………………田中栄一 109
　　（1）障がいの特徴 ………………………………………… 109
　　（2）福祉用具導入の流れ ………………………………… 110
　　（3）福祉用具の活用 ……………………………………… 110

5. 関節リウマチ（RA）………………………………………坂本安令 113
　　（1）関節リウマチ患者の食事動作の特徴 …………… 113
　　（2）福祉用具導入の流れ ………………………………… 114
　　（3）福祉用具の活用 ……………………………………… 114

D 整容・更衣関連 ………………………………………117

1. 定義・基礎知識 …………………………………………錠内広之 117
　　（1）整容・更衣動作について …………………………… 117
　　（2）整容動作について …………………………………… 117
　　（3）更衣動作について …………………………………… 120

2．高齢者・脳血管疾患（片麻痺） ……………………………………青木栄一 124
　　（1）脳血管疾患者（片麻痺）の特徴 ………………………………… 124
　　（2）福祉用具導入の流れ …………………………………………… 125
　　（3）福祉用具の活用（更衣動作への介入） ………………………… 126
3．脊髄損傷 …………………………………………………………中川翔次 128
　　（1）疾患・障がいの特徴 …………………………………………… 128
　　（2）まとめ …………………………………………………………… 134
4．神経筋疾患（筋ジストロフィー） ……………………………………田中栄一 135
　　（1）障がいの特徴 …………………………………………………… 135
　　（2）福祉用具導入の流れ …………………………………………… 136
　　（3）福祉用具の活用 ………………………………………………… 137
5．関節リウマチ（RA） ………………………………………………坂本安令 139
　　（1）関節リウマチ患者の整容・更衣動作の特徴 …………………… 139
　　（2）福祉用具導入の流れ …………………………………………… 139
　　（3）福祉用具の活用 ………………………………………………… 140
6．切断 ………………………………………………………………森田千晶 143
　　（1）疾患・障がいの特徴 …………………………………………… 143
　　（2）福祉用具導入の流れ …………………………………………… 144
　　（3）福祉用具の活用 ………………………………………………… 145

E　入浴関連　……………………………………………………………………149

1．定義・基礎知識 …………………………………………………長尾哲男 149
　　（1）入浴文化の理解 ………………………………………………… 149
　　（2）入浴の形態 ……………………………………………………… 150
　　（3）入浴にかかわる動作と用具 …………………………………… 151
2．高齢者・脳血管疾患（片麻痺） ……………………………………濱　昌代 156
　　（1）脳血管疾患（片麻痺）の特徴 …………………………………… 156
　　（2）福祉用具導入の流れ …………………………………………… 158
　　（3）入浴動作の自立を支援する福祉用具の活用 ………………… 159
　　（4）入浴動作の介助負担を軽減する福祉用具の活用 …………… 161
3．脊髄損傷 ……………………………………………………玉垣　努・一木愛子 168
　　（1）疾患・障がいの特徴 …………………………………………… 168
　　（2）福祉用具導入の流れ …………………………………………… 169

（3）福祉用具の活用 ………………………………… 170
4．神経筋疾患（筋ジストロフィー）　田中栄一 174
　　（1）障がいの特徴 …………………………………… 174
　　（2）福祉用具導入の流れ …………………………… 175
　　（3）福祉用具の活用 ………………………………… 175
5．関節リウマチ（RA）　坂本安令 178
　　（1）関節リウマチ患者の入浴動作の特徴 ………… 178
　　（2）福祉用具導入の流れ …………………………… 178
　　（3）福祉用具の活用 ………………………………… 179

F　排泄関連　181

1．定義・基礎知識　井上 薫 181
　　（1）排泄動作の重要性 ……………………………… 181
　　（2）排泄動作について ……………………………… 182
　　（3）介入と福祉用具 ………………………………… 183
2．脳血管疾患（片麻痺）　伊林克法 192
　　（1）疾患・障がいの特徴 …………………………… 192
　　（2）福祉用具導入の流れ …………………………… 193
　　（3）福祉用具の活用 ………………………………… 199
3．高齢者　今西里佳 204
　　（1）高齢者における排泄活動の特徴 ……………… 204
　　（2）福祉用具導入の流れと活用 …………………… 205
4．脊髄損傷　一木愛子 209
　　（1）脊損者の排尿動作へのアプローチ …………… 209
　　（2）脊損者の排便動作へのアプローチ …………… 212
5．神経筋疾患（筋ジストロフィー）　田中栄一 216
　　（1）障がいの特徴 …………………………………… 216
　　（2）福祉用具導入の流れ …………………………… 216
　　（3）福祉用具の活用 ………………………………… 217
6．関節リウマチ（RA）　坂本安令 220
　　（1）関節リウマチ患者の排泄動作の特徴 ………… 220
　　（2）福祉用具導入の流れ …………………………… 220
　　（3）福祉用具の活用 ………………………………… 221

G コミュニケーション・環境制御装置関連 223

- 1. 定義・基礎知識 ...... 松本琢磨 223
  - （1）コミュニケーション支援の意義 223
  - （2）コミュニケーション活動と自立生活 224
  - （3）作業療法士の役割 224
  - （4）自立生活を保証する支援機器 225
- 2. 筋萎縮性側索硬化症（ALS） ...... 関谷宏美 236
  - （1）筋萎縮性側索硬化症（ALS）の特徴 236
  - （2）福祉用具導入の流れ 237
  - （3）福祉用具の活用 244
- 3. 神経筋疾患（筋ジストロフィー） ...... 田中栄一 245
  - （1）障がいの特徴 245
  - （2）福祉用具導入の流れ 246
  - （3）福祉用具の活用 246
  - （4）学校場面での福祉用具の活用 250
  - （5）ゲーム機器の利用 252
- 4. 脊髄損傷 ...... 松本琢磨 254
  - （1）疾患・障がいの特徴 254
  - （2）福祉用具導入の流れ 254
  - （3）福祉用具の活用 255

第Ⅲ部
住宅環境整備・住宅改修における作業療法士の役割

- 1. 住宅改修の基礎技術とその実際 ...... 寺田佳世 260
  - （1）生活支援の留意点 260
  - （2）住宅環境整備における生活支援のプロセス 261
- 2. 住宅改修事例検討 ...... 寺田佳世 268
  - （1）立位移乗タイプの住宅改修：事例1 268
  - （2）立位移乗タイプの住宅改修：事例2 273
  - （3）座位移乗タイプの住宅改修：事例3 278
  - （4）座位移乗タイプの住宅改修：事例4 284
  - （5）介助移乗タイプの住宅改修：事例5 288

さくいん／295

第 I 部 福祉用具の概念と種類

A 生活上における福祉用具の役割

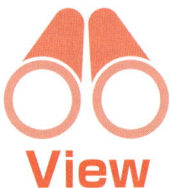

- 利用者にとって，福祉用具が独立して存在しているわけではなく，暮らしや生活の中で不便なく暮らせるような創意工夫である。
- 物だけではなく使い方やライフスタイルに応じた対応などを含めており，最終的には「良い生活」を支援することである。
- 福祉用具を取り扱う作業療法士（OT）の役割を知り，適切な対応を学んでほしい。

（1）福祉用具の概念

　20数年前，古い建物と近代的建物が共存し，美しい街中の公園に野生のリスが住んでいるドイツのデュセルドルフに国際福祉機器展を訪れた。福祉機器展の規模や内容の豊富さは十分堪能したが，それ以上に障がい者や高齢者が普通に街の中にいたことに大いに感動したことを思い出す。特に，違和感があるくらい高齢者が平日の真っ昼間からビールを飲んだり，談笑し合ったりしている姿を見て「いい街なんだ！」と実感した。反面，日本の多くの街は，当たり前ではあるが生産性や購買意欲の高い若者対象の店が中心に据えられ，ゆっくり時間を過ごしたり大人が楽しめる店がなくなってきている。そんな店はバブルの崩壊やデフレの影響で，土地の安い郊外に押しやられていく。

　街は確かににぎわっているが，若者が大多数で，高齢者の姿はほとんど見られず，非常にバランスの崩れた感がある。この本においては，「福祉用具」を考えていく上で，住環境などのハード面の整備が中心となるであろう。しかし，本来は「いろんな人々が，普通に目的をもって外出でき，手軽に買い物や用事に行きたい街づくり」が最終課題となると思っている。楽しみ（仕事も含めた）のために，その街に出かける。ためらわずに利用できる交通手段があり，生活しやすい家庭生活がある。そう考えると，障がいや世代間格差などを超えて，われわれは自立を支援しているだけでなく，自律を支援していることに気づかされる。

（2）バリアフリーとユニバーサルデザイン

　数十年前までは「バリアフリー」という言葉が全盛で，「高齢者・障がい者のための…」という形でよく使用されていた。しかし，この「バリアフリー」

という言葉は特別視した使われ方であるため，今では「ユニバーサルデザイン」という概念が浸透しつつある。つまり，誰か特定の人のためではなく，乳母車を押しているお母さんや妊婦さん，足をくじいた人，小さな子どもたち，疲れている中高年など皆にとって使いやすく，便利なデザインをしていこうという考え方である。ただし，視覚障がい者にとって効果的な点字ブロックは，車いすユーザーや歩行のおぼつかない人にとっては邪魔になるなど，「皆にとって都合がいい」ことに関しては非常に難しい問題が出現してくる。街づくりや公共交通機関や家屋環境において，ベースはユニバーサルデザインで構築し，障がい別もしくは個々の個性に対する対応については，われわれ作業療法士（OT）などの専門家が知恵を出し合い，適応支援するためのバリアフリーデザインの援助を行うべきである。

このデザインを考えるとき，われわれが考慮しなくてはならないことが2つある。D.A.ノーマン[1]は，良いデザインは，1つは良い概念モデルを提供すること，2つ目はものを見えるようにすることとしている。当たり前のようであるが，説明書や理屈を読んでやっとわかるというような道具のデザインや使用しづらいデザインは，障がいのある人にとってはできるだけ避けたいものである。良い概念モデルがあると，われわれは，自分の行為の結果を予測できるようになるのである。加えて，可視性に対して十分に注意が払われていないと，多くの問題が生じてくる。われわれは，見たり触ったりしていく中で何となく使い方が限定されていくものが必要なのである。

このようなデザインを生態心理学的な観点からは，アフォーダンスデザインと称しており，活動や環境を重要と考えているOTに必要な考え方の1つである。

(3) 福祉用具の種類と適応課題

福祉用具の種類としては，ベッド・床上動作関連，移乗・移動関連，食事関連，整容・更衣関連，入浴関連，排泄関連，コミュニケーション・環境制御装置関連，住宅環境整備・住宅改修などのように多岐にわたる。加えて，臨床現場では，自動車などの私的交通機関も含めて，公共交通機関の利用の支援や職場の環境調整なども含まれてくる。

福祉用具の適応を考えるとき，考慮しなければならない課題を整理してみると［表1］のようになる。やはり対象者の意欲・意向が最優先となるが，

［表1］ 福祉用具選択の課題

①目的も含めた対象者の意欲や意向（主観性の重視）
②家族や支援者の意向や効率性
③制度の利用も含めた経済的妥当性
④疾病特性に合わせた選択肢の提示（客観的な妥当性）
⑤可能な限り体験も含めた，実感した妥当性

▲ A 生活上における福祉用具の役割

適切な判断ができない人や進行性の疾患など疾病特性によっては，予測も含めて専門家の支援は不可欠である。加えて，家庭内においては，対象者だけではなく，「家族も使いやすいもの」も重要な課題となる。

意外におろそかにされてしまうのが，ヘルパーなどの外部の支援者の視点であろう。2人で介助する場面などでは，スペースの問題や介助法により異なってくるので，事前に情報を集める必要がある。

最も厄介な問題は経済状態である。この部分は個人情報のレベルが高く，あまり口出しできず，解決のためにはリハビリテーションチームと対象者/家族との信頼関係に基づいた話し合いが重要となる。家屋環境および福祉用具の支援制度は共通する部分と市町村によって異なるものがある。ここでも，費用対効果だけではなく，利用する人との相性や地域性も考慮する必要がある。

疾病特性は疾患別の対応を後述するが，予後予測も含めた高い専門性が必要とされる。

最終決定権は対象者/家族にあり，OTは根拠などを説明して，選択肢の提示と体験も含めて選択肢の幅を絞るための情報提供が重要な役割と考えられる。ここで，念を押しておくと，OTが決めずに，最終的には対象者/家族が決定できるように支援することが重要である。「万人が使いやすい」は難しく，よりベターな選択を努力する必要がある。購入後に生活をしていくと，さまざまな外乱の発生による不都合が起こる場合が多い。これらの相談に対しても，記録を必ず実施して対象者/家族に確認してもらう必要がある。現状では，退院後にフォローできる医療制度は整備されていないが，地域リハビリテーションスタッフと連携を強化し，真摯に対応することで，問題化しないように気をつけていただきたい。

(4)リハビリテーションスタッフが開発にかかわる可能性

国際的状況と活動を核とする作業療法ならではの観点を活かし，福祉用具の開発や適応評価にOTが積極的にかかわる必要性があると考えている。北欧諸国ではテクノエイドセンターには必ずOTが配属され，利用者への利用相談や適応判定も含め商品開発の支援まで行っている。これらの仕事は，身体や精神面の状況の把握と工学的な知識と経験が必要とされる領域であるが，現状では工学的および商業的アプローチが優位な状況が長年続いている。近年の，ロボットや人工知能の目覚ましい発展を背景に，超高齢社会のニーズの高まりから，エンジニアからの障がいのある人々へのアプローチは隆盛している。利用者のニーズから生まれた福祉用具も数多くあるが，「このような技術があるので，どのような障がいの方に合いますか？」というような後追い型の開発が多いように思われる。

利用者のための福祉用具の開発に関しては，積極的に企業に就業したり，開発研究に参加できる環境を獲得し，OTはもっと力を発揮すべきである。そ

[表2] 福祉用具開発の経済的課題

①必要としているユーザー数——生産個数の概算
②必要としている対象の障がいの特徴——開発目的の明確化
③値段設定の妥当性——制度の利用も含めた金額設定の妥当性
④開発品の材質，大きさ，形の検証
⑤開発に関しての資金の確保
⑥モニター評価の実施および成果
⑦開発品の広報

のためには，工学的な知識と経済学的な常識を学ぶ必要がある．工学的な知識に関しては，国内においても日本リハビリテーション工学協会，日本人間工学会，日本福祉のまちづくり学会などでさまざまな開発や研究がされているので，ぜひ参加して学んでいただきたい．

経済的問題の考慮については，[表2]にまとめた．企業が継続的に生産するためには，商業ベースに乗れるかどうかは重要な問題となる．高齢者や障がい者対応の商品は割高感が大きいと感じているだろう．何か開発しようという場合は，ニーズを提案するだけでなく，概算でもよいので，できるだけ客観的な指標を示して，ユーザー数を提示することが必要である．加えて，目的を明確化して，詳細なことに固執せず，最大公約数を考慮すべきである．ここがしっかりしなければ，問題が起こったときに，あやふやになってしまう可能性が高い．

また，開発時に注意しておかなければならないこととして，木材や金属よりプラスチックが安いと思い込まないことである．単価を考えると，プラスチックは金型が必要で，1つの金型に200万～300万円かかることを考慮する必要がある．型数を減らし，生産ロットを1万個以上にできると，プラスチックでも価格を下げる可能性ができる．また，大きさや形で「生産コスト」「流通コスト」「在庫保有コスト」が大きく変化し，それらのコストが価格に反映されていることを知る必要がある．製品完成後も，広報や検証に助力することで普及が可能となる．

実際はこのあたりが非常に大変で，価格（制度利用も含む）—ニーズ—認知程度—販路などの多様な相互関係で成り立つ複雑な世界である．今後，このような世界にもOTの進出ができればと考えている．

（玉垣　努）

引用文献

1）D.A.ノーマン，野島久雄訳：誰のためのデザイン—認知科学者のデザイン原論．pp14-34，新曜社，1990．

参考文献

○佐々木正人：アフォーダンス—新しい認知の世界．岩波書店，1994．

第Ⅱ部

福祉用具の適応と目的

A ベッド・床上動作関連

1. 定義・基礎知識

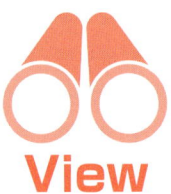

- 障がいにより生じている臥位の傾向や起居動作について理解し，対象者・介助者とも動きやすい離床しやすいベッド環境の考え方が必要である。
- 褥瘡予防は，対象者自身や介助者のケアが重要である。そのため，福祉用具の知識と使用方法を十分考慮する必要がある。
- 起居動作は重心移動が大きいため，努力的な動作になりやすい。福祉用具を上手に活用し，効率の良い動作を支援することが大切である。

(1) 作業療法士と福祉用具

　作業療法士（OT）は，障がいによる症状の改善だけでなく，障がいを抱えながらも「より効率的に，より自発的に暮らす」方法を支援している。作業療法の特性は人の「行為」への介入である。人が「行為」を遂行し続けるためには，その背景にある身体（障がい）と環境（もの）の巧みな結びつきが必要であり（環境への適応），福祉用具という環境をいかに個人と結びつけられるか，OTの専門性が発揮できる分野であるともいえる。適切な用具が提供されなかったり，個々に適さない用具の提供（押し売り）にならないように福祉用具の知識と経験をもつことが大切である。

(2) 床上・起居動作について

　ベッドもしくは床や畳の上での活動を**床上動作**といい，臥位から座位・立位までの姿勢変換をする諸動作を**起居動作**と呼ぶ。われわれは1日の約3分の1の時間を床上（ベッド）で過ごしている。ベッド上で求められることはまずリラックスして眠れることである。しかし，突然の障がいにより，ふだん何気なく使用していたベッド環境に不適応を起こすケースは多々みられる

［図1］。

　不適応により関節の可動性の低下や痙性の亢進などが生じ，臥床時間が長くなり，廃用・褥瘡・精神機能の低下などの二次障がいを引き起こす。そのような悪循環を防ぐためにも，障がいにより生じている臥位の傾向や起居動作について理解し，対象者・介助者とも動きやすい離床しやすいベッド環境の考え方が必要である。

［図1］　ベッド環境に不適応を起こすケース

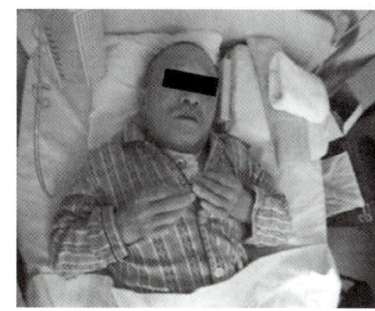

頭部や肘での押しつけが強く，恐怖心で目が開けられない状況である。

(3) 背臥位の傾向

　背臥位は一見安定した姿勢であるのだが，頭部・胸郭・骨盤・踵などは解剖学的に船底型の構造である。そのため，対象者は残存部位や非麻痺側で，マットレスなどの支持面への過剰な押しつけにより，筋緊張の不均衡や固定的な姿勢を生じる傾向がある［図2］。

　また，背臥位は座位・立位と比べ，重心が低く支持面も広く，そのため姿勢変換の際に重心移動を大きくしなければならず動きにくい姿勢でもある。

［図2］　背臥位の傾向

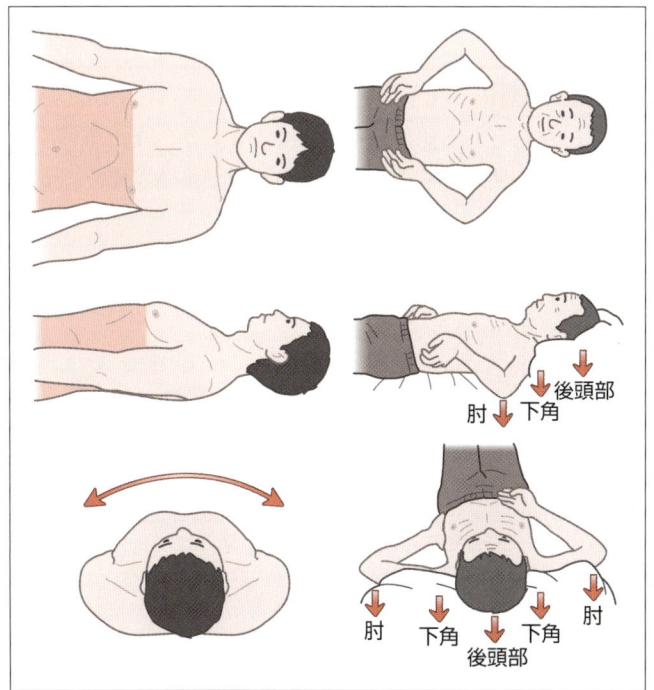

左：頸髄損傷者は，胸部以下の麻痺部位の運動感覚情報がなくなる。しかも胸郭は楕円形で左右に転がりやすく不安定である。
右：そのため，患者はベッドに頭頸部や肘を押しつけることで，体幹を固定して姿勢を保持している。

(4) 臥位への介入と福祉用具

　快適な睡眠を得ることや効率的な姿勢変換を行うためには，臥位姿勢でのリラックスした状態が大切である．リラックスできず筋緊張の不均衡が生じている状態では，麻痺部位の過緊張などが生じて行為の遂行を困難にする［図3］．

　リラックスした状態とは，頭部・胸郭・上肢・骨盤・下肢の各身体分節が独立した支持面に支えられ，各身体部位の過剰な筋連結がなされていない状態である［図4］．マットレスなどの支持面に支えられていることに気づき（知覚）を促すことで，残存部位や非麻痺側の過活動や麻痺部位の過緊張から解放され，リラックスした臥位姿勢がとりやすくなる．以下，このような臥位姿勢を支援する福祉用具について述べる．

(a) 電動ベッド

　電動ベッド［図5］のメリットは布団や一般ベッドと比べ，❶起き上がりや立ち上がりがしやすい，❷車いすに移乗しやすい，❸目線が高いため話しやすく，また視野が広くなる，❹サイドレールなどを設置することで動作がしやすいことなどがあげられる．

　デメリットは❶スペースが必要なこと，❷使い方を誤ると事故につながることなどがあげられる．

　快適なベッド環境を確保するためにも，電動ベッドの特性を理解し，有効に使用することが望まれる．

■——ベッドの設置位置について

　起居動作を行う際に，左右どちら側から移乗がしやすいか，また車いすを使用する場合はどちら側から使用するか，考慮する必要がある．また，シー

[図3] 頸髄損傷者の右側への寝返り

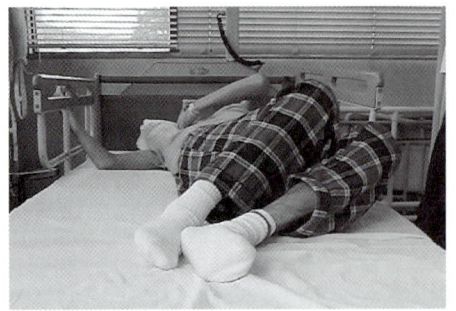

下肢が筋緊張の不均衡により左側に引かれている．そのため，右側への運動が拡がらず寝返りを阻害している．

[図4] リラックスした状態

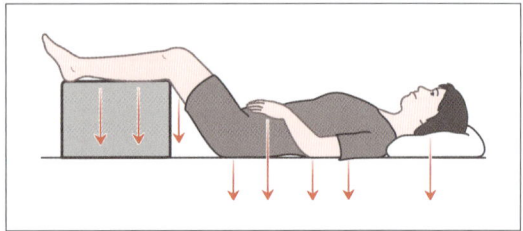

支持面を広くしたポジショニング．

[図5]　電動ベッド

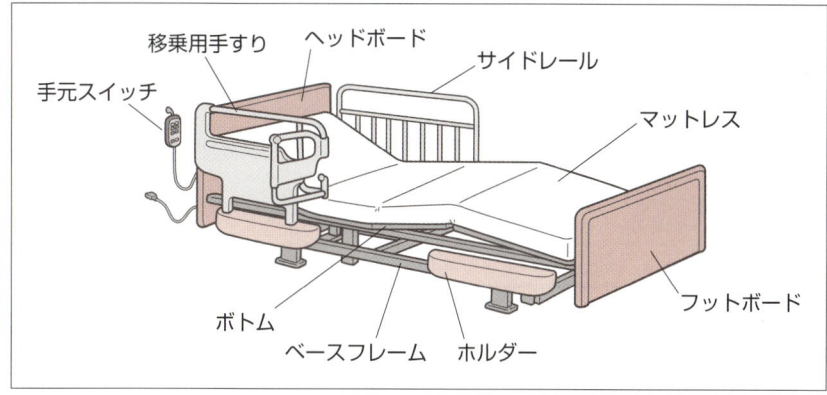

ツ交換や寝返りの介助など，介助者が動きやすいスペースの確保も考慮するポイントである。検討を忘れがちなポイントとして，高さ調整機能使用時に縦の長さが変化するベッドが多いことがある。在宅で電動ベッドを使用する場合は注意が必要である。

■──構造と機能上の注意

　電動ベッドは背上げ・膝上げ・高さ調整機能の調節を電動で行うことができる。ベッドのモーター数によって行える機能が異なるため，対象者の能力を十分考慮して検討しなければならない。一般に，1モーターでは高さ機能のみか背上げ機能のみであるが，背上げと膝上げの連動タイプもある。3モーターでは背上げ・膝上げ・高さ調整機能の個別な調節が可能となる。背上げ・膝上げ機能により背部のボトムが可動するが，モーター数やメーカーによってボトムの分割が異なるため，十分考慮した選定が必要である。特に，同じ背上げ角度であっても，背部や骨盤部のボトム角度は異なるため注意が必要である［図6］。

　ベッド本体にホルダーがあり，サイドレールを設置するための穴が開いており，設置したサイドレールが対象者・寝具などの落下を防ぐ役割をもつ。また，サイドレールは有効に使うことで寝返り・起き上がりの補助となる。移乗において，車いすが接近しやすいようにホルダーが収納されるベッドが

[図6]　電動ベッドのボトムの違い

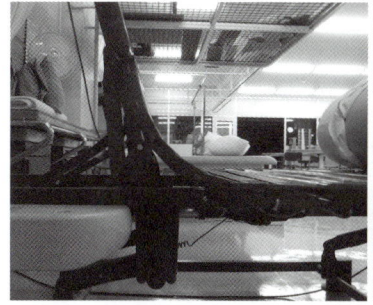 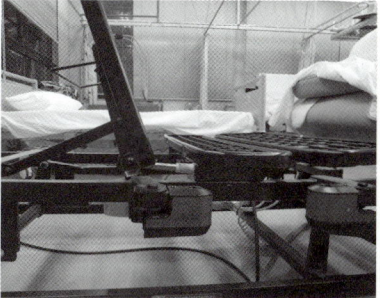 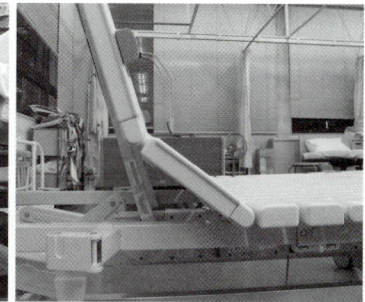

同じ背上げ角度が明示してあっても，ベッドによって大きな違いがあるため，座位姿勢や行為に大きな影響を与える。

11

[図7] ホルダー

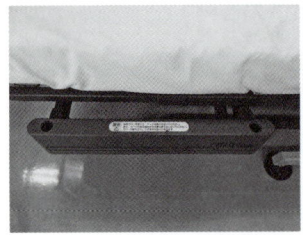 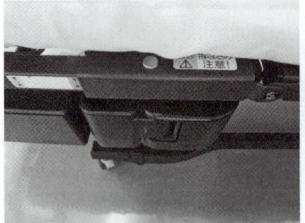 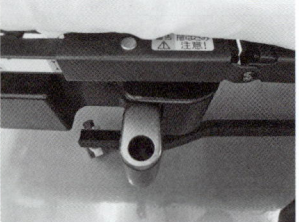

a：収納できない　　　　　　　　　　b：収納できる

あるため，移乗方法の検討の際には注意が必要である［図7］。

■──各機能について

●高さ調整機能

　一般のベッドでは，端座位で足底が十分に接地できないため座位の不安定さが生じたり，ベッドの高さが低すぎて立ち上がりに困難さを生じることがある。電動ベッドでは高さ調整機能により体格の違いに対応できるため，足底接地が十分可能であり，立ち上がりにおいては高さを上げることで立ちやすさを支援することができる。また，介助者がベッド上でのおむつ交換や寝返りなどの体位変換を行う際に，適切な高さに調節することで接近しやすくなり，腰痛の予防にもなる。

●背上げ機能

　臨床において，歩行が可能なレベルでも起き上がりが困難な対象者が多く存在する。前述したように，臥位からの姿勢変換は重心の移動を大きくとらなければならないため，最も難しい動作の1つである。背上げ機能を調節することで重心が高くなり，座位に移行する際の重心移動は小さくなり，対象者・介助者とも起き上がりがしやすくなる。

●膝上げ機能

　背上げ機能を使用する際，殿部の前方への滑りを防ぐため，膝上げ機能の調節は必要不可欠である（褥瘡予防となる。褥瘡予防については後述する）。また，ハムストリングスの短縮などにより骨盤が後傾しやすく起き上がりが困難な場合や，ズボン着脱の際の下肢へのリーチもしやすくなる（A−3−(4)「下衣動作と福祉用具の活用」(p31) 参照)。

　以上のように，電動ベッドを有効に使うことで，対象者の自立の促進や介護負担の軽減につながる。

■──具体例

●背臥位での準備

　臥位姿勢において筋緊張の不均衡さが生じているとリラックスした睡眠が損なわれたり，それが永続するとほかの身体分節にも影響を与え，骨盤・脊柱の歪みなど悪影響を及ぼす。また，臥位の段階で姿勢不均衡が生じていると，寝返りなどの姿勢変換を困難にする［図3］参照。

　そのため，起居動作の準備としてリラックスした臥位姿勢を支援する必要

[図8] リラックスした臥位姿勢をとる

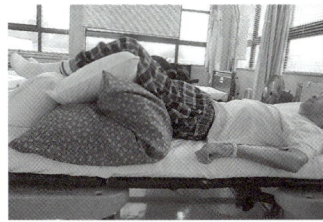
a：クッションによるリラックス肢位

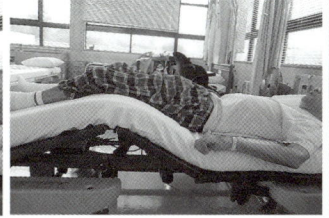
b：膝上げ機能を利用したリラックス肢位

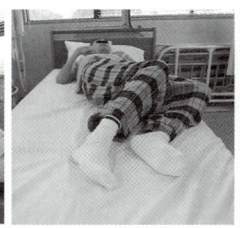
c：筋緊張が不均衡な背臥位

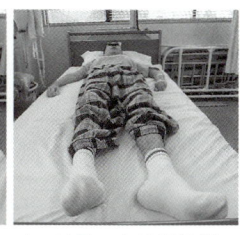
d：リラックス肢位後の背臥位

[図9] 筋緊張の違いによる寝返り

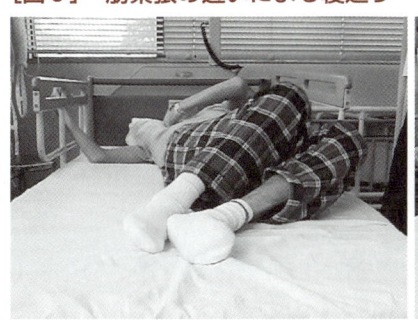
a：[図3] 参照

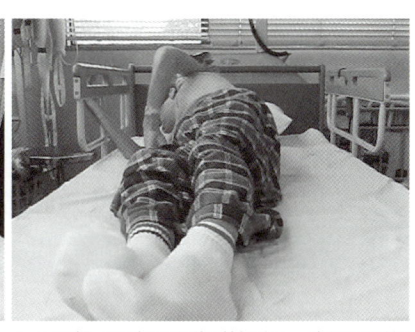
b：骨盤・下肢に運動が拡がり，寝返りが行えている。

がある。クッションを利用して支持面を拡大することでリラックスしやすくなり，筋緊張の不均衡が改善される。また，ベッドの膝上げ機能でも下肢や腰部の支持面を広げる効果をもち，リラックスした臥位姿勢がとりやすくなる［図8］。臥位姿勢が改善することで，臥位活動も促通される［図9］。

■──褥瘡予防と福祉用具

　褥瘡の発生はリハビリテーションを実施する上で最も阻害となる。特に手術対応になるケースでは安静臥床を余儀なくされ，数週間ベッド臥位対応でのリハビリテーションとなる。また，小さな褥瘡がいつまでも続き，積極的なリハビリテーションができにくいケースもある。したがって，褥瘡を発生させないことが最も大切であり，その褥瘡の予防はケアにかかっているといっても過言ではない。

　褥瘡は圧迫力・剪断力・骨突出・湿潤・栄養状態などさまざまな要因が関係しているが，ズレ力を生じさせないことが大きなポイントとなる。ケアによってズレ力を抑えることができる。

●背上げ時のポイント ［図10］

　膝上げ機能を使わないで背上げ機能を使用すると，殿部が前方に大きく滑る。そのままの状態で過ごすと，仙骨下部から尾骨部の皮膚に大きなズレが生じて，ズレた皮膚に重さが加わるため褥瘡の危険が増大する。したがって，膝上げ機能を利用してから背上げ機能を使用して，殿部の前方への滑りを抑えることが大切である。その後，体幹を前屈（背抜き）させ，背部の圧迫を取り除く。下肢もマットから浮かす（足抜き）と踵などの圧迫を取り除くこ

[図10] 背上げ時のポイント

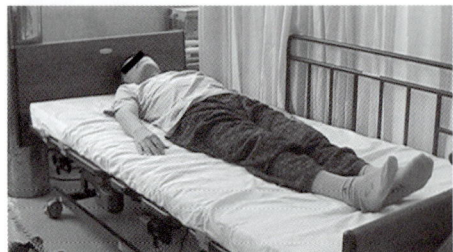
a：背臥位姿勢

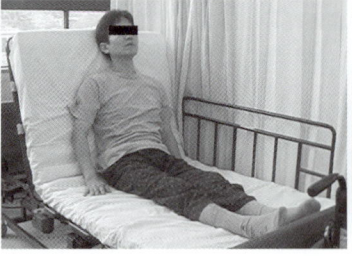
b：膝上げ機能を使わない背上げにより，下肢がフットボードに接触するほど殿部が前方へ滑っている。

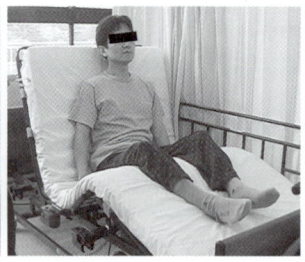
c：膝上げ機能により，殿部の滑りが起こりづらい。

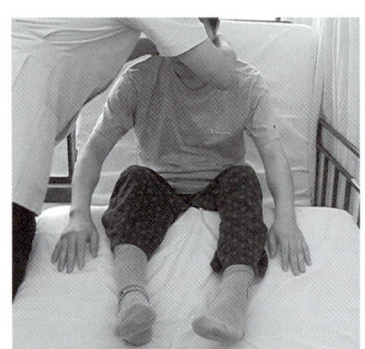
d：背抜き

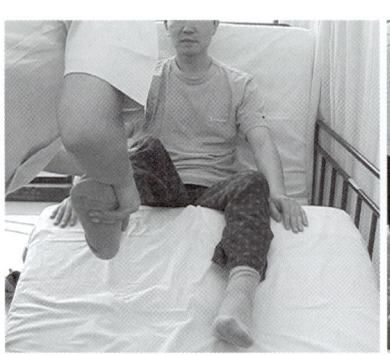
e：足抜き

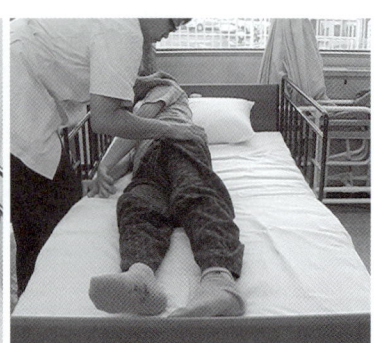
f：背上げ機能で臥位に戻った後もズレが大きく生じるため取り除く。

とができる。

　背上げから臥位に変換するときも同様に皮膚にズレ力が生じるため，臥位に戻ったら必ずズレを取り除く必要がある。以上のことは家族指導や病棟でのケアに必要不可欠なものであるため，十分理解して行うべきである。

● ベッド上移動のポイント

　臥位姿勢は動かしづらいため，上下・左右に移動介助を行うことは労力を要す。引きずるように引っ張ると皮膚に大きなズレが生じ，また介助者の腰も痛めやすい動作である。左右の移動にはマルチグローブ［図11］が簡易で扱いやすい。上下の移動は身体の下にスライディングシート［図12］を敷くと皮膚のズレもなく軽い力で移動が行える。

[図11]　マルチグローブ

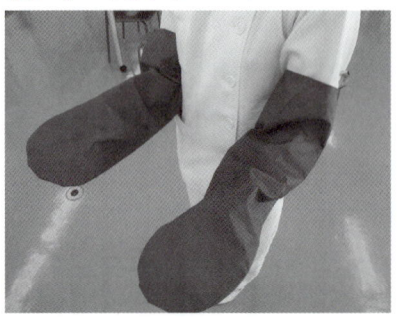

[図12]　スライディングシート

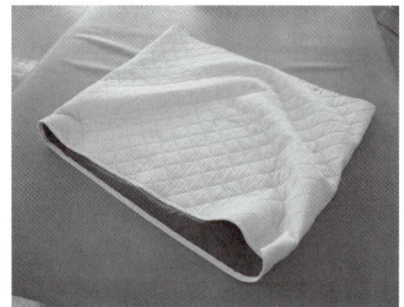

[図13] ベッド周囲の隙間

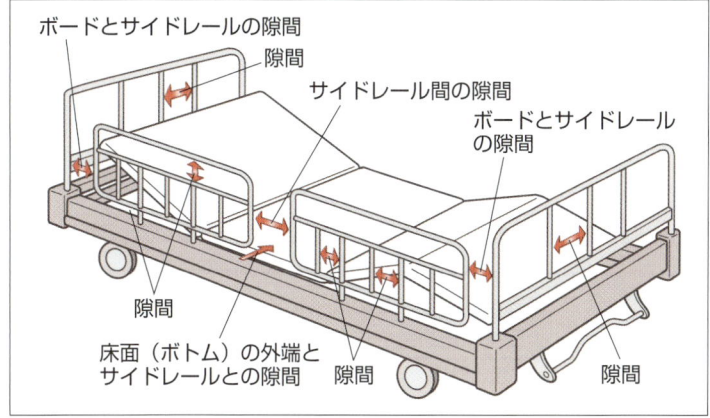

[図14] サイドレールカバー

■──ベッド関連の危険と対策

近年，ベッド関連の死亡・重傷事故が増えている。事故の原因として，首が入り込んでしまうなどするベッド周囲の隙間が問題となっている［図13］。そのため，2009年3月に「在宅用電動介護ベッド」のJIS規格が改訂され，サイドレールにより生じる隙間などが新たに規制された。既存のベッドで隙間があるときは，認知機能障がいなど予測できない行動も視野に入れて，ヘッドボードとサイドレールの間にクッションを入れることやサイドレールカバー［図14］を利用するなどの対策が望ましい。

(b)マットレス

マットレスは選定することが最も難しい福祉用具といえる。難しい理由として，❶褥瘡を考慮するとマットレスが厚くなり，厚くなると沈み込んで動きづらくなる，❷動きやすさや介助のしやすさを考慮するとマットレスは堅めが良いが褥瘡のリスクが高くなるなど，考慮しなければならない点が相反するためである。その他にも大きさ・寝心地・防水性能・除湿性能・値段など，個々の身体状況や生活環境によって条件が変わり，さらに各メーカーの種類も豊富であるため選定を困難なものにしている。

■──構造と機能上の注意

マットレスは材質が多様でそれぞれ特徴が異なっている。マットレスの特徴を［表］に示す。大きく，静止型とエアーに分けられる。静止型マットレスは減圧効果はあるが決して除圧ではなく，動かないと局所への圧はかかり続ける。一方，エアーマットレスは空気の流動によりマットレス内の圧が切り替わるため，除圧効果がある。

エアーマットレスは近年，マットレスの内圧を変化させることで座位が安定しやすくなったり（リハビリモード機能），背上げ時の底づきを軽減させるなどスイッチによる切り替えも可能となり，エアーマットレス上での動きや

[表] マットレスの種類

材質	タイプ	堅さ	体圧分散性能	特徴
ポリエステル	静止型	堅い ↑	低い ↑	耐久性が高く通気性がよい。
スプリング	静止型	｜	｜	一般的なマットレスでビジネスホテルなど業務用として多い。 背上げ機能に対応しにくい。
ウレタン	静止型	｜	｜	厚さが増すに従って体圧分散性能が良いが、沈み込みやすくなるため動きにくくなる傾向にある。
エアーマットレス	エアー	↓ 柔らかい	↓ 高い	空気が流動するため局所に圧がかかりにくい。 柔らかいため動きにくい。

[図15] ハイブリッドマットレス

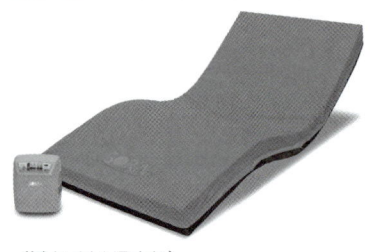

(㈱タイカHPより)

すさを考慮した工夫がなされている。また、エアーとウレタンを組み合わせたハイブリッドマットレス[図15]も商品化され、体圧分散に優れ、かつ動きやすいマットレスが増えてきている。

　ほかの福祉用具との併用で注意することは、厚手のマットレスを使用する場合、転落や恐怖心を起こさないように、サイドレールの高さが側臥位で身体の中心線より高いものを選定するとよい。

■──選定のポイント

　ウレタンマットレスもエアーマットレスも同じ程度の厚さで体圧分散性能がほぼ同等だとしても、商品により沈み込みに大きな違いがある。そのため、動きやすさに大きな差が生じ、単なる厚さなどで良し悪しを決めるべきではない。個々のADL能力が十分に発揮できる福祉用具であるか、介助方法などを踏まえて対象者や介助者が使いやすいものなのかを検討する必要がある。したがって、ただ「褥瘡になりにくいから」では個々に合った選定とはいえない。

　ウレタンフォームのマットレスは、失禁などに対応するため防水性能が備わったものが多々あり、水分を撥水し汚染を防ぐ役割がある。また、水分の侵入を防ぐため、その分へたりにくい。防水性と相反する通気性が気になる場合は、通常のシーツではなく「除湿シーツ」の利用も考えられる。

　マットレスは種類も豊富であるため選択が難しいと思われるが、逆にいうと知識と経験をもつことでいくつかの適した選択肢があがる福祉用具である。動けることが一番の褥瘡予防になることを理解して検討しなければならない。

(5) 起居動作の傾向

背臥位から座位・立位への姿勢変換において，支持面の減少や視覚情報の急激な変化が生じる。そのことで前方への転倒などに対して恐怖心を強く感じてしまい，本来知覚すべき支持面の連続性や身体の重さなどが知覚されにくくなり，寝返り・起き上がりにおいて，より一層支持面への過剰な押しつけやサイドレールへの過剰な引っ張りなど努力性を強める傾向にある [図16]。

[図16] 左片麻痺患者の起き上がり

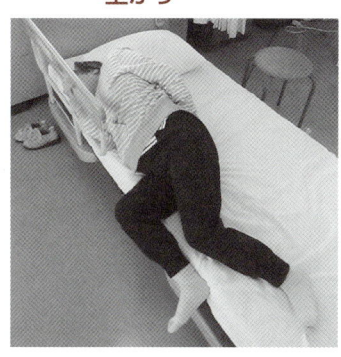

右上肢でのサイドレールの過剰な引込みや右踵のベッドへの押しつけが生じている。それによって左肩甲帯の後退や前方の空間の狭小が生じている。

(6) 起居動作への介入と福祉用具

患者は臥位において支持面を過剰に押しつけ，その状態を継続したまま臥位活動を行う。臥位での活動は頭部や肩・肘・踵などで支持面を押して（**ブリッジ活動**）行い，サイドレールの使用も引き込む動作（肩甲帯の後退・頸部や体幹の伸展）となる傾向にある。このような過剰なブリッジ活動は，寝返りや起き上がりに必要な頭頸部・体幹の屈曲活動を妨げ，起居動作を阻害する。

したがって，過剰なブリッジ活動を抑制し，身体が自由に空間を移動する活動（**テンタクル活動**）を促通するような介入が必要である [図17]。支持面への過剰な押しつけやサイドレールへの過剰な引き込みを軽減し，支持面が途切れないような重心移動や身体の重さの知覚が促されやすい環境設定が大切である。

[図17] 臥位活動

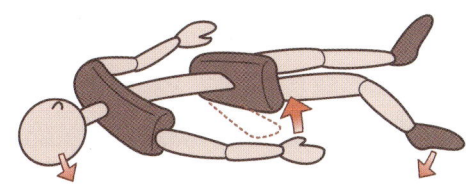

ブリッジ活動：持ち上げられる身体下面の筋が主動作筋として作用する。

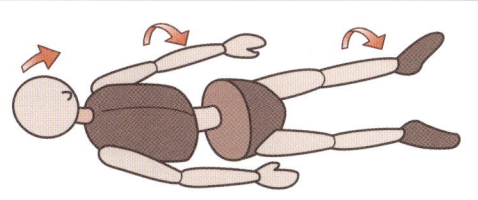

テンタクル活動：移動する身体上面の筋が主動作筋として作用する。

(7)福祉用具を活用した支援

(a)寝返り

[図18] 寝返りの介入（C5完全麻痺）

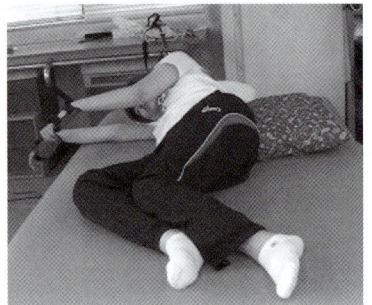

クッションを使った介入。側臥位は背臥位に比べ，支持面は狭いが動きやすい特性がある。

サイドレールを過剰に引っ張る寝返りは，肩甲帯の後退や体幹の過剰な伸展活動を伴い，支持面に対して十分な重心移動が起こらないまま寝返ろうとする。そのため，頭頸部や上肢が寝返る側に重さを提供できず，骨盤も後退するため重心が後方に残ってしまう。サイドレールに身体を引き込むため，寝返る側の空間も狭くなり，寝返りを阻害する。

具体的な支援として，側臥位にて背中や殿部にクッションを差し込み，頭頸部や上側の上肢の重さを活用することで身体が動く（転がる）知覚を促す。そこから少しずつクッションの角度を変え背臥位からの寝返りに近づけていく［図18］。

本来，サイドレールは動作の補助として使用するため，支持面の移動や重さの知覚が十分促された状態で利用すると，効率の良い動作となる。

(b)起き上がり

臥位からの起き上がりも，サイドレールを引き込むことで寝返りと同様な努力的動作になりやすい。端座位への姿勢変換のため転倒などの恐怖心も加わり，起居動作の中で最も難しい動作といえる［図16］参照。

具体的な支援として，電動ベッドの背上げ機能を活用して，少ない重心移動で姿勢変換ができるように促す。寝返りと同様，サイドレールを引き込む

[図19] 移乗用手すり

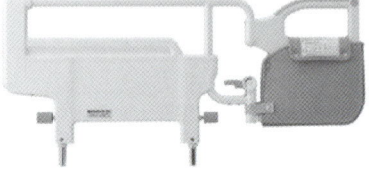

（パラマウントベッド㈱HPより）

[図20] 移乗用手すりを利用しての起き上がり

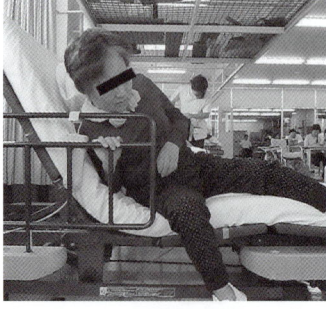

サイドレールの利用：手をつく位置が不安定で引き込む動作を強め，肩甲骨が後退している。

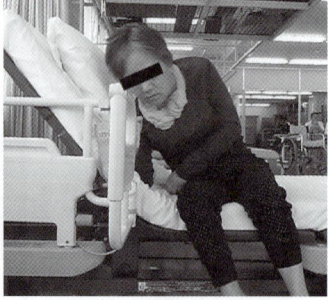

移乗用手すりの利用：前方にも手をつけるなど，手の位置が安定し，また視覚的にも安心感を与え，柵を引き込まずに行えている。

[図21]　移乗用手すりを利用しての立ち上がり

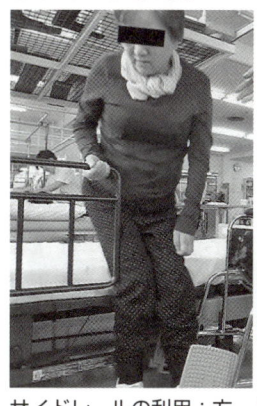
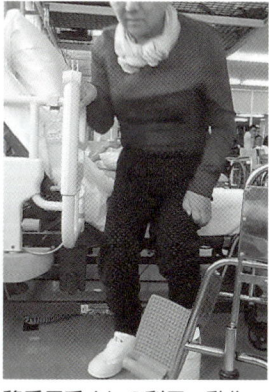

サイドレールの利用：方向転換や立ち座り時に手の位置が不安定である。

移乗用手すりの利用：動作の段階によって手のつき位置を変えやすく安定している。

のでなく，支持面が途切れないように身体の重さを活用して少しずつ背もたれ角度を調整する。また，サイドレールでなく移乗用手すり [図19] を利用することで，上肢は支えやすくなり，視覚的にも安心感が与えられる [図20]。

(c)立ち上がり

　移乗用手すりはグリップ部分の角度が変えられるため，サイドレールと比べ，上肢で支持しやすい・つかまりやすい・視覚的な安心感があるなど，立ち上がりや移乗の補助として有効である [図21]。

　そもそもサイドレールは対象者の転落や寝具の落下防止を目的としているため，身体の支えとして使う場合は固定力のある移乗用手すりが良い。また，立ち上がり時は電動ベッドの高さ調節を活用することで重心移動を少なくすることができる。

（佐々木　貴）

文献

○松本琢麿：Ⅵ福祉用具の適応/起居動作．木之瀬隆編：作業療法学全書第10巻，改訂第3版，福祉用具の使い方・住環境整備．pp33－41，107－111，協同医書出版社，2009．
○佐々木貴・松本琢麿：脊髄損傷の障害像と福祉用具選定のポイント．福祉介護機器テクノプラス　3：5－9，2011．
○Klein-Vogelbach S（著），Whitehouse G（訳）：Functional Kinetics. Springer-Verlag, 1990.
○医療・介護ベッド安全普及協議会：介護ベッドここが危ない!!（http://www.bed-anzen.org/pdf/jikoboushinitsuite.pdf）
○医療・介護ベッド安全普及協議会：在宅介護における電動介護ベッドハンドブック．（http://www.bed-anzen.org/pdf/bed_handbook.pdf）
○窪田静：テクニカルエイド　ベッド周辺機器．pp593－602，三輪書店，2002．
○玉垣努：力の作用．生田宗博編：ADL―作業療法の戦略・戦術・技術，第2版．pp369－380，三輪書店，2005．

A ベッド・床上動作関連

2. 高齢者・脳血管疾患（片麻痺）

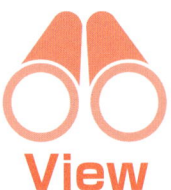

- 脳血管疾患患者（主に片麻痺患者）の臥位姿勢における姿勢制御の問題を理解し，その治療方法の一環としてベッドやマットレスなどの選択および適合判定が可能になることが目的である。
- 若年世代の作業療法士（OT）が，安楽な臥位姿勢について発症からの経過を踏まえて理解し，評価ができるようにする。

（1）疾患・障がいの特徴

■——高齢者や脳血管疾患患者のベッド環境

ベッド上は睡眠をとる場所であり，安眠が求められる。一般的にベッド上で行われる行為の幅は，起居，移乗，移動能力の自立度と密接な関係があり，その人の生活空間の広さを現す。

特に高齢者や脳血管疾患患者では，機能障がいを伴う場合は，ベッド上がいろいろなADLやAPDLの場になっている。それは，食事を摂る場所であり，更衣，整容，排泄，時に余暇活動の場所にもなる。また，介助が必要なケースでは，介助者が作業を行う場であり，医療従事者にとっては治療の場として使用される。つまり，ベッドには安静，睡眠をとるだけではなく，必要とされる行為に合わせた環境設定が求められる。

■——脳血管疾患患者の入院時の状況

急性期には，救命のため治療行為が優先され，場合によって身体拘束が行われることもある。加えて，運動麻痺が生じた場合，急性期の脳血管疾患患者は，動きたくとも動けない状態を強いられる。その時，ベッド上の風景は無機質で変化に乏しく，自然光の入らない場所での治療が続くことがある［図1］。このような急性期の動けない状況は，視覚からの情報も乏しく，不安やおそれなどの情動反応とともに，環境不適応の状態を強めていく可能性がある。これは知覚システム[*1]が崩れた状態に陥ることを示す。

Key Word

★1　知覚システム
ギブソン（Gibson JJ）が提唱する生態心理学で用いられる用語。5つの注意のモードからなり，聴くシステム，視るシステム，触れるシステム，嗅ぐ味わうシステムの4つのシステムと基礎的定位づけシステムの計5つで構成される。上記4つのシステムと基礎的定位づけシステムに相互作用がある。能動的な探索による知覚は基礎的定位（安定性）を強め，安定性はより能動的な探索による知覚を下支えすることを示す。

[図1] ベッド上背臥位からの風景：無機質で変化に乏しく，自己身体の把握は困難

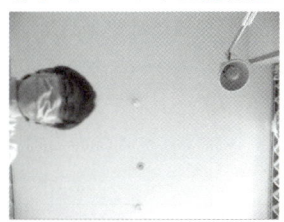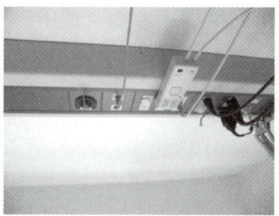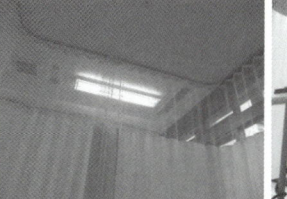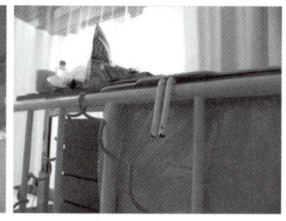

その後の回復に伴う，非麻痺側の過剰努力による非対称的な姿勢は，骨突出部を中心とした押しつけを強め，マットレス面への不適応な姿勢をさらに強める［図2］。この状態が持続すると，拘縮などの合併症をつくり，起居動作が可能な時期になっても非効率的な動作を強いることとなり，ベッドやマットレスの選定の際のバリエーションを減らす要因となる。

また，このような知覚システム間の協調性に問題が生じ，基礎的定位づけシステムが正常に働いていない時期には，寝返りするマットレスの面を狭く感じ，寝返るとベッドから落ちてしまうように感じるときや，ベッドと床面との段差がとても高く感じてしまうことがある。このような知覚は不安や恐怖など情動的問題に影響し，不適応な状態に悪循環を引き起こす可能性がある。

［図2］ 片麻痺患者の不適応状態の臥位（左片麻痺）

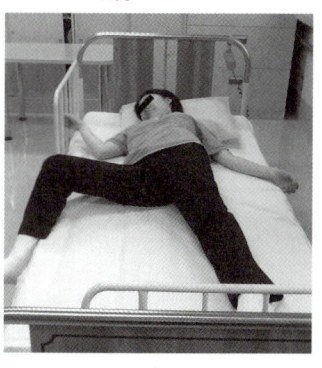

■——臥位とは

臥位は座位や立位に比べて，低重心で支持面は広く，安定した姿勢であると考えられているが，実際には背臥位においても身体背面は舟底型で凹凸があるため，接地している面は限られ，身体の転がりを防ぐように無意識にベッド面に押しつける姿勢制御反応が対称的に行われている［図3］。

安楽な臥位のためには，姿勢を保つため全身の筋緊張を過剰に高めている状態も筋緊張が低く重力によりベッド上に押しつけられて姿勢変換が困難な

［図3］ 背臥位での圧の分布：限られた接地面と対称的な姿勢制御反応

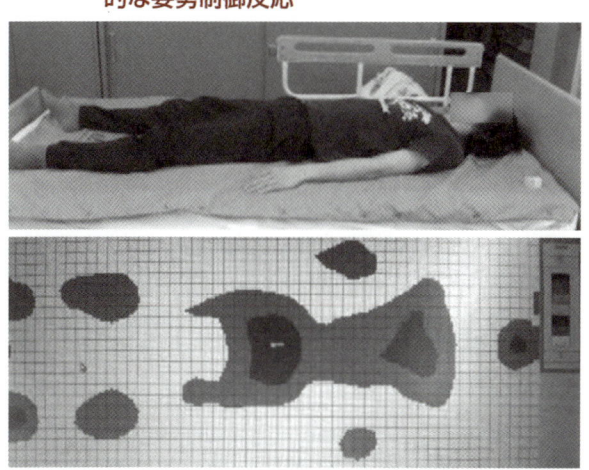

[図4] 高齢者の臥位とパーキングファンクション

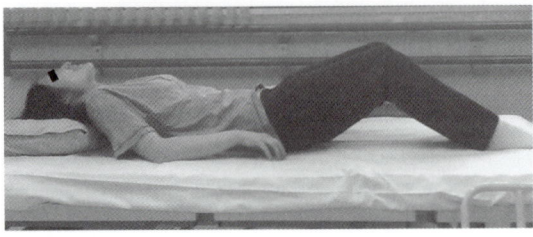
高齢者の臥位：円背や膝・股関節の伸展制限により、ベッドへの接地面が少ない状態

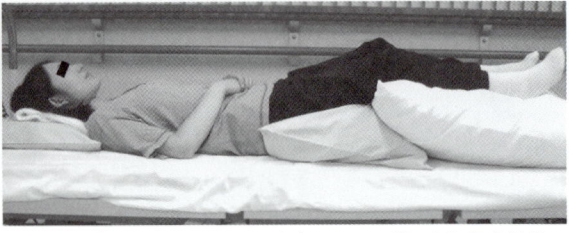
パーキングファンクション：ポジショニングにより各身体体節を支持面に適合させ、安定性と可動性を確保した状態

状態も不適切であり、適切な筋緊張の状態を維持できることが重要になってくる。

高齢者の場合、骨・関節の変形や軟部組織の変性などにより臥位姿勢そのものが変化し、円背や膝・股関節の伸展制限が起こることが多く認められる。結果、いわゆる骨突出部を中心とした点での接地となり、これらを原因として平坦なマットレスへの接地面はより少なくなり、過剰な姿勢制御による筋緊張の高まりが多く認められる［図4］。

■――パーキングファンクションの確認

ベッドの背上げや膝上げの機能を利用し、身体の背面にベッドマットレスを添わせて接地面を拡大し、安定性を知覚させることで、アンバランスな筋緊張を適正化し均等な圧分散が可能となる。いわゆる、機能的運動力学でいう**パーキングファンクション**★2 ［図4右］の状態をつくることができる。高齢者特有の低身長★3などの問題や拘縮の度合いなどにより、ベッドの機能がそぐわない場合は、枕やクッションなどでのポジショニングが必要となる。

このパーキングファンクションの実現は臨床的には、［表］のような目的で実施する。

［表］のような目的で、日常的にパーキングファンクションの状態を作業療法士（OT）または介助者、可能であれば対象者自身が確認し、日常生活上の動作や、治療的介入が実施しやすい環境を整えることが重要である。

[表] パーキングファンクションの目的

①全身の筋緊張の適正化
・関節可動域訓練の準備
・痙縮の増悪因子の抑制
・痛みの解消
・摂食嚥下の準備
②行為の柔軟性を拡大
・支持面を身体の広い範囲で知覚し、動作時の連続した支持面の拡大
・左右身体の協調性の改善
・安定性を考慮した寝返り、起き上がりの動作パターンの指導の準備
・バランスの改善
③自律神経系の調整
・不安やストレスの解消
・バイタルサインの安定化

Key Word

★2 パーキングファンクション
機能的運動力学分野でクラインフェーゲルバッハ（Klein-Vogelbach S）が説いた用語。安静姿位あるいは運動の開始姿位で、各身体体節が固有の支持面を有し、その姿位を維持するため必要とされる筋活動が非常に少ない経済的な状態を表す。安定性と可動性を確保した状態。

One Point

★3 体格の世代間相違
2011年現在、20歳男性の平均身長は168.7cm、女性は157.7cmであり、80歳以上の男性の平均身長は159.4cm、女性は144.4cmである。男女ともに10cm前後の差があることになる（平成23年厚生労働省国民健康・栄養調査報告）。マットレスの長さは、およそ190cmである。

(2)福祉用具導入の流れ

①ベッド，マットレス選定時の評価
　実際に，そのマットレスやベッド環境が，より安楽に寝ることを高齢者や脳血管疾患者に提供しているかどうかを評価する際には，以下のような方法があげられる。

●**見てみる**
・実際にこの人が安楽に寝ているかどうか？　と課題を明確に見る。
・マットレスと身体の隙間を見て，実施の接地面を確認する。
・頭部や胸郭，骨盤，四肢の転がりや傾きなど，左右非対称な位置関係を見る。

●**聞いてみる**
・コミュニケーションが可能な患者に対しては寝心地や動きやすさ，心境を聞く。

●**触れてみる**
・揺らしてみる：下肢などを揺らすと，筋緊張が高い場合，各身体体節の連結が強く身体が一かたまりに揺れる。逆に筋緊張が低い場合は，下肢だけが揺れ，伝播しない。適切な筋緊張の場合は，波打つように滑らかに揺れが伝播する。
・頭部や四肢を持ち上げ，重さを感じる：過剰な姿勢制御のため，マットレス面への押しつけを確認する。
・マットレスと身体の隙間に手を入れ，接地面を確認する。
　これらを通して臥位姿勢における，支持面への適応状態を評価する。
　このように，マットレスの選択・適合評価の場面では，臥位姿勢の評価を行い，安楽な臥位の状態か，否かを判断したのち，パーキングファンクションの状態を実現することが重要である。また，実際にOT自身が寝てみて，ベッドやマットレスの状態を実感することも大切な確認作業である。

②分析と考察
　上記の評価を通し，総合的に臥位での筋緊張の状態を判断する。
　その後，治療としてパーキングファンクションの状態を目指す過程で，
・寝がえりや起き上がりが分節的にできる。
・寝がえりや起き上がりが左右方向ともに同じようにできる。
・寝がえりや起き上がりが終わった後，リラックスすることができる。
などの課題を目標に，その達成度を確認することも分析の方法としてあげられる。

(3) 福祉用具の活用

■——脳血管疾患患者の起き上がり

起居動作は麻痺側への寝返りも含め，効率的な動作パターンを学習する必要がある［図5］。サイドレールを非麻痺側上肢で力任せに引いて起き上がるような寝返りや起き上がりは，非対称姿勢を強め，不適応の状態を持続させ，不適切である。あくまでサイドレールなどの利用は，効率的な起居動作の姿勢制御の補助として使用すべきである。

■——ベッド，マットレスの選択

福祉用具としての，ベッドやマットレスの選択および適合判定の要素には，❶発症からの経過，❷症状の重症度，❸自立度・介護度，❹生活環境，❺合併症（拘縮，褥瘡，失禁なども含む），❻リハビリテーションのゴール設定，❼経済面などがあげられる。

ベッドは上記の要素のほかに，パーキングファンクションの実現しやすさ（背上げや膝上げ機能）や高さなどによる見え方など，情動面への影響も考慮する必要がある。日常的な高さを低くするために，介護場面や移乗（立ち上がり）場面と分けて低床型を選ぶことも必要になる場合がある。

マットレスの堅さは，寝心地，動きやすさ，褥瘡などの予防のための侵襲の度合いを示す。寝心地という観点では，生活歴に伴う身体の成り立ちなどで，好みに個人差が現れる。また，マットレスは基本的に一度レンタルすると，その一枚を継続して利用する傾向にあるが，マットレスも寝具であり，四季を通して適応を考えるべきである。堅めのマットレスは通気性が良好であり，夏場向きであり，柔らかめはトータルフィットで空気の対流が少なく冬場向きである。

[図5] 起き上がり

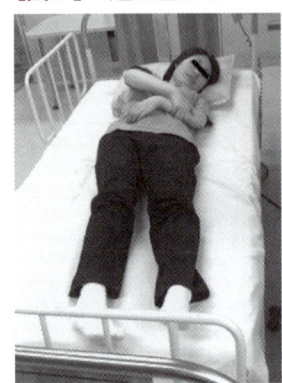

①麻痺側へ半寝返りし，麻痺側上肢を身体に寄せる

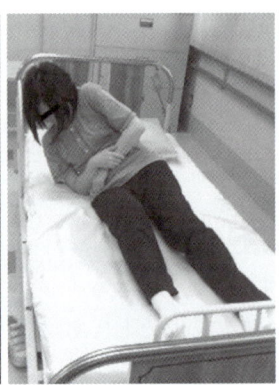

②麻痺側上肢を寄せたまま，非麻痺側方向へ肩，肘へと支持面を拡げ，起き上がりを開始する

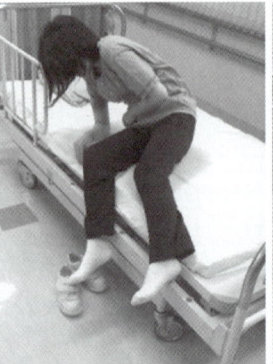

③下肢をベッドサイドから降ろし，非麻痺側の手へ支持面を拡げ，起き上がる

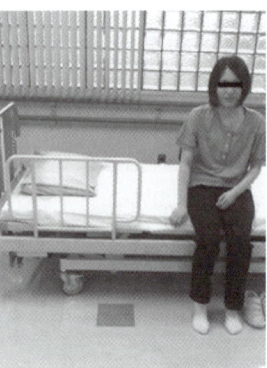

④端座位となる

動きやすさを基本に考えると，堅めは動きやすく，柔らかめは動きにくくなる。それは支持面の堅さにより出現するバランス反応の大きさに関係する。高齢者や脳血管疾患患者の場合，元々，起居動作が可能な患者においても，安定性が乏しく画一的な動作パターンの起き上がりしかできない場合もあり，マットレスが柔らかくなるだけで環境変化に適応できず，動作が困難になる場合が多く認められる。

　また，マットレスの端に座り，更衣などの作業を行う際は，マットレスが柔らかい場合，座位バランスを保つため，両上肢にバランス反応が大きく出現することがある。この場合，物品の操作時等の上肢の使用に影響が出ることを理解し，対応しなければならない。

■——その他の考慮点

　認知症がある場合など，ベッドからの転落や柵に足や首をかけたままでの自身のコントローラー操作によるはさみ込み事故などが報告されている。そのような場合は，柵の本数や固定方法，日常的にベッドの高さを低くするなどの配慮や起き上がりを知らせるセンサーの設置などが必要となる。はさみ込み事故に対しては，コントローラーのボタンロックがあるものを選定するべきである。その他，失禁が多い場合はマットレスや失禁パッドの対応などが必要となる。

（松田哲也）

文献

○J.J.ギブソン，古崎敬訳：生態学的視覚論—ヒトの知覚世界を探る．サイエンス社，1986．
○佐々木正人：アフォーダンス—新しい認知の世界．岩波書店，1994．
○Klein-Vogelbach S（著），Whitehouse G（訳）：Functional Kinetics. Springer-Verlag, 1990.
○冨田昌夫：クラインフォーゲルバッハの運動学．理学療法学21（8）：571-575，1987．

A ベッド・床上動作関連

3. 脊髄損傷

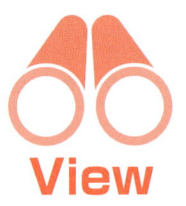

View
- 寝返りは褥瘡予防，起き上がり，下衣動作，車載などへとつながるため，獲得すべき重要な動作である。
- 褥瘡予防は本人のリスク管理に対する意識が大切である。
- 下衣の着脱は姿勢変換の複合動作である。福祉用具など環境を巧みに扱えるような支援をする必要がある。

(1) 脊髄損傷者の特徴

　脊髄損傷では，損傷部位以下の感覚や運動の消失（完全麻痺），またはまだらに残存している（不全麻痺）状態が生じる。殿部を中心とする身体部位は重量が大きいため，ベッド上において仙骨や尾骨・大転子などが褥瘡の主要な好発部位となる。特に脊髄損傷者にとっては，より大きなリスクとなる。
　体幹や下肢の感覚・運動の消失により，脊髄損傷者は，健常者がふだん無意識に行っている寝返りなどの体位変換が困難となる。そのため，身体の特定の部位に圧力が加わり続け，血液循環が途絶え褥瘡が生じてしまう。特に両方の上肢・手指機能も障がいされる頸髄損傷者にとって寝返りは難しい動

[図1] 寝返りから他動作への応用（頸髄損傷者）

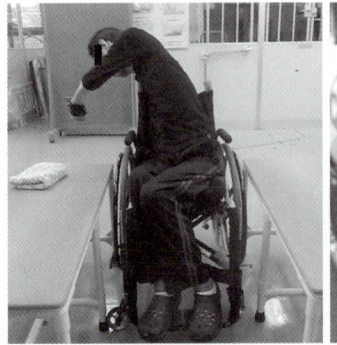

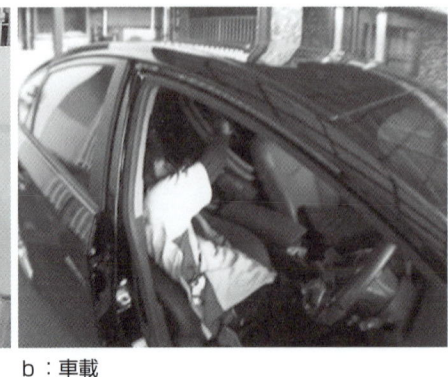

a：車いす上での殿部の前出し　　b：車載

作であるが，殿部の除圧・起き上がり・下衣動作・車の車載などへとつながるため，獲得すべき重要な動作である［図1］。

(2)福祉用具導入の流れ

①評価

動作レベルで考えた場合，❶寝返り・起き上がりなどベッド・床上動作，❷除圧動作，❸下衣動作の方法がポイントとなる。前述したように脊髄損傷者は褥瘡のリスクが生じるため，褥瘡予防を考慮したマットレス選定が必要となるが，それぞれの動作項目において個々のADL能力が十分に発揮できるベッド・マットレスであるか，介助方法などを踏まえて選定する必要がある。以下に分析と考察を述べるが，除圧動作・下衣動作については後述する。

②分析と考察
●ベッド・床上動作

頸髄や高位の胸髄を損傷すると，体幹や下肢に感覚・運動の障がいが生じる。普段，われわれがベッド上で起き上がる動作や座位姿勢は，体幹・下肢の筋力を十分に活用している。これらの筋肉が効かなくなることで起き上がりはもちろん，座位姿勢はぐらぐらと不安定なものとなり，傾いてしまうと立ち直ることが困難になる。倒れず安定して動作を遂行するためには身体を支える環境が必要となる。ベッド上での起き上がりや座位姿勢の保持のためには，背上げ・膝上げ・高さ調整機能が調節できる電動ベッドを使用することが多い。電動ベッド使用時の注意として，背上げ機能は皮膚のズレを生み褥瘡の原因となるため「背抜き」が必要である。また，電動ベッドにて臥位に戻った時も「背抜き」が必要である（電動ベッド・褥瘡予防についてはA－1－(4)参照）。

ベッド側方の支えとなるサイドレールは，転落予防のみならずベッド・床上動作の支援として重要である。下衣動作については後述するが，特に寝返りは手をサイドレールにかけることで動力源を得るため欠かせないものである。ただし，サイドレールは種類が豊富で高さや長さ・形状の違いがあるため，動作における手のかけやすさ・支えやすさを十分考慮した選定が必要である。

(3)褥瘡予防と福祉用具の活用

①臥位での除圧（クッションの利用）

　臥位姿勢では仙骨部や大転子部が褥瘡の好発部位となる。長時間の背臥位姿勢では仙骨部に，側臥位では大転子部に褥瘡のリスクが生じるため，長時間の同姿勢は避けて姿勢変換を行うことが望ましい。

　褥瘡予防は本人のリスク管理に対する意識が大切である。夜間の介助は家族の睡眠を妨げ，介護負担を大きくするため，自力での寝返りが可能なレベルであれば極力自己管理をすることが望まれる［図2］（A－1－（7）「寝返り」（p18）参照）。

②背もたれ座位での除圧（膝上げ機能・クッションの利用）

　脊髄損傷により体幹や下肢の筋活動が消失または乏しくなるため，ベッド上での起き上がりが困難となる。そのため，ベッドの背上げ機能を活用するが，上肢手指の機能が障がいされる頸髄損傷者にとっては，背もたれ座位からの起き上がりでも困難な動作となる。困難さを増長する背景として，突然の障がいにより不適応を起こし，関節の可動性の低下や痙性の亢進などが生じることがあげられる。起き上がりに必要な体幹の屈曲の制限や起き上がりに不利なハムストリングスの緊張の亢進が骨盤を後傾位に引き込むことが多々みられ，ずっこけた座位になりやすい［図3］。長時間のずっこけ座位は，仙骨下部から尾骨部にかけて褥瘡を生じさせるリスクを高める。

　このようなケースでは膝上げ機能が有効である。ハムストリングスが緩むことで骨盤が前傾しやすくなり，背もたれ座位での除圧が行いやすくなる［図4］。

　また，小柄な患者の場合，殿部の前方滑りを防ぐために膝上げ軸に下肢を合わせるが，背上げ軸との距離が長くなるため，体幹は起き上がらずに上部

［図2］　臥位での除圧（クッションの利用）

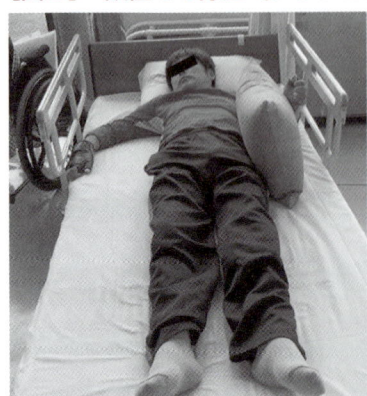

a：クッションを体側に置く。

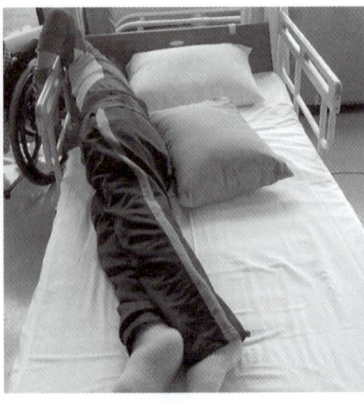

b：クッションの重さと寝返りによるスペースを利用する。

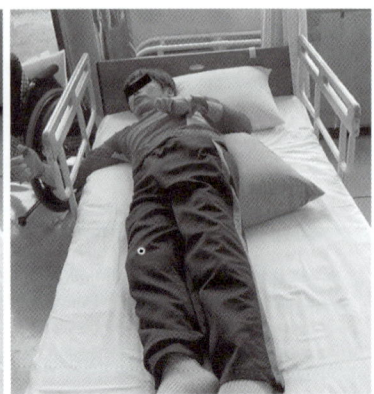

c：姿勢を戻すことでクッションが体幹の下に入り安定した半側臥位となる。

[図3] ずっこけ座位（不全頸髄損傷者）

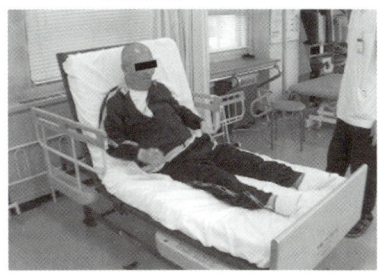

起き上がりを試みるが、前屈できずに殿部の前方滑りが増長している。

[図4] 膝上げ機能

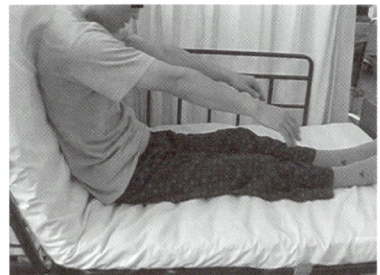

a：Th7脊髄損傷者。ハムストリングスの緊張が高く膝を伸ばした状態では骨盤後傾を強める。

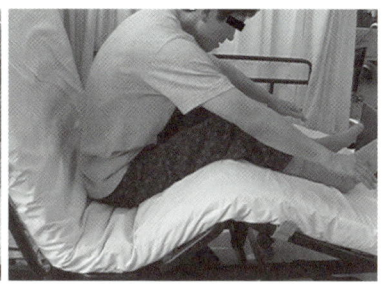

b：膝上げ機能によりハムストリングスが緩み前屈が可能となる。

[図5] 苦しい背上げ

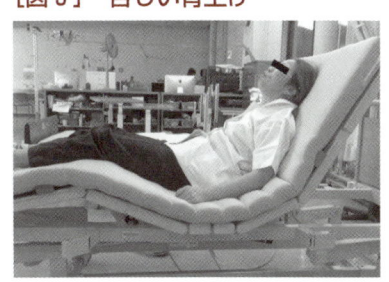

背上げ軸と膝上げ軸が合わない状態

[図6] クッションの利用

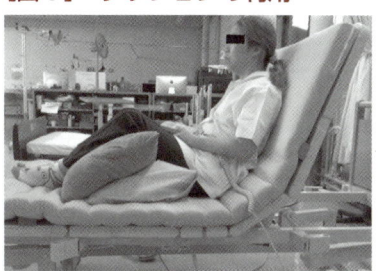

クッションを利用した膝上げ

体幹が押し込まれる苦しい背上げとなる[図5]。その場合は、無理に膝上げ機能を使わずにクッションを利用すると、殿部の前方滑りを抑えた起き上がりがしやすくなる[図6]。

③電動ベッド・マットレスの選定

　ベッドやマットレスはメーカーによりサイズ（長さ・幅）の違いが生じる。電動ベッドを活用する脊髄損傷者にとって、ベッドとマットレスのサイズの違いは影響が大きい。ベッドより短い長さのマットレスでは背上げ機能を使用すると足側に滑ってしまい、たわみが生じやすい。そのため、ずっこけ姿勢を強めたり、起き上がりが難しくなるなど動作の遂行を困難にする。また、ベッドとマットレスの幅の違いでは、サイドレールが差し込めなかったり、

[図7] 頸髄損傷者の側方移乗

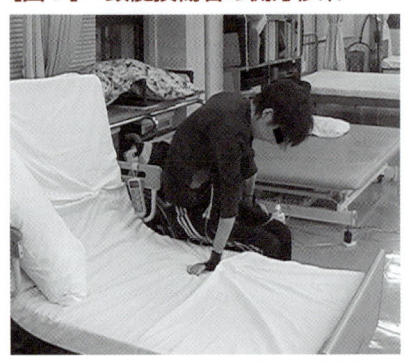

両手で体重を支えながら殿部の移動を行う。

移乗時に車いすとマットレスの間に隙間ができるなど危険を伴う一因となる。したがって，同一メーカーでベッド・マットレスを選定することが望ましいが，動作能力や褥瘡の影響などのため他メーカーとの組み合わせにならざるを得ない場面も多々ある。その場合，ベッドやマットレスの寸法をしっかりと確認し，購入が無駄にならないように注意する必要がある。

頸髄損傷者のマットレス選びは，最も難しい福祉用具選定の1つである。褥瘡を考慮すると厚手のマットレスのほうが体圧分散は良いが，移乗やベッド上での移動を考慮すると厚く柔らかいマットレスでは不安定になりやすい[図7]。したがって，個々の能力を見極め，移乗や移動が行いやすく，かつ褥瘡予防を考慮したマットレス選定が重要となる[図8]。（A－1－（4）「マットレス」(p15) 参照）。

[図8] 頸髄損傷者2名の背臥位での圧力測定

	Aさん（女性，147cm，32kg）	Bさん（男性，171cm，74kg）	
厚さ9cmのウレタンマットレス			a：Aさんは仙骨部の骨突出が著明で，仙骨部の褥瘡が生じやすくリハビリテーションの阻害となっていた。Bさんと比べて体重は軽いが，仙骨部の局所圧が高い。移乗やベッド移動・更衣は自立。
厚さ12cmのウレタンマットレス			b：厚手のウレタンマットレスに変更し，仙骨部の局所圧は減少したがリスクが高い状態。ただし12cmを超える厚さのウレタンマットレスでは移乗やベッド上移動・更衣が困難になる。
厚さ13cmのエアマットレス			c：比較的薄手の高機能エアマットレスでは局所圧は抑えられている。また，移乗やベッド上移動・更衣も自立。

(4) 下衣動作と福祉用具の活用

①サイドレールを活用した膝上げ

　下衣の着脱はベッド上での寝返りや起き上がり・膝上げの複合動作となる[図9]。したがって，各動作が確実に行えることが大切である。しかし，ズボンを通すという行為には，単純な姿勢変換のみでなく，両上肢活動が要求

[図9]　下衣の着脱（頸髄損傷者）

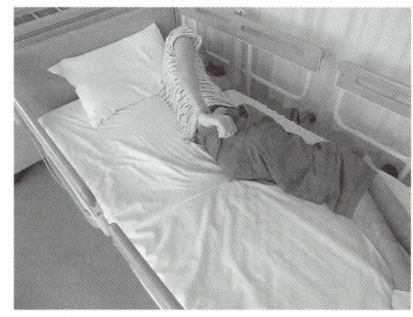

a：サイドレールを利用した寝返りで側臥位を安定させズボンをはく。

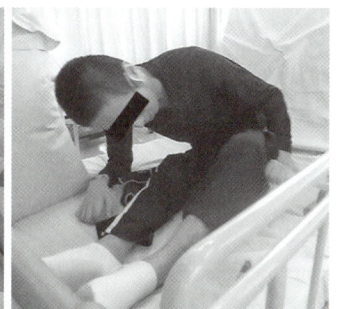

b：背もたれ座位からの起き上がりから前屈位になり，重心を移動させバランスを保持してズボンを脱ぐ。

[図10]　サイドレールの利用①

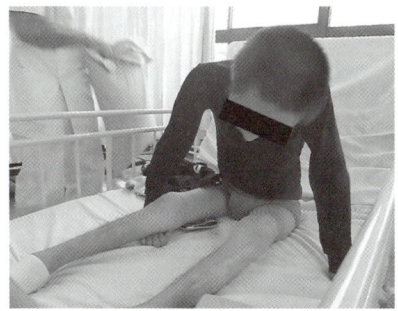

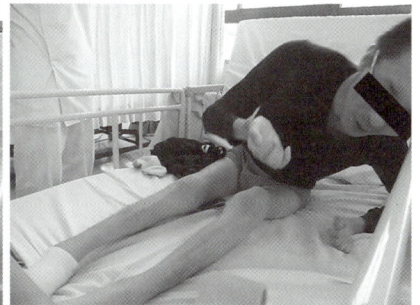

a：身体の重さが前方にかかっており足が上がらず姿勢を崩している。

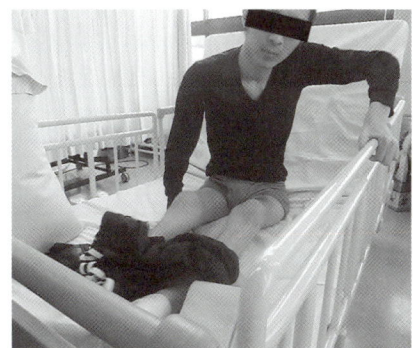

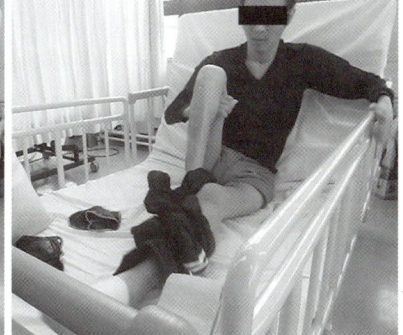

b：身体の重さが前方に行き過ぎないように姿勢を制御し行為を完遂している。

[図11] サイドレールの利用②

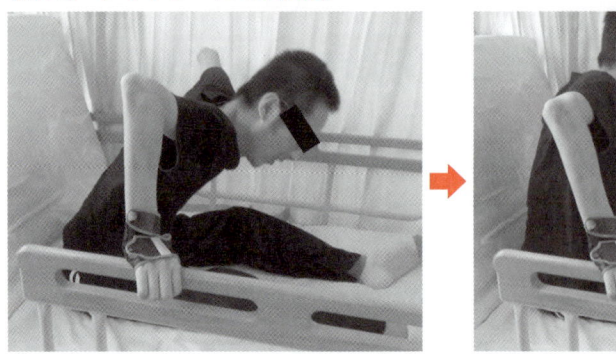

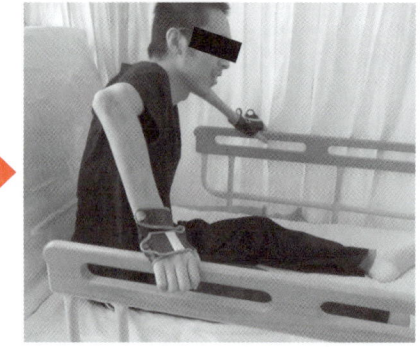

a：上肢に頼った力任せな動作（残存部位のみでの活動）になっており，体幹や骨盤に運動が拡がっていない。

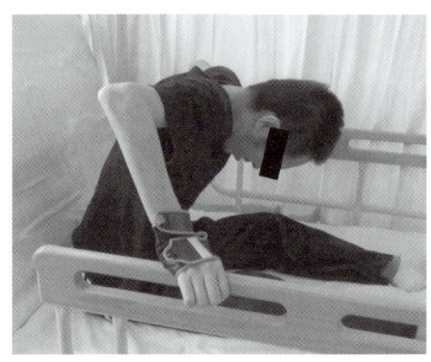

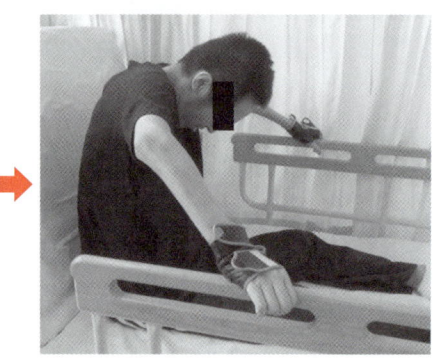

b：上肢の運動から体幹や骨盤に運動が拡がり，効率の良い動作となっている（麻痺部位の参加）。

されるため，姿勢制御を困難とする。また，行為に意識が先行しすぎて，不安定な姿勢の中での努力的な上肢活動になりやすい。よって，OTは脊髄損傷者の特徴を理解し，環境（ベッドの機能・サイドレールなど）を巧みに扱えるような支援をする必要がある。

ズボンを足先に通すために膝上げを行うが，上肢をベッド面前方に支持した膝上げでは頭頸部や体幹の重さが前方に大きくかかる。そのため，下肢は非常に重く上肢は努力的になり，姿勢制御を困難にする[図10a]。サイドレールを利用することで，頭頸部や体幹をより起きた状態で保持することが可能になる。膝上げの際に，頭頸部や体幹の重さも後方へ移動しやすく下肢の重さを軽減できる（重さのつり合いを利用）[図10b]。

ただし，サイドレールをただ使えばよいのではなく，効率の良い運動のためには，残存部位のみでの活動でなく，麻痺部位の知覚を促し運動を拡げることが重要である[図11]。その中で福祉用具と身体の関係に気づきを促すかかわりが必要である。

②ベッドの膝上げ機能を活用した膝上げ

下肢の筋緊張が高く，長座位では下肢が重く膝上げが困難な場合，前述したように膝上げ機能を活用することで下肢の過緊張は軽減しやすい。膝下までの距離も近いためリーチがしやすく，また下肢の支持面も拡大することで

[図12] 膝上げ機能の活用（不全頸髄損傷者）

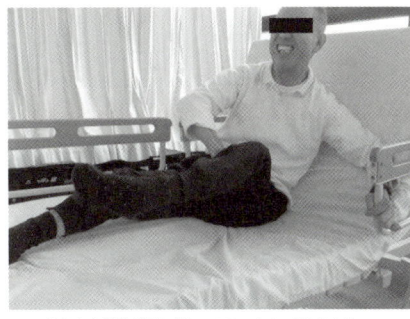

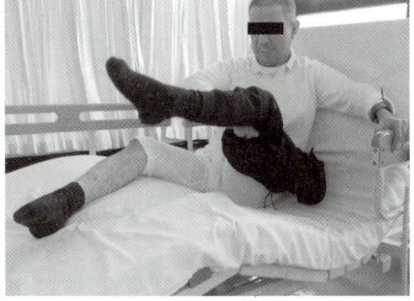

a：膝上げ機能を使っていない膝上げ　　b：膝上げ機能を使った膝上げ

バランスも保持しやすくなる［図12］。

（佐々木　貴）

文献
○佐々木貴：ポジショニングによって得られる効果．福祉介護機器テクノプラス 2：pp14－19，2013．
○佐々木貴・松本琢磨：脊髄損傷の障害像と福祉用具選定のポイント．福祉介護機器テクノプラス 3：pp5－9，2011．
○玉垣努：力の作用．生田宗博編：ADL―作業療法の戦略・戦術・技術，第2版．pp369－380，三輪書店，2005．

A ベッド・床上動作関連

4. 神経筋疾患（筋ジストロフィー）

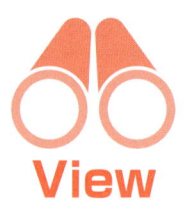

View

- 神経筋疾患は，機能障がいが進行し重度化していく。そのため，障がいの特徴を病期で分け，支援のポイントを整理するとよい。
- 筋ジストロフィーでの関節変形や拘縮は，筋変性による筋萎縮が1次的要因となる。そのため，筋破壊を助長させない作業活動における動作支援が大切となる。
- 関節拘縮による痛みや痺れを生じさせないポジショニングが大切となる。
- ベッド上では，睡眠や休息以外の食事や排泄，パソコン利用など多様な作業活動の機会が増えるので，上肢操作を活用しやすい姿勢や環境設定が必要となる。

（1）デュシェンヌ型筋ジストロフィーの特徴

①筋変性による活動障害

　神経筋疾患は，機能障がいが進行し重度化していく。そのため，障がいの特徴を病期で分け，支援のポイントを整理するとよい。本項では，筋ジストロフィーの中でも代表的なデュシェンヌ型筋ジストロフィー（DMD）を取り上げる。DMDでは，歩行可能な時期・車いすが必要になる時期・呼吸管理の適応になる時期でのマネジメントの特徴を整理し，予後の見通しをもち，支援していくことが大切となる。

　DMDは，筋原線維が壊れやすく，筋破壊と再生を繰り返し，弾性のない脂肪組織や結合組織へと筋が変性していく特徴がある。そのため，小学校低学年をピークに，筋力低下や筋萎縮による関節可動域制限が目立つようになる。3歳頃の歩行のつまずきやすさで気づかれ，小学校の入学時には階段昇降が難しくなり，9歳〜12歳で歩行が消失する［図1］。従来18.5歳頃に，呼吸不全や心不全で死亡していたが，近年，人工呼吸器導入や心保護的治療などの医療管理の進歩により，運動機能障害は重度化していくものの，30歳代に及

[図1] DMDの進行

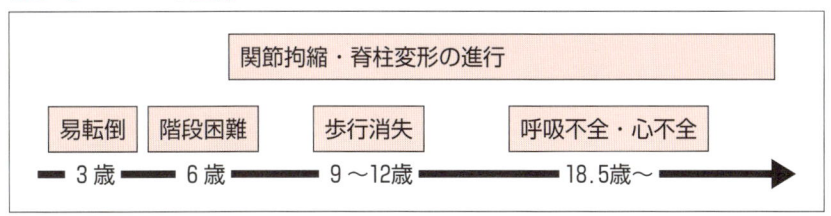

```
        関節拘縮・脊柱変形の進行
  易転倒  階段困難   歩行消失    呼吸不全・心不全
  ──3歳──6歳──9〜12歳──18.5歳〜──────▶
```

ぶ延命も可能になった。また，昨今，ADHD・ASD・強迫神経症など認知機能障害も指摘される[1]。

- 筋変性が主病変→筋破壊を助長させない支援が必要で，福祉用具活用により低負荷な環境が必要

歩行不能時期より，関節拘縮や脊柱変形が目立つようになる。これは，いざり等の移動動作での床生活環境の習慣化や，姿勢保持の適切な支援がなく，上肢活動を補う無理な代償動作が継続されることで，筋破壊を助長させる要因となっているからである。

- 全身疾患（呼吸・心臓・消化管（栄養・排泄）・認知機能）のためトータルケアが必要→全身状態に留意した福祉用具活用

②拘縮・変形

●関節拘縮

[図2]にDMDでの関節拘縮例を，[図3]に座位時での痛み・しびれの好発例を示す。痩せが重なると凸部が圧迫され，痛みやしびれを生じやすい。

●脊柱変形の特徴

体幹筋力が減少し，座位の支持性が低下すると，頭や胸部の荷重を支えきれずに，胸腰椎部が大きく曲がり [図4]，肘掛けや背や机などに寄りかかり身体を支えようとする。

このようなアームレスト等で座位支持されている状態で上肢活動を行うと，身体の動きに左右差が生じ，筋変性にアンバランスが生じやすくなる。このため，より強い脊柱変形を引き起こしてしまうことになる[2]。

脊柱変形へのマネジメントは，脊椎後方矯正固定術のような外科的治療法

[図2] DMDでの関節拘縮例（足関節尖足，膝・股・肘関節屈曲位，手関節拘縮）

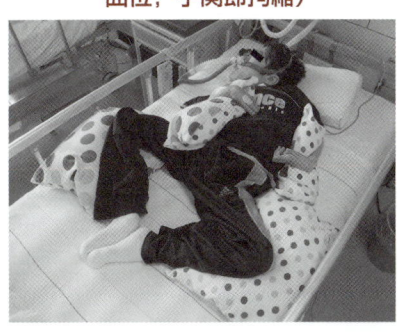

[図3] 座位時での骨盤の左右差で痛み・しびれが好発（大腿骨大転子，坐骨結節部）

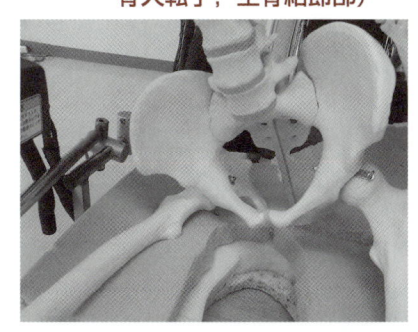

[図4] 脊柱変形例

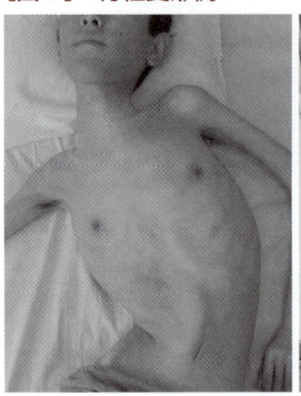

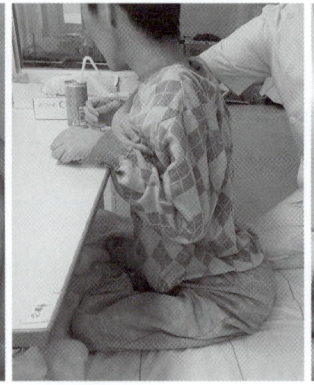

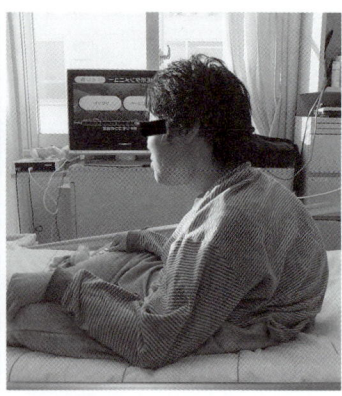

脊柱側彎　　　　胸腰椎前彎　　　　胸腰椎後彎

のほか，関節可動域訓練（ROMT），装具療法や座位姿勢保持などの保存療法に分けられる。
- 座位保持能力低下により脊柱変形→頭部・胸部の重みを軽減する座位支持が必要

③活動障害の変遷の特徴

　筋力低下，関節拘縮・変形により，食事や整容など，あらゆる作業活動が段階的に変化する。そのため，座位・立位保持，上肢操作の困難さに合わせ，道具や課題を変更し，作業活動のしやすさを見直す。

　体幹や広いリーチ範囲を必要とする排泄・更衣等の作業活動は，歩行・座位困難時期の前後で介助へ移行し，高校を卒業後の20歳前後で，机上でリーチ範囲を必要とする食事や書字等の動作が困難となる［図5］。
- 段階的に起こる活動障害に対して，適切な時期での環境支援が必要

［図5］　国立病院機構八雲病院入院中の21名のDMD患者での作業活動困難時期（最小値・中間値・最大値）

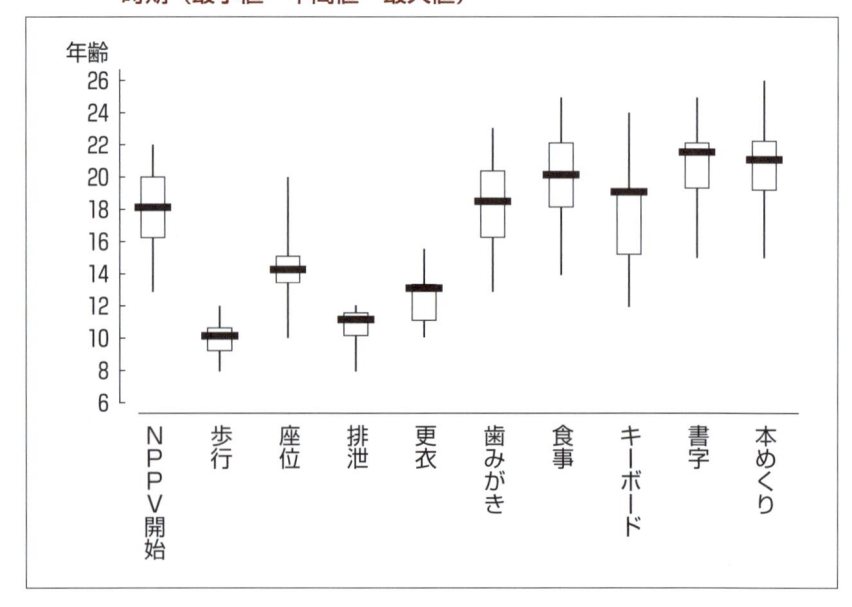

④DMDの現在の課題

　延命治療で成果がみられる一方で，医療的ケアには地域差がある。現在，ガイドラインが作成され，各国語で翻訳されている[3]。また，延命に伴う新たな課題として，進学・就労など，学校卒業後の次のステップにつながる必要なサービスの欠如が指摘される[4]。重度の運動機能障がいをもちながら社会性のある大人に成長するための支援が課題となる。

(2)福祉用具導入の流れ

①評価
・運動機能の特徴を把握：脊柱変形，各関節拘縮と姿勢の関係
・代償動作分析：ベッド・床上動作観察
・一般情報の変動（呼吸機能，心機能など）
・現在導入されている支援機器の評価
・各動作時における介護のしやすさを評価
・各時期における評価のポイントは［図6］のとおり。

②分析・評価

　筋変性による筋萎縮で拘縮・変形しやすいので，筋破壊を助長させない，道具の活用や，介助への移行を視野に入れ評価する。

　歩行可能期は，起居動作が可能であるが，歩行期後半では，いざりなどの床移動動作が多用される。これは，ハムストリングスなど，股・膝関節拘縮の要因となるため，椅子生活への早期移行を促すことが重要である。

　呼吸管理の適応になる時期では，消化管障がいも進み，栄養吸収が不十分で太りにくい状態となり，体重減少による瘦せと関節拘縮が重なり，圧迫部の痛みや痺れへの対応が必要となる。またこの時期には，ベッド上で睡眠や休息以外の食事や排泄，パソコン利用など多様な作業活動の機会が増えるので，上肢操作を活用しやすい姿勢や環境設定が必要となる。

［図6］　時期における評価のポイント

	歩行期	車いす使用期	呼吸管理の適応になる時期
起居動作観察（寝返り・起き上がり等）	←——————→		
体位変換の介助方法・頻度の確認		←——————————→	
座位・臥位姿勢評価			
痛み・しびれの有無		←——————————————→	
関節可動域・筋力評価			

(3)福祉用具の活用

①ベッド上のポジショニング

股関節・膝屈曲拘縮がある場合，膝下にクッションを入れる。また，痩せが進むと体位変換が頻回になるので，低反発マットやエアーマットを導入し，凸部を除圧する［図7］。

［図7］ ベッド上の姿勢保持例

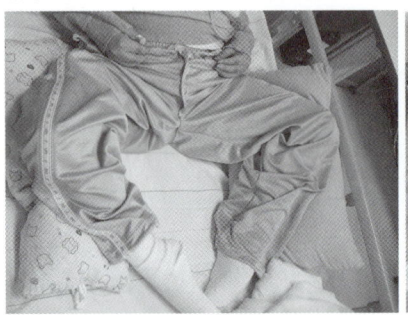

a：股・膝関節が屈曲拘縮しやすいため，背臥位では，股関節外転位で痛みが生じやすい。そのため，膝下にクッションを設置する。

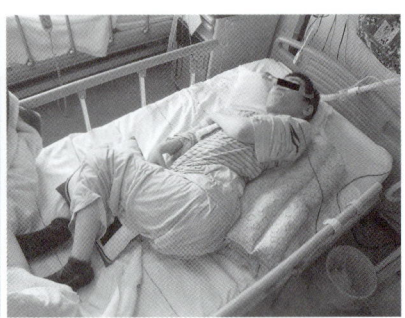

b：背にクッションを設置し，側臥位のポジションを支持する。

②ベッド機能を利用した機能代償
●背上げ・膝上げ機能の利用

ハムストリングの短縮で足を伸ばせない場合は，膝下に枕をはさむ方法もあるが，ベッドの背上げ・膝上げ機能を使うことにより座位がとれる［図8］。しかし，ベッド上の座位は，枕などに寄りかかり，側彎や腰椎後彎変形を引き起こす姿勢となりやすい。車いす同様の姿勢保持では大がかりになるので，座位不良の時期は，無理をさせずに臥位姿勢でできる環境調整へ移行，もしくは車いす座位時間での作業活動の延長を考える。

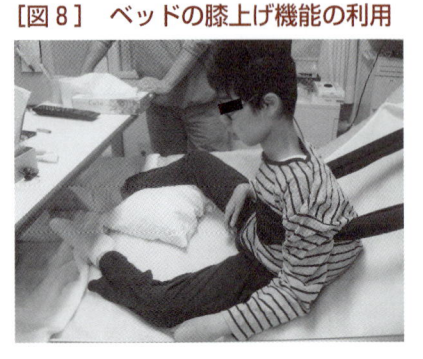

●昇降機能の利用

顔に手を近づける食事や洗面動作では，なるべく顔に近い高い位置での手部操作が必要で，机上で広く手を伸ばすような活動では逆に低い位置が望ましい。そこで，ベッドの昇降機能で机の高さを調整し，リーチ範囲を補える［図9］。

［図8］ ベッドの膝上げ機能の利用

[図9] ベッド昇降機能の活用

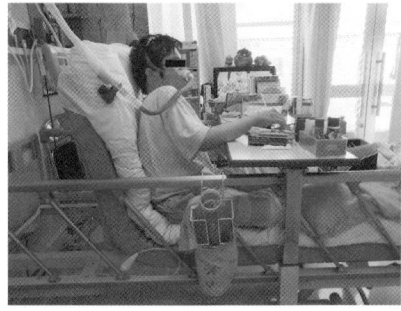

a：肩が挙上しないので，机上でリーチするときはテーブルを低くする。

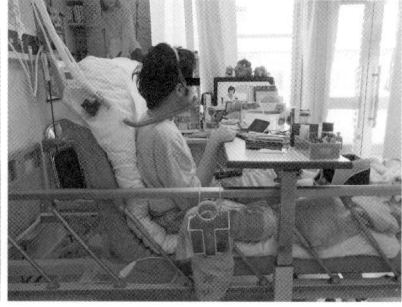

b：食事など，手を顔に近づけるときはテーブルを高くする。

(田中栄一)

文献

1) Hendriksen JG, Vles JS：Neuropsychiatric disorders in males with duchenne muscular dystrophy：frequency rate of attention-deficit hyperactivity disorder (ADHD), autism spectrum disorder, and obsessive — compulsive disorder. J Child Neurol 23（5）：477−481, 2008.
2) Gibson DA, Wilkins KE：The management of spinal deformities in Duchenne muscular dystrophy—A new concept of spinal bracing. Clin Orthop 108：41−51, 1975.
3) TREAT-NMD：http://www.treat-nmd.eu/care/dmd/diagnosis-management-DMD/
4) Abbott D, et al：Transition to adulthood for young men with Duchenne Muscular dystrophy：Reaserch from the UK. Neuromuscular Disorders 22：445−446, 2012.

A ベッド・床上動作関連

5. 関節リウマチ（RA）

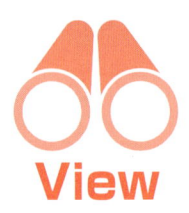

View

- 関節リウマチ（RA）は四肢の変形や疼痛，関節可動域の制限，筋力低下が徐々に進行し，それらに伴いADLも阻害される。
- RA患者では手指の関節変形が特徴的であるが，病態の進行とともに頸椎や胸椎など脊椎の障がいも進行し，四肢の障がいと脊椎など体幹の障がいは寝返り，起き上がりなど起居動作の体力低下を引き起こす。
- 評価では実際の動作パターンを観察し，自力で可能な場合は，その動作自体が関節保護の観点から問題のないパターンであるのか見極める。
- 動作上の工夫，ベッドなど動的環境の工夫が必要となる。

（1）関節リウマチ患者のベッド・床上動作の特徴

　関節リウマチ（rheumatoid arthritis：RA）は，四肢・体幹を連結している関節および筋に障がいを起こす。一般に，RAは疼痛や関節変形，可動域制限，筋力低下などがADLを阻害する。

　特に疼痛や手指変形，上肢のリーチ制限（疼痛，関節可動域および筋力低下の総和による身体内，身体外空間への上肢到達の制限）により，食事や整容などセルフケアの問題が生じる。さらに，関節障害の問題が上肢に限らず頸椎や腰椎などにも広がると，寝返りや起き上がりなど起居動作にも影響する。また，RAでよくみられる全身のこわばりは起居動作を困難にさせる。

（2）福祉用具導入の流れ

①評価
◎寝返り，起き上がり動作の動作分析
・どのようなパターンで動作が遂行されるか？

[図1] 重度RA患者のベッド上での起き上がり動作

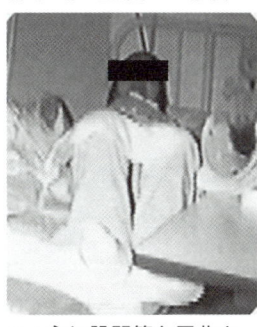

a：主に股関節を屈曲させ，仙骨部を支点にし，上部体幹，下肢を持ち上げ，徐々に身体を回転させる。このとき，頸部の屈曲方向への過剰努力が観察される。

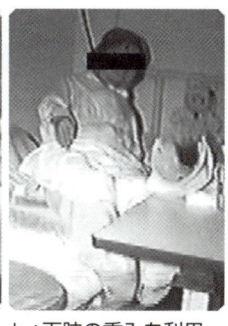

b：下肢の重みを利用し，ベッドの下方へ下肢全体を下ろすと同時に上部体幹を起こす。

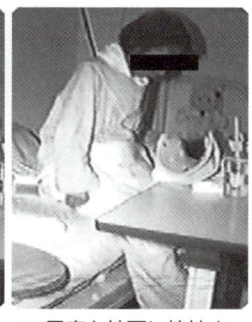

c：足底を地面に接地させ，姿勢を整える。

・関節保護の観点から問題のないパターンであるのか？
● **機能障害の関連の検討**
・疼痛の部位や程度，関節可動域，筋力，体幹の柔軟性/可動性との関連

②分析と考察

寝返り，起き上がりでは動作を実際に実行している場面を観察し，関節保護の観点から問題ないか検討する。また，困難な場合はその原因について確認する。一般に起居動作においてRA患者で問題となるのは，❶疼痛，❷頸椎や腰椎など脊柱の可動性低下，❸四肢の関節障害などである。

健常者の場合，疲労しているときなどは四肢をうまく支持などに活用して起き上がるが，RA患者では四肢の関節変形が強い場合，動作遂行が困難となる。

特に[図1]に示すような重度なRA患者では四肢は体幹とともに固定され，全身を一塊にし，体幹を屈曲させ，身体全体を用い起き上がる。この方法自体問題のないこともあるが，頭部を持ち上げるためには頸椎の屈曲を過剰に使っていることがあり，頸椎環軸椎亜脱臼のある患者では注意が必要となる。

(3)福祉用具の活用

①電動ベッドの活用

自宅で床に布団を敷いて就寝している場合，可能であればベッドの導入を勧める。RAは現在では生物学的製剤など薬物療法の進歩により全身状態や関節症状の劇的な改善が見込まれる時代になったが，現存するRA患者ではすでに関節変形など障がいが進行している例が多数いる。また，薬物療法は完

[図2] 特殊寝台の利用

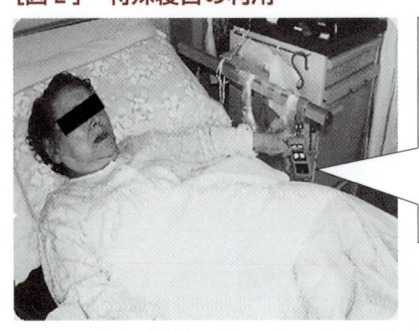

ベッドの背上げ機能の利用：起き上がる際にベッドの背上げ機能で楽に起き上がれる角度まで身体を起こす。

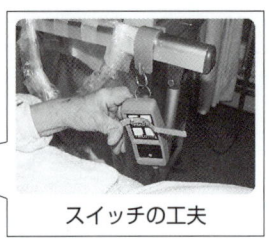

スイッチの工夫

弱い力で押せるスイッチ

全に全身状態などの寛解を保障するものではなく，病勢が進み障がいが進行する例もある。

　関節障がいが頻発するという疾患の特性と，障がいの進行を最小限にするという関節保護の観点から，ベッドの導入は起居動作の介入の第1選択としても良いと考える。

②電動ベッド機能の利用

　[図2]に起き上がり動作での電動ベッドの利用について示す。背上げの角度については，患者自身が最も楽に起き上がれる角度にすれば良い。注意点としては頸部が楽に屈曲できて頭部を持ち上げられる角度を設定することである。

　この際，コントローラーのスイッチについては場合により工夫が必要かもしれない。現在，多くの病院や施設で使用されているベッドはごく弱い力でスイッチを押すことができるコントローラーが付属すると思われるが，古いタイプのベッドではスイッチが堅い場合もある。手指変形があり，押すことで変形を助長することが想定されるときは，スイッチ部の改良が必要となる。

（坂本安令）

文献

○岩倉博光・岩谷力・土肥信行編：臨床リハビリテーション　慢性関節リウマチ．pp1-15, 医歯薬出版，1990．
○山野克明・小野敏子：関節リウマチの評価．岩崎テル子他編：標準作業療法学　作業療法評価学，第2版．pp389-419, 医学書院，2011．
○長尾徹：関節リウマチ．金子翼・鈴木明子編：リハビリテーション医学全書10　作業療法各論，第2版．pp153-191, 2003．

B 移乗・移動関連

1. 定義・基礎知識

- 移乗用具と移動用具は起居用具も含めて一体で導入計画を立てる。
- 移乗用具には，座位移乗用トランスファーボードやスライディングシートがあり，使用条件と正しい使い方が重要である。
- 移動用具には，つえ，歩行器，歩行車，車いすがあり，各々の種類の選択や適用が重要である。
- 知っているだけでなく，使いこなしの術(わざ)を身につける。

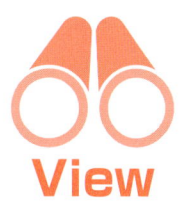

(1) 移乗・移動動作と用具の導入計画について

　福祉用具の導入には，身体能力の低下や喪失に伴う機能補完的導入と暮らしやすさやゆとり，生活の質の向上を目指した生活支援的導入がある。特に移乗や移動は，毎日何十回と繰り返し行われる動作であり，起居を含めた一連の連続する動作群としてとらえ，用具間の連携を図る必要がある。ベッドと移乗用具，車いす間の条件が満たされているかどうかで，その効果や実用性が決まる。

　例えば，高さを変えることができないベッドに褥瘡予防を目的とした柔らかなマットレスが敷かれ，移乗先に標準形車いす（アームサポートやレッグサポートの脱着機構がない）が設定されていると，柔らかいマットレスは，体位変換がしにくく，強引に引き起こさざるを得ない。さらに端座位保持では，座面の柔らかさが座位を不安定にさせ，ベッドの高さ調整がなければ，安定した座位姿勢の確保は難しく，何らかの支持介助が必要になる。さらに，移乗先の車いすにレッグサポートもアームサポートも脱着機構がなければ，介助者による介助は無理な立位をとる移乗動作となり，さらに転倒のリスクが増加する。マットレスの堅さや，端座位のとりやすさ，多彩な移乗動作に対応する車いすといった一連の動作を構成する福祉用具の条件が整えば，不要な介助を取り除くことができるばかりでなく，腰痛といった身体的負担を軽減させることができる。

　起居，移乗，移動動作では，それぞれの用具の特性とそれを利用する対象

者の特性，支援を行う介助者の特性を踏まえて，動作の流れを考えた導入計画が必要である。本項以降に疾患別に用具と動作の関連が紹介されるが，用具の選択は身体機能の特性だけで選ばれるものではなく，その周囲の環境条件（ICFの示すところの環境条件とは，地理的環境や物理的環境，支援者の有無，支援サービス者や専門職の有無，支援者の態度，福祉用具，行政などの制度やサービスまでを含む）を視野に入れた選択と支援計画が構築されるべきである。

(2) 移乗用具の種類

　移乗動作の注意点は，安全に，かつ日常的に安定して季節の移ろいの影響を受けずに移乗動作を行い，また支援者の介助量を軽減させながら，移乗の機会を増やすことが重要なポイントとなる。このためには，移乗動作ができなくなってから移乗用具を選定するのではなく，現在のできている移乗動作を維持し，移乗回数を増やして活動の範囲を拡大するところから用具の検討を行うべきである。このためには，できなくなった動作を移乗用具がどの程度補完できるのかではなく，移乗用具を使いこなす技術や動作を利用者（対象者，支援者の双方）ができるかどうかを確認する必要がある。具体的には，寒くなるとできない，暑いと動けない，痛みがあるときは使えない，といった「ぎりぎりの能力でしか使うことのできない用具選び」は，逆に「寝たきりのきっかけをつくりかねない用具選び」となってしまうことに注意する。

① 立位移乗支援

　移動形態が立位である場合を考えると，［起立―立位保持―方向転換―座り込み］といった一連の動作の全体もしくは一部を支援する用具がある。一連の動作のうち，起立動作をしやすくし，急な座り込みをさせないためのものとしては，移乗用具ではないが重要なものとして電動昇降機構付きベッド（サイドレールがカットされ立ち上がりのための脚の引き込みスペースが確保されたもの）があげられる。その他，スタンダップベルト類，体幹保持ベルト，骨盤コントロールベルト，体幹保持用具がある。

● スタンディングリフト，上下昇降椅子

　［立ち上がり支援―立位保持―座らせる］といった一連の移乗動作を支援するスタンディングリフトや座位を押し上げて立たせようとする上下昇降機能をもった椅子や便座がある。スタンディングリフトは，身体の前方より下肢と膝，殿部を骨性に支持するため，下肢の関節に骨学的問題がなく，関節を固定する程度の筋力や靱帯に問題がないこと，手すりなどの支持があれば体幹を保持できることが使用条件となる。これらのリフトは，運動学的な立ち上がり動作のパターンを補完するものではなく，体幹を安定させるための後方へのけぞったような姿勢を求めたり，前方の支持物に体幹を預ける動作を前提とするものがある。

● **介助用ベルトやヒップベルト**

　体幹を保持しやすく，引き上げやくするための介助用ベルトがある。これらは身体とベルトのずれを防ぐために，裏面に滑り止め加工などが施されているものが多い。一方，移乗動作などで，骨盤の動きをコントロールするベルトもある。このベルトは腹部ではなく，腸骨稜（骨盤上部）に巻き，取っ手を上から下に押さえるようにして骨盤をコントロールする。

　ベルトは同じように見えても，開発時に使用方法に見合った構造や素材が選択されており，想定されたものと異なる用い方をした場合，効果を発揮できないばかりか，逆に危険となる場合もあるので，注意が必要である。

● **方向転換の支援**

　方向転換を支援するものとして，ターンテーブルがある。その種類としては，軽く回るタイプと抵抗感があり重く感じるものがある。軽く回るタイプは，脊椎損傷などで足先が交差してしまうことを防止するような自立目的で使いやすい。逆に立位時の回転の補助では，軽く回るとバランスを崩しやすいため，ターンテーブル自体を介助者の足部で押し回すように動かすと適度な重さが安定感につながる。

②座位・臥位移乗のための用具

● **座位移乗用具**

　座位のまま移乗やベッド上の移動動作を行う用具として，スライディングシート（sliding mats and turning sheets）やスライディングボード（sliding boards）がある。近年流通しているトランスファーボードは，表面を滑りやすく加工した薄い樹脂製のボードで，座位のまま身体を持ち上げることなく殿部の下に挿入が可能である。サイズは3種類あり，小型のものは自立移乗を目的とした可搬サイズになっている。標準型と呼ばれるものは，ベッド↔車いす間など使用場所に常に置いておく必要がある。長いサイズは，車いす↔自動車シート間など距離が長くなるところで用いる。

　これらのボードやシートを用いた移乗は，用具が簡便であるがゆえに，使用者や介助者にある程度の使用技術が求められ，技術の修得が必要である。

● **座位移乗用具の使い方**

● **ボードを用いた移乗のさせ方（ベッド→車いす）**［図11］

　ボードを用いて移乗する・させる技術として，❶自立移乗に用いる，❷介助者が前方に片膝立ちで床にしゃがんで介助する，❸介助者がベッド上に並んで座り，側方より介助する，❹介助者が後方背部より介助する，❺介助者が前方より立位で介助するなどの方法がある。これは，対象者と介助者の体格差や床面に膝が着けないといった環境要因によって使い分ける。

　ボードの挿入方法は，❶自立手法として，移乗バーなどしっかりとした手すりにもたれかかって片方の殿部～大腿部を軽く浮かせて隙間に滑り込ませる，❷介助者が前方から前方に十分引き起こして側方に傾かせ，軽く殿部が浮いた隙間に滑り込ませる，❸身体を傾けずズボンの皺を引き絞って皺を取り，隙間に滑り込ませるなどの方法があり，いずれも対象者を持ち上げることなくボードを挿入できる。

[図11] ボード移乗の手順

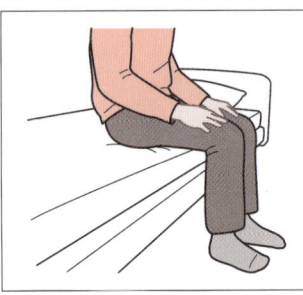

①端座位をとる
・ベッド上で安定した端座位をとらせる。
・ベッドの昇降機能を用いて安定する高さに調整する。

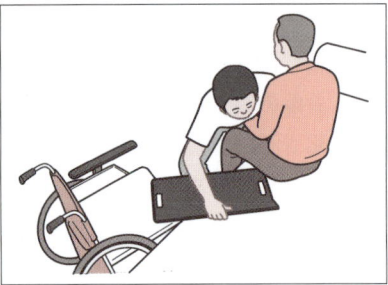

②ボードの挿入：体を傾けて大腿部裏面に挿入
・身体を介助者にもたれかからせて反対側に傾ける。
・殿部に隙間をつくる。
・隙間にボードを後方より差し込む（置くような感じ）。
・殿部よりも大腿下面にボードがくるように。

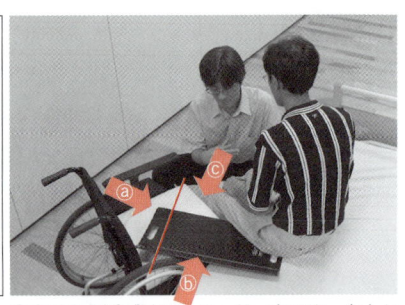

③車いすを近づけて，ベッド，車いす，本人との関係を確認
・車いすをセットする。
・ボードと車いすの位置関係を調整する。
・ボードは車いす座面の半分を覆う位置に（ⓐ）。
・ボードの折り目が後輪に接触している（ⓑ）。
・車いすシート前端部が膝に当たっている（ⓒ）。
・ベッドの高さ調整：車いすと同一か車いす側を低めに，高さ確認はボードを押さえる（クッションの見かけの高さにだまされない）。

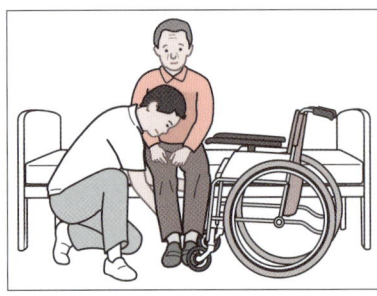

④ベッド上端座位と車いす座位の中間位置に足の位置を修正する。

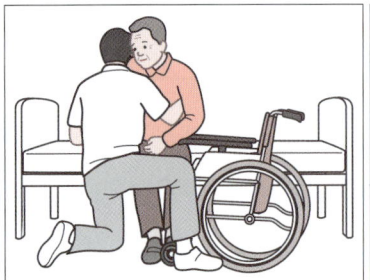

⑤
・介助者は足を組み替え，進行方向と逆の膝を床に着く。
・進行方向の膝は立てて，車いす車輪を押さえる。

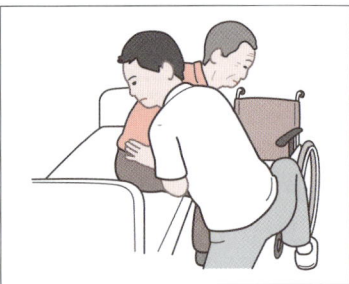

⑥
・進行方向の脇の下に手を入れ，進行方向の介助者の肩で対象者の身体を支える。
・対象者は，腕を介助者の肩に回してもよい。上肢が麻痺している場合には，移動していくときに上肢から車いすに入っていき，場合によっては上肢をアームサポートにぶつけることがある。このようなことが想定される場合は事前に反対側のアームサポートも外しておく。
・進行方向と逆の手を対象者の骨盤の斜め前方にあてる。
・対象者の体幹を進行方向に傾けると，体が動き始めるので，骨盤前方を支持しながら車いす方向に押す。移乗し終えたら骨盤前方を押して奥深く着座させる。

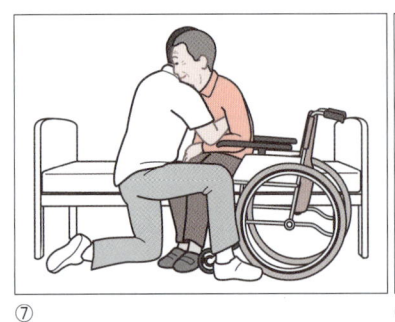

⑦
・介助者から進行方向は見えない。
・速度をつけないことが大切である。
・車いすの奥深く着座させる。
・対象者の進行方向側（車いす側）に介助者が入る組み方はしない。

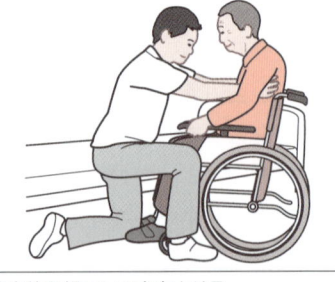

⑧身体を起こして安定させる。
・奥深く着座できているか確認する。

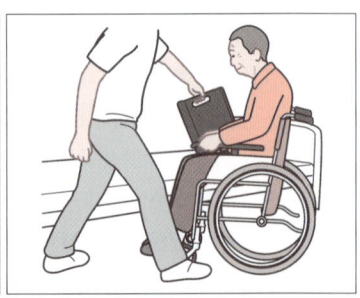

⑨ボードは，側方ではなく上方に引き抜く。

●**スライディングボードの適用条件**

　座位移乗をボードで行う場合，利用環境を整えることが重要で，❶移乗元のベッドは電動上下昇降機能つきで車いすの座面と同じ高さに調整可能であること，❷車いすは，利用者の着座姿勢を確保するシーティングがなされており，レッグサポートの脱着，アームサポートの脱着もしくは跳ね上げ機構を有し，❸通過部分にブレーキレバーが突き出ない構造であることが求められる。

　この移乗の対象は，❶手すりなどを用いてベッド上の端座位を取ることができ，❷骨盤を十分に引き起こすことができる。円背などにより強い骨盤後傾があっても，他動的に骨盤を引き起こすことができれば実施できる。逆に端座位保持に手をとられるような場合は，介助量軽減の意味が薄れる。❸両・片側の足部で立位保持は困難であっても，体重負荷が可能であることが求められる。

　移乗は，本人のできる範囲で重心の移動を行わせることを前提に，不足する重心移動を介助者が補いながら，ゆっくりと小刻みに側方へ移動することが重要で，勢いをつけて滑らせたり，脇を持ち上げて引きずる介助動作を行うものではない。

　臥位での移乗では，臥位移乗用大型のボードの利用やスライディングシート（頭部から殿部まで覆う大きさを1枚使うか，標準サイズ2枚使用）を用いる。環境条件として電動上下昇降ベッドを用いて，フルリクライニング車いすやストレッチャーなどの高さに合わせられること，ベッドのサイドレール部分に大きな隙間がないかもしくはタオルを詰めるなどの隙間の解消が可能であることがあげられる。

●**スライディングシートを用いた移乗技術**（ベッド→車いす・トイレ便座など）

　ボードの代わりにスライディングシートを用いた移乗を行うこともできる。この動作でも端座位保持は不可欠な条件となる。少し身体を傾けて2つ折りにしたシートを大腿部裏面に敷き込み，ボードと同じように十分身体を前傾させた後，進行方向に身体を傾けて重心移動を十分に行い，殿部をシートの上で滑らせて移乗させる。シートの引き抜き時に姿勢を崩すおそれがあるので，膝をしっかり支持した後に側方より引き出すようにしてシートを取り外す［図12］。

③リフト

　リフトは使用環境や使用目的に応じて❶天井走行式リフト，❷据置式リフト，❸ベッド固定式リフト，❹入浴用リフト，❺床走行式リフトの5種類の吊り上げ式リフトと，起立動作を支援し殿部を浮かせることができる❻スタンディングリフトがある。

　❶天井走行式リフトは天井にレールを設置し，屋内の移動も行えるようにするもの，電動で走行できるものと手動で走行させるものがある。

　❷据置式リフトはやぐらを組み部屋に設置するタイプで，介護保険適用品目となっている。線移動型と面移動型があり，線移動型は鳥居のような柱を立てレール直下での移乗が可能である。面移動型は，部屋の四隅に柱を立て

[図12] スライディングシートによる移乗

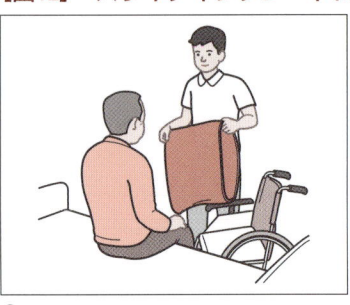

①
・安定した端座位を取らせる。
・スライディングシートを準備し，進行方向を確認する。

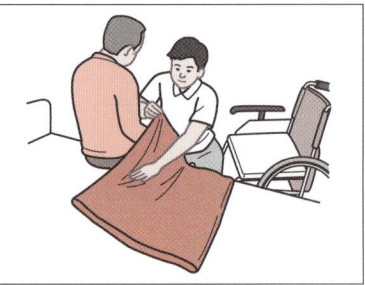

②殿部側で山折りにしておく。

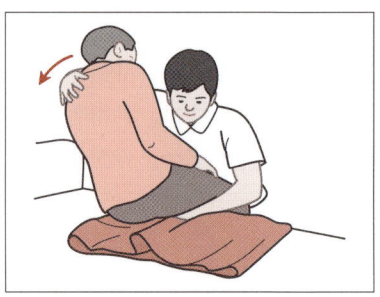

③
・身体を支持しながら体を傾ける。
・スライディングシートを大腿部から殿部にかけて敷き込む。
・残りの部分は車いす方向へ広げる。

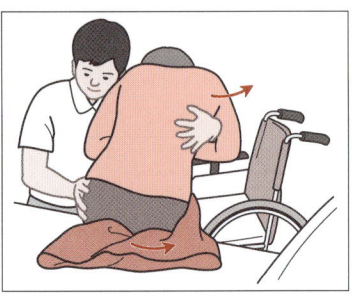

④
・進行方向とは反対側へ介助者の位置を変える。
・体幹を支えながら，殿部の手を回して骨盤から誘導する。

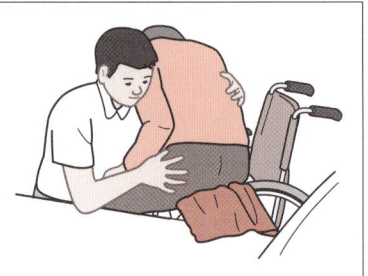

⑤移動中は，しっかりと身体を起こすとともに，骨盤を前傾させる。

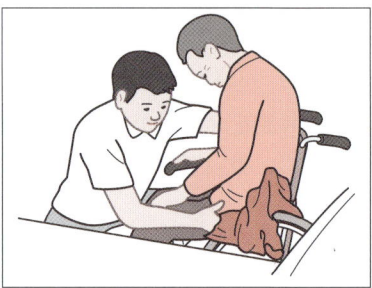

⑥奥深く着座させたら，姿勢が安定し，目的の位置にあるか確認する。

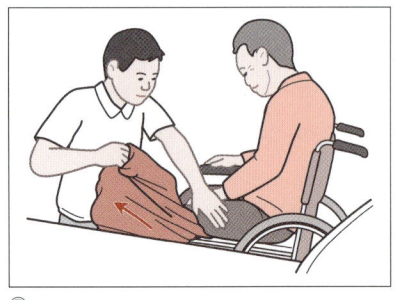

⑦
・膝頭を押さえるなどして，体が前に滑らないように固定する。
・スライディングシートを膝裏から抜き取る。
・下側のシートから引き抜くようにする。

レールが前後に，本体が左右に動くため，部屋内を縦横に移動することができる。これら天井走行式リフトの中には，リフト本体を取り外して移動させられるポータブル型があり，ベルトを掛け替えて鴨居をくぐり抜け，吊り上げたまま部屋の外へ出て行けるものもある。

❸ベッド固定式リフト [図13] は，ベッドそのものにリフトを設置したり，フレームをベッドの下に敷き込んでベッドの重みで固定するタイプなどがあ

る。機構としてアームタイプのものとベルト巻き上げ式があり，アームタイプは昇降軌跡が円弧を描くので昇降場所に留意する。

❹入浴用リフトは，浴室に設置するタイプで，床と天井の間に支柱を立てて用いる。アームの関節が2軸のものや面レールタイプのものは，狭い浴室では室外までアームを移動させることができるため，洗い場と廊下の段差解消工事が不要となる。

❺床走行式リフトは平坦な路面で用いるリフトで，居室内で用いる。人を吊り上げたままではちょっとした段差に引っかかり転倒のリスクがあるため，部屋間移動には原則用いない。

[図13] ベッド固定式リフト

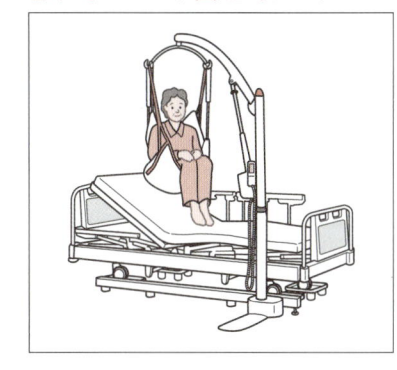

④吊り具の種類

吊り具の種類には，脚分離型，シート型，ベルト型，入浴用，トイレ用，その他専用品タイプ，シャワー用車いす型がある［図14］。

脚分離型吊り具には，頭部までを覆うハイバック（フルサイズ）タイプと体幹部分のみで頭部を支持しないローバック（ハーフサイズ）タイプ［図14②］がある。ローバックは体幹や頭部の保持が可能な人，ハイバックは頭部体幹の支持性が低い場合に用いる。ハイバックにはリフトのアームに引っかけるストラップが6本のもの（6点吊り［図14③］）と4本（4点吊り［図14④］）のものがある。4本ストラップのハイバック吊り具は，座位姿勢での装着，吊り上げ，平ベッドや床面といった水平な場所での上げ下ろしもできる。車いす上で身体を持ち上げることなくシートを脱着できることが大きな特徴である。

シート型吊り具［図14⑤］は，一枚のシートでできている吊り具で，人との設置面積が広く，大きく包み込むように保持できるため，変形がきつい場合や関節に強い痛みがあるなど重度の場合に用いることができるが，車いす上での着脱が不可能である。この場合には，柔らかで伸縮性に富む素材を用いた吊り具や車いすに圧分散性に優れたクッションを導入するなどの配慮をすれば，敷き込んだまま，ある程度の時間を過ごすことができる。合成ムートン生地を用い，敷き込んだまま座位姿勢をとることのできるシート型の吊り具もある。このような使い方は，施設において，使い回しができないなどの問題が残る。

ベルト型吊り具［図14①］は2本のベルトでできており，脚用ベルトと胸部ベルトの形状が異なるもので構成される。ベルト型吊り具は接触面積も少なく，関節を覆わないので関節部や靱帯などに負担が生じる。また，装着は簡単であるが，腋窩部や膝裏に掛けると殿部が落下しやすくなり，身体状況によって痛みが発生するなど注意が必要である。

トイレ用吊り具［図14⑦］は，基本形は脚分離型と同じであるが，ズボンや下着脱着を可能とするために殿部を覆う面積が大きくカットされている。

シャワー用車いす型吊り具［図14⑧］は，シャワー浴に用いる椅子に車輪を付けたもので，椅子部分と車輪フレーム部分を切り離すことができる。浴室までは車いすとして移動し，椅子部分のみ分離して吊り上げ，浴槽につかる

[図14] 吊り具の種類

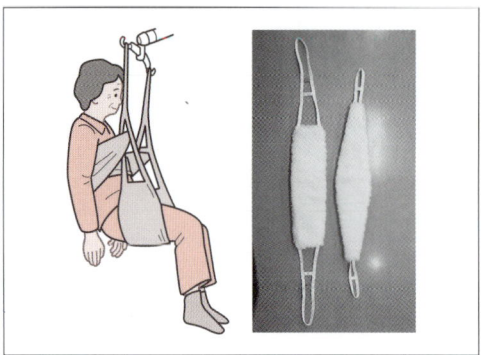

①ベルト型

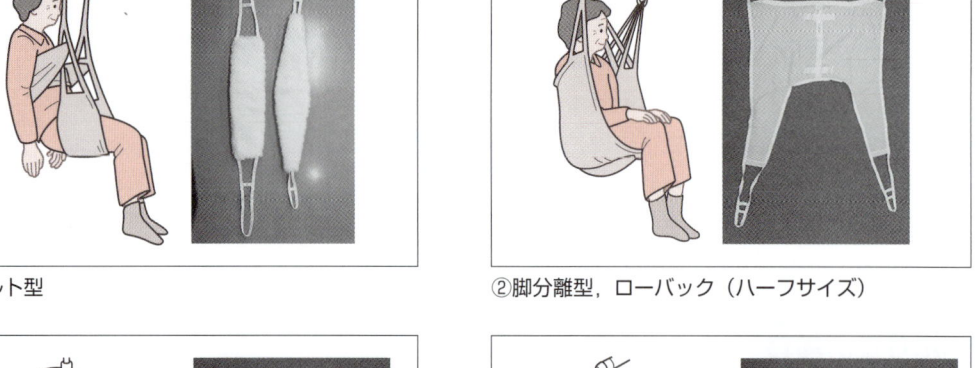

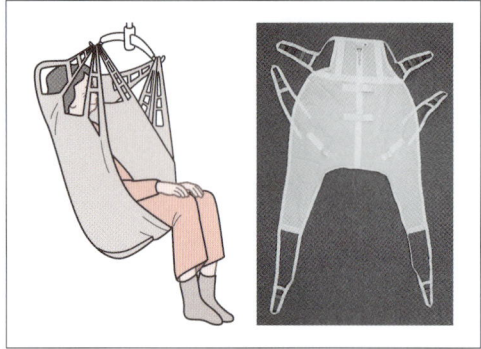

②脚分離型，ローバック（ハーフサイズ）

③脚分離型，ハイバック（フルサイズ）6点吊り

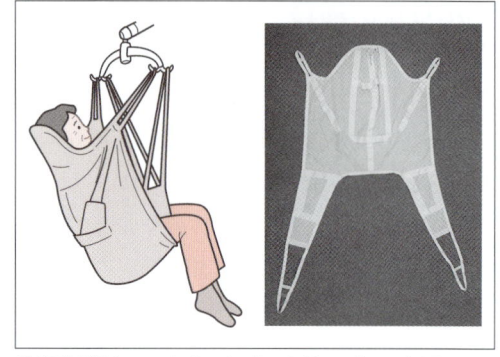

④脚分離型，ハイバック（フルサイズ）4点吊り

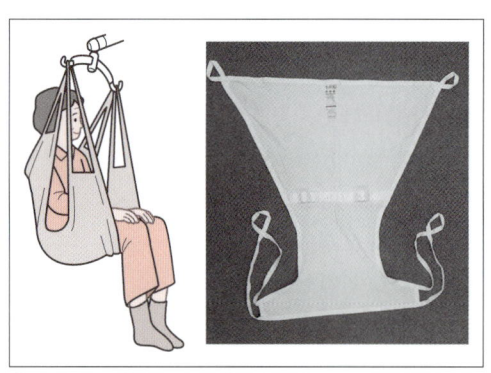

⑤シート型（脱着タイプ）

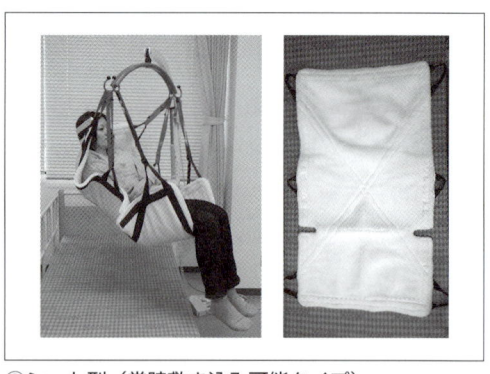

⑥シート型（常時敷き込み可能タイプ）

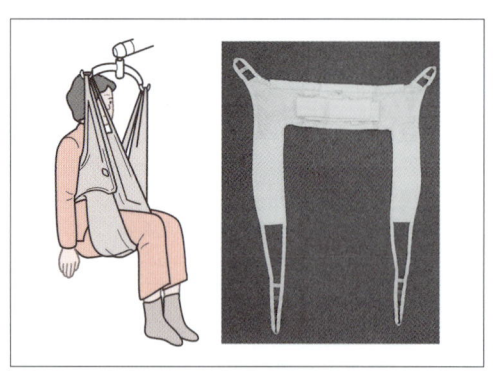

⑦トイレ用，脚分離型

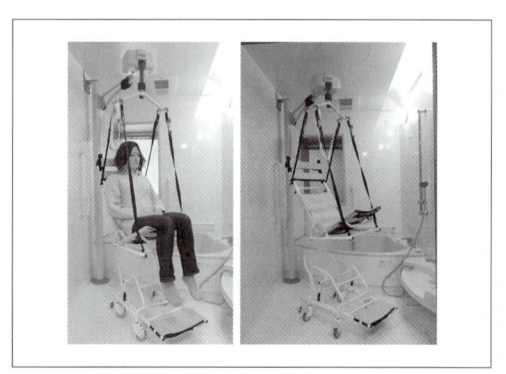

⑧シャワー用車いす型

ことができる。椅子形状のため安定感があり，部分的な身体圧迫も少ないので，身体状況に左右されにくい。背もたれ部がリクライニングするものもある。なお，移乗に関しては，シャワー用車いすへの移乗のために，ほかの吊り具が必要になる。

⑤吊り具装着（車いす座位）の手順 [図15]

❶吊り具の裏表を確認し，対象者の背中に掛ける。
❷体を前傾させる。
❸吊り具の背部のセンターラインを脊柱に当てながら，吊り具を車いすのシートまで深く差し込む。
❹このとき，吊り具に指ポケットがあるので，指をポケットに差し込んで平手で差し込むとスムーズに行える。
❺対象者を元の姿勢に戻す。
❻大転子部分を包み込むようにキャスストラップ部分をシート面まで下げる。
❼一方の脚ストラップを折り曲げて固定し，反対の脚ストラップ（下側）を引いて殿部部分をさらに深く包む。
❽対象者の足を介助者の大腿部に乗せるなどして，脚ストラップを大腿部裏面に敷き込む。
❾反対側の脚ストラップも同様に敷き込む。
❿脚ストラップを交差させる。
⓫リフトのハンガーを近づけて，フックに吊り具を掛ける。
⓬リフトを操作し，吊り上げ，肩背部の圧迫を取る（肩抜き）。

⑥吊り具装着（平ベッドや床）の手順 [図16]

❶吊り具の裏表を確認し，2つ折り（表を内に谷折り）にして対象者のそばに置く。
❷対象者の腕を組ませ，片膝を立てて寝返りの準備をする。
❸介助者側へ寝返りをさせて，側臥位にする。
❹吊り具のセンターラインを脊柱に合わせて，かぶせる。頭部から殿部に大きく掛ける。
❺殿部のカットラインを尾骨に合わせる。
❻下側のストラップ部分（胸部・脚部とも）を体の下側に織り込むように入れる。
❼側臥位から仰臥位に戻し，さらに反対側へ軽く寝返らせる。
❽身体の下側から，先ほど差し込んでおいたストラップ部分（胸部・脚部とも）を引き出す。
❾脚ストラップを膝裏に通し，股の内側から引き出す。左右とも実施する。
❿脚ストラップを交差させる。
⓫リフトハンガーを近づけて，ストラップをハンガーフックに掛ける。
⓬リフトを操作し，吊り上げる。肩の圧迫を抜く。

B-1 移乗・移動関連 定義・基礎知識

[図15] 吊り具装着手順（脚分離型ローバックを車いす上で装着）

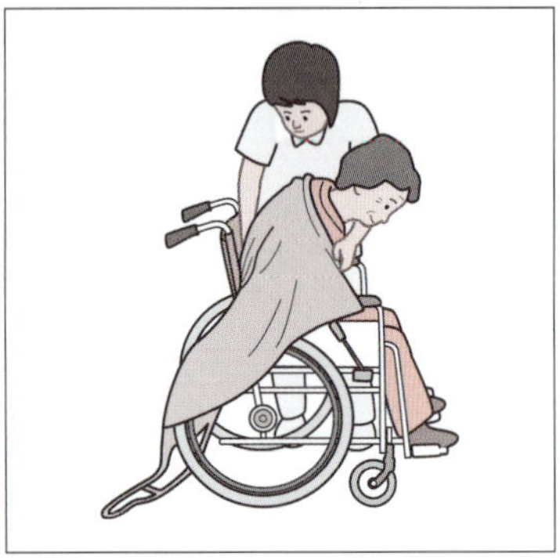

①体幹を前傾させて後方より吊り具のセンターラインと脊柱を合わせて背中にかぶせる。

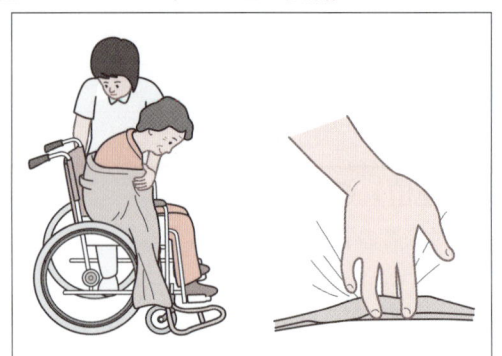

②吊り具のセンター下端の指ポケットに指を差し入れて，尾骨部分まで深く差し込む。

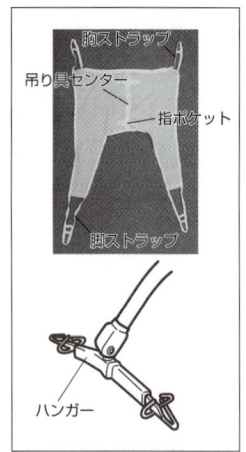

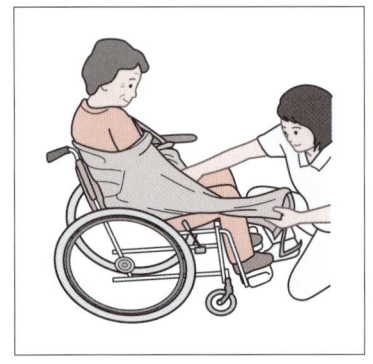

③脚ストラップが大転子部分で引っかかりやすいので，包み込むように下部に落としながらストラップを引く。

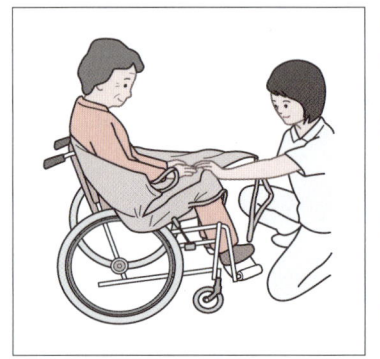

④一方の脚ストラップを膝に固定して，反対側のストラップを引く。同じ動作を反対側にも行い，殿部部分を深く覆う。

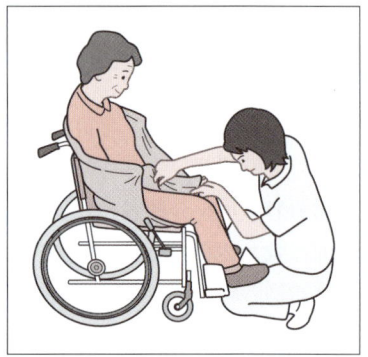

⑤脚ストラップを外側から膝裏を通して脚裏側に敷き込む。同様に反対側も行う。

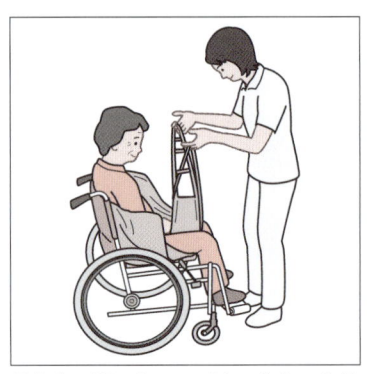

⑥左右の脚ストラップを，中央で交差させる。

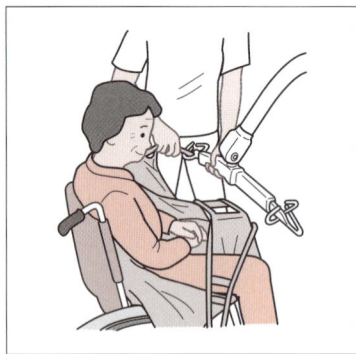

⑦胸部，脚部のストラップをハンガーに掛ける。ハンガーは顔や身体と接触しない位置で保持する。フックが2か所のハンガーでは，脚と胸部ストラップを1か所のフックに掛ける。

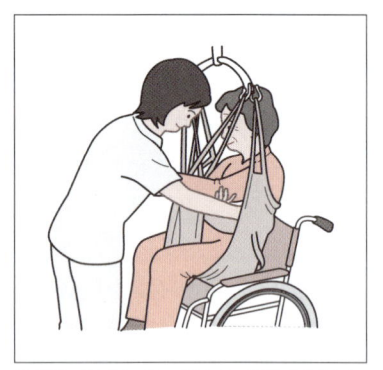

⑧吊り上げたら，直ちに背部の圧迫を取る。背抜きや肩を浮かせる，肘を引くなどの方法がある。脚ストラップに皺や折り目があるときには，膝と指で隙間をつくるなどして，皺を緩める。

[図16] 吊り具装着手順（脚分離型ハイバック4点吊り具を平ベッド上で装着）

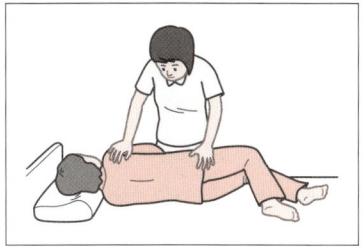

①仰臥位から側臥位にする。

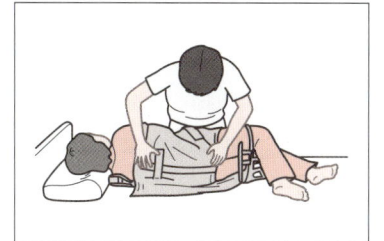

②吊り具のセンターラインを脊柱に当ててかぶせる。

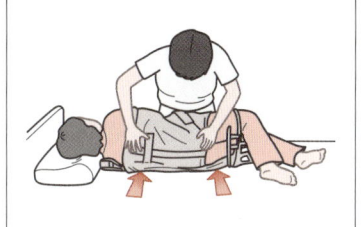

③下部の吊り具部分を体の下に押し込む。

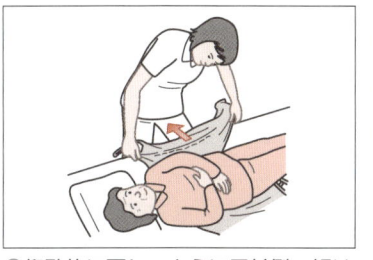

④仰臥位に戻し，さらに反対側へ傾ける。体幹下の隙間から押し込んでおいたストラップを引き出す。

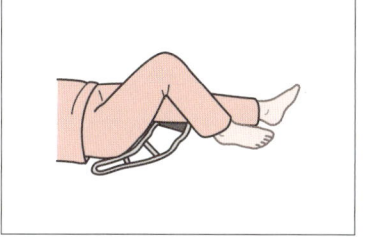

⑤脚ストラップをたたみ，立てた膝裏を通して股の間に通す。

⑥反対側も同様に股の間に通す。

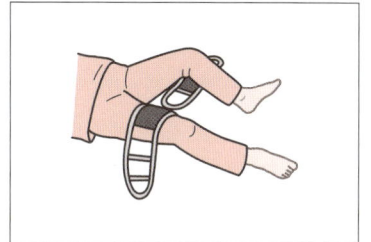

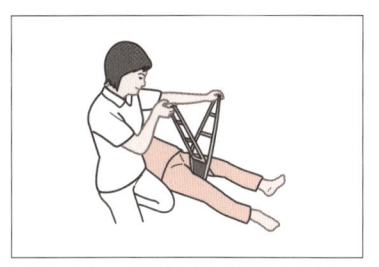

⑦脚ストラップを中央で交差させる。

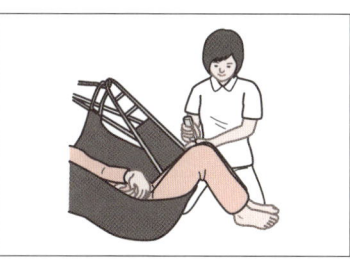

⑧吊り上げる際には，膝は立てておくと，余分な圧迫を防ぐことができる。

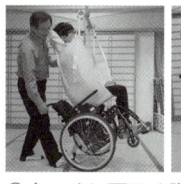

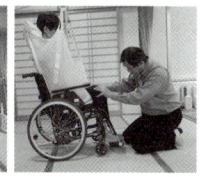

⑨車いすに下ろす際には，座り直しの手間を減らすため，奥深く着座させる。奥深く着座させるためには，車いすをキャスターアップさせるか，膝をブランコのように着座寸前に軽く押す操作を行う。

（3）移動用具の種類

①つえの種類と選択・調整

　歩行補助用具としてのつえは，身体の支持や体重の免荷，バランスの補助，歩行パターンの矯正や安定した歩行スピードの維持，持久力の向上などを目的に用いられる。

　つえによる下肢の免荷率は一本つえで20％，ロフストランドクラッチで50〜80％，両側松葉づえで80％といわれており，松葉づえの免荷効果が最も大きい。

　つえは，一本つえ，多脚（多点）つえなどがあり，握り部分の形状からT

字型，F字型，オフセット型などに分類される。また，手指に加えて前腕に支持点をもつロフストランドクラッチ，上肢全体で支持を行う松葉づえ（クラッチ）などがある［図1］。

多脚つえ（三脚，四脚）は，平行棒内歩行から一本つえへの移行期において用いるつえで，一本つえのように振り出し動作は行わず，地面に置くようにして運びながら用いる。上肢による押し下げ動作で荷重支持を行う。ロフストランドクラッチは，支持点が手指と前腕の2か所にあり，3点で支持するために荷重支持とつえのコントロール，安定性が一本つえよりも勝る。松葉づえは，脇を締める動作で免荷を行う。いずれのつえも，クライエントの脚長に見合った長さの調整が重要であり，［図2］［図3］に長さの調整法を示す。ロフストランドクラッチでは，つえの長さに加えて前腕支持部（カフ）の長さ調整も行う。

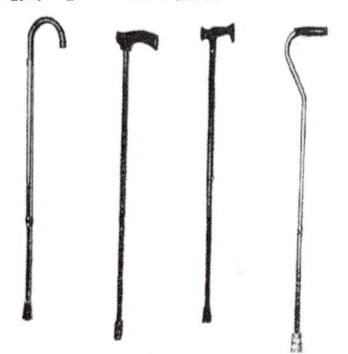

[図1] つえの種類

C字型　T字型　F字型　オフセット型　松葉づえ各種　ロフストランドクラッチ　多脚（多点）つえ

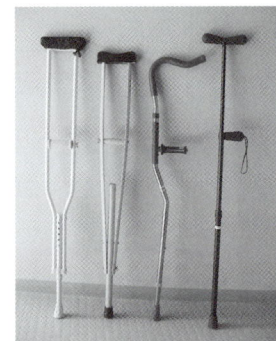

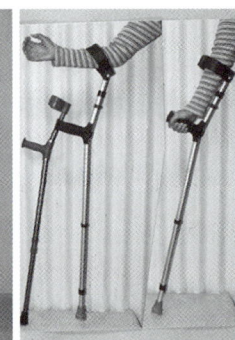

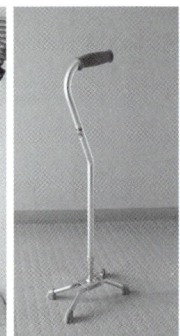

[図2] 一本つえ・多脚づえの長さの決定

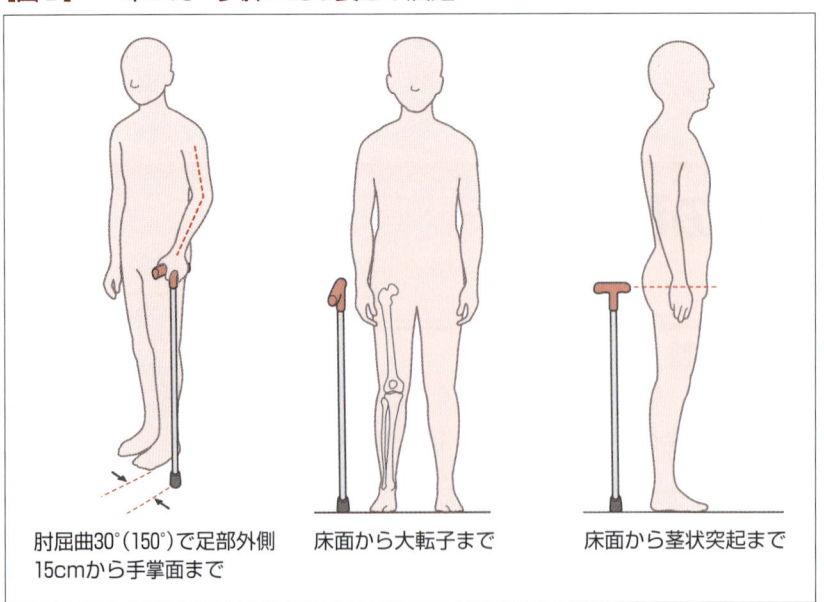

肘屈曲30°（150°）で足部外側15cmから手掌面まで　　床面から大転子まで　　床面から茎状突起まで

（古田恒輔：福祉用具プランナーテキスト．テクノエイド協会編：福祉用具プランナーテキスト，第5版．p287, 2013.）

[図3] 松葉づえの長さの調整

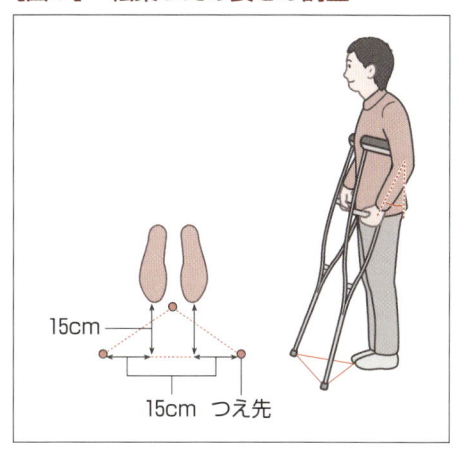

15cm
15cm　つえ先

②歩行器・歩行車の種類と選択

　歩行器は，つえ歩行へ移行する途上で用いる歩行訓練用具である。支持面が広く安定するが，歩行器を自ら移動させながら歩を進めるため，移動効率（速度や実用性）は低い。平坦路での使用を前提としており，在宅など段差があるところでは，安定性を損なう場面も少なくない。歩行器は，握り部があり，前腕支持部および車輪のない歩行支援用具をいう。その種類には，左右のフレームが歩行時に交互に動くものと固定されたもの，高さ調整ができるものとできないものがある。固定型が最も安定性に優れるが，移動時に歩行器を持ち上げて運ぶ必要がある。2個の車輪をもち，通常フレームの前方に車輪が付けられているものは2輪歩行車と呼び，休息用シートなどがない歩行車を示す。これは，歩行車の後部を持ち上げて移動させ，フレームを押しつけて荷重をかけると，車輪のない後脚がブレーキとなる。

　歩行車（ローレイター）[図4]は，3輪と4輪のものがあり，また，休息用シートの有無で分類される。病院や施設内で使われる馬蹄形のフレームをもつ歩行車は歩行補助椅子（ウォーキングチェア），前腕支持付き歩行器（車）（ウォーキングテーブル）と呼称される。歩行車は「体の前方および側方に支持する把手があり，移動時に体を支える構造を有するもの」であり，高齢者のシルバーカー（お買い物用で，前輪が自在輪ではなく固定輪）は歩行車の範疇に含まない。

　歩行車の選択は使用目的や使用環境と身体の安定性からみて選択する。例えば，車いす乗車可能な超低床型バスが運行される地域では，歩行車はそのまま乗り込めるため，身体状況に応じた走行安定性を求めた選択をする。しかし，低床型バスが運行されない地域では，❶折りたためること，❷自分で持ち上げ可能な軽量型であること，❸折りたたみ構造が簡便でかつ短時間で行えることなど使用環境に応じた選択条件が重要となる。一方，折りたたみ，軽量といった条件を満たす歩行車は，構造が簡便で，車輪も小型のものとなり，フレームの剛性感も乏しいため，時に安定性が低く，安全性と使い勝手という相反する条件をどのように判断するかが問われる。

[図4] 歩行車（ローレイター）

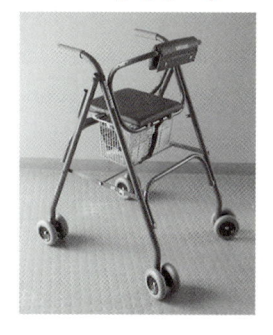

③車いす

●**車いすの種類**（部品名称などは［図5］を参照）

　車いすの分類では，日本工業規格（JIS T9201, T9203, T9208）がある。手動車いす分類（T9201：2006）では，手動車いすを自走用と介助用に分け，自走用では標準形，室内形，座位変換形，スポーツ形，パワーアシスト形，特殊形に，介助用では，標準形，室内形，座位変換形，浴用形，パワーアシスト形，特殊形に分類している［図6］。電動車いすは，2006年からのJIS T9203：2006を改正し，2010年に電動車いすの最高速度が6 km/h以下のう

［図5］　車いすの部品名称

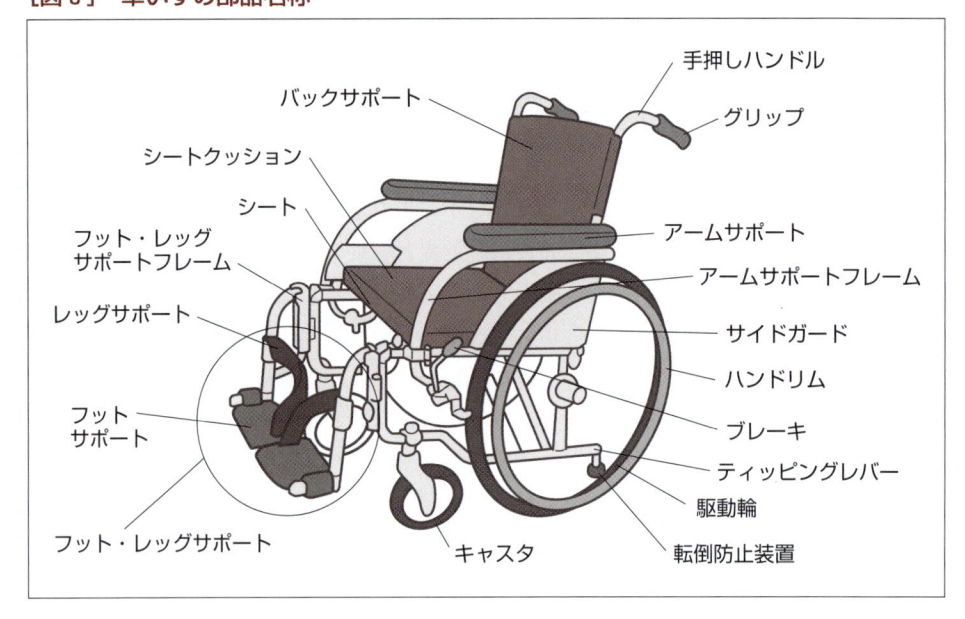

部品名称：手押しハンドル，グリップ，バックサポート，シートクッション，シート，フット・レッグサポートフレーム，レッグサポート，フットサポート，フット・レッグサポート，キャスタ，アームサポート，アームサポートフレーム，サイドガード，ハンドリム，ブレーキ，ティッピングレバー，駆動輪，転倒防止装置

［図6］　車いす形式分類（JIS T9201：2006）

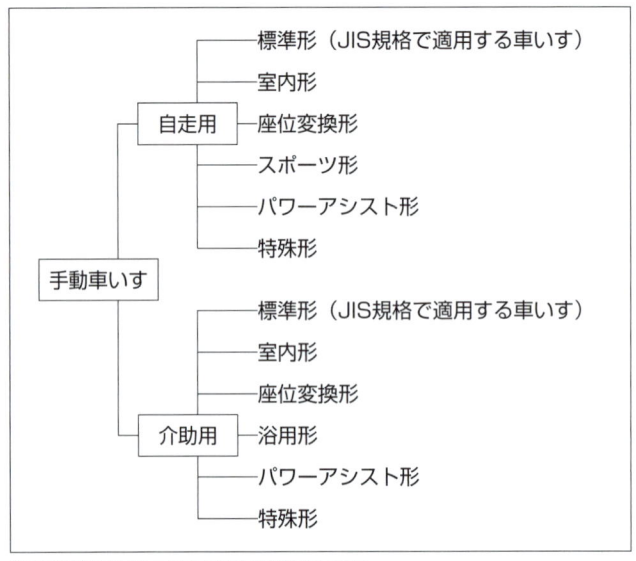

手動車いす
- 自走用
  - 標準形（JIS規格で適用する車いす）
  - 室内形
  - 座位変換形
  - スポーツ形
  - パワーアシスト形
  - 特殊形
- 介助用
  - 標準形（JIS規格で適用する車いす）
  - 室内形
  - 座位変換形
  - 浴用形
  - パワーアシスト形
  - 特殊形

使用環境に応じた選択条件が重要となる。

ち，自操用標準形電動車いす，自操用簡易形電動車いす，ならびにリクライニング機構，リフト機構およびチルト機構を装備した自操用座位変換形電動車いすをJIS T9203：2010として規定した。また，ハンドル形電動車いすを2009年にJIS T9208：2009として定め，回転性能1.2m（タイプⅠ）と1.0m（タイプⅡ）に分け，それぞれ車いすの各部名称および性能試験について規定している。

●標準形車いす（手動型）

日本工業規格（JIS T9201：2006）に基づいてつくられる車いすで，構造や強度，組み付け精度などが規定されている。一般的に座面角度や背もたれ角度，フレーム構造が規定されており，基本構造はどのメーカーも同一であるが，ブレーキの構造や方式，ハンドリムや介助グリップの種類が異なる。また，レッグサポートの脱着，アームサポートの脱着機構を有さないものが多い。

●モジュラー式車いす

車いすの構成をフレーム，主輪，キャスター，アームサポート，レッグサポートなどの部品（モジュール）ごとにいくつかの異なる種類を製作し，利用者の体格や特性，利用目的などの要望に応じて部品を選択し，組み立てる車いすのこと。部品の交換が容易で身体状況や利用目的の変化に応じて車いすの特性を変更修正することができる。また，多くの車いすで角度や長さの調整機構をもっており，部品交換なしに軽微な特性の変更や修正ができる。座位姿勢に関するシーティングを行うには調整箇所も多く使いやすい。

●スポーツ形車いす

多くの場合，折りたたみできない固定型フレームをもち，車輪を脱着できる構造をとる。利点としては軽量で高剛性であることから，コントロール性に富み，活動的な下肢障がい者に用いられる。スポーツ競技に用いる場合には，その専門種目ごとに規定がある。

●オーダーメイド車いす

利用者の身体的特徴や特性および利用目的に応じ，個人に合わせて作成（one-make）する車いすで，一般的にはモジュラー式よりも軽量で剛性の高い車いすをつくることができる。競技用車いすのほとんどがオーダーメイドである。

●座位変換形車いす

座位姿勢がとりにくいもしくは時間の経過とともに座位姿勢が崩れるような場合に用いられる。姿勢のコントロールとしてはリクライニングとティルティングが組み合わされ，側方や前方への姿勢の崩れを防止し，頭部・体幹の安定を図るとともに，上肢の動作や嚥下がしやすい姿勢をつくるなど，日常生活活動のしやすさを目的としている。以前は，座位姿勢がとれないときにリクライニング機構つき車いすを用いるとされてきたが，座面に座骨前方支持などの配慮がないリクライニング機構では，リクライニングの繰り返し（上げ下げ）によって骨盤が後傾し，殿部が前方へ滑る。姿勢が維持できないばかりか，仙骨

[図7] 座位変換形車いす（コンフォートタイプ）

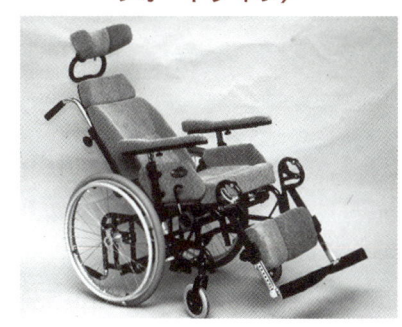

部に褥瘡をつくりやすくなる。現在では，ティルティング＋リクライニング機構を用いて姿勢をつくることが推奨されており，座位変換形車いす（コンフォートタイプ）と称される［図7］。

●浴用など特殊形車いす

入浴やシャワー用車いすとして「シャワーキャリー」と総称される介助用車いすがある。商品によってはトイレの便座を跳ね上げれば，洋式トイレに進入可能な機種もある。

また，リフトと組み合わされて，椅子部分のみが分離し，浴槽に浸かれる構造をもつものもある（B－1－（2）「リフト」（p47）参照）。

◉車いすの選択と適用

車いすの選択にあたっては，その利用目的と使用環境条件，利用者の能力評価が重要である。利用目的としてA地点からB地点までの移動だけでなく，座位を保持する椅子としての機能や食事姿勢や作業姿勢といった日常生活を維持する用具としての働きが求められている。われわれの日常生活における動作には最も活動しやすい姿勢が動作ごとに存在し，例えば，作業時の姿勢と駆動に必要な姿勢は別物である。本来ならば，それぞれの動作に応じて姿勢を変化させることが望まれるが，多くの目的を1台の車いすですまさざるを得ないことになる。今まで車いすは歩けない人のための足代わりといった認識が強く，駆動効率を高めることは配慮されても，食事がしやすい椅子としての車いす，デスクワーク時の車いすとして選択・調整されることは少なかった。車いすの選択にあたっては，利用目的と利用場所，その使い方を明らかにする。また，体格と車いす各寸法の一致が基本であり，我慢して使い続けるものでなく，利用者の日々や季節の変化，利用者の目的に応じて作成・調整されるべきものである。

車いすにおける姿勢の崩れも大きな問題である。解決の方法として車いすシーティング★1 があげられる。

人が座位姿勢をとると，上半身と頭部には垂直方向に重力がかかり，常に身体や頭部は下方へ滑り落ちる力にさらされてしまう。人はこの環境下で，身体が崩れないように筋力を使ったり始終姿勢を変えるなどして座位を維持している。しかしながら，身体の麻痺や筋力の低下，脊柱の変形などにより，姿勢を維持したり，姿勢を変えることができなくなると，身体は前方や後方，左右に傾いたり，強く頭を垂れた姿勢になってしまう。そこで，車いすや椅子での座位姿勢を生活目的に合わせて，姿勢変化を防ぐポイントに物理的な支持点をもうけることによって，重力によって起こる姿勢の崩れや変化を重力支持点によって防ごうとするものである。

また，シーティングは，車いすや椅子に良い姿勢で座らせる，正しく座らせる技術と解釈されるが，この「良い姿勢」や「正しい姿勢」のとらえ方に問題がある。「姿勢を正す」という言葉があるように，多くの人は股関節，膝関節，足関節をそれぞれ90°に曲げ，背筋を伸ばした姿勢（90-90-90ポジション）を良い姿勢としてイメージする。しかしながら，この姿勢は重力に対して常に抗い続けなければならないため，人は長時間にわたってこの姿勢をとり続けることはできない。シーティングの目的である「正しい姿勢」とは見

Key Word

★1 シーティング
体の位置が重力によって崩れていくものを，重力によって修正しようとするもの。乱れた重力線を整えるために，重力のかかる骨のアライメントを調整し，そのために必要な支持点を設けること。

Column
リクライニング機構が前滑りを誘発する理由と，ティルティング機構との違いについて

　リクライニング機構とは，座面角度が一定で，背もたれの角度のみを変化させることができる機構である。ティルティング機構とは背と座のなす角度を一定にしたまま後方へ倒す機構のことである。

　一般的な車いすの背座角度とリクライニング機構，ティルティング機構において，体幹荷重（F）の背もたれに体幹を押しつける荷重（fa）と座面にかかる荷重（fb）を比較すると，（fb）は背もたれ角度が同じリクライニングとティルトではそれほど変わらないものの，座面にかかる荷重（fa）は，ティルティングでは座面に垂直にかかるのに対して，リクライニングでは座面に垂直にはかからず前方へ滑る成分を含んでいる。一般的な背座角度の車いすでは，背もたれにかかる荷重が少なく，体幹筋力がなければ体が横に倒れやすい。リクライニングでは，背もたれにしっかりと荷重がかかるものの，前方へ滑る。ティルティングは背と座面にしっかりと荷重がかかっており，前方への滑り成分がない。

　また，リクライニングは，背もたれを倒した後に再び背を起こすとき，体を起こそうとする力（F）に対して，起こせば起こすほど垂直成分（F_2）が減少し，水平成分（F_3）が増加する。このF_3が体を前方へ滑らせる力となる。このためリクライニングを繰り返すたびに殿部は前方へ滑り，座面部分で強い剪断力を発生させ褥瘡生成のきっかけをつくっている。

　起立性低血圧時では，頭部を下げた寝かせた姿勢をとらせるが，ティルティングでも寝かせるのと同様の効果を得ることができ，姿勢の崩れを誘発しないですむ。

[図8] リクライニング機構とティルティング機構の違い

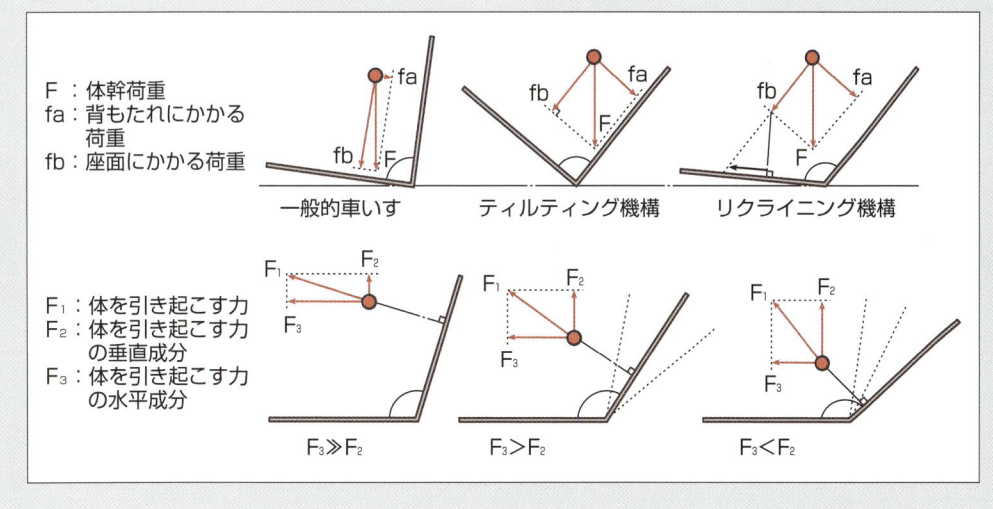

Column
調整機構つき車いす

　モジュラー式車いすのなかでも多くの調整機構を有する車いすがある。これらの車いすを調整機構つきモジュラー式車いすと呼ぶ。モジュール（車輪サイズやホイール，背もたれ，座面クッション）の交換で特性を変えることができるが，車いす自体にも調整機構を有し，その調整部位は，最も多いもので，後輪車軸の前後調整，後輪車軸高さ調整，後輪車軸キャンバー調整，キャスター角度調整，車いすの座面の高さ調整，シート座面の張り調整，背もたれ張り調整，座面角度調整，背もたれ角度調整，背もたれ高さ調整，アームサポート高調整，アームサポート前後調整，フットサポート高調整，フットサポート角度調整，フットサポート前後調整，サポートグリップ（介助グリップ）高調整，ブレーキ位置調整など多岐に及び，利用者へのフィット性を高めることができる。しかしながら，折りたたむことを前提にしたクロスバー・フレーム構造（シート下部にクロスさせたパイプがある構造）をもつ場合には，座幅（車いす幅）を変更することは容易ではなく，車幅の選択は慎重にしなければならない。

[図9]　座幅の決定（シートサイドパイプの位置が異なる）

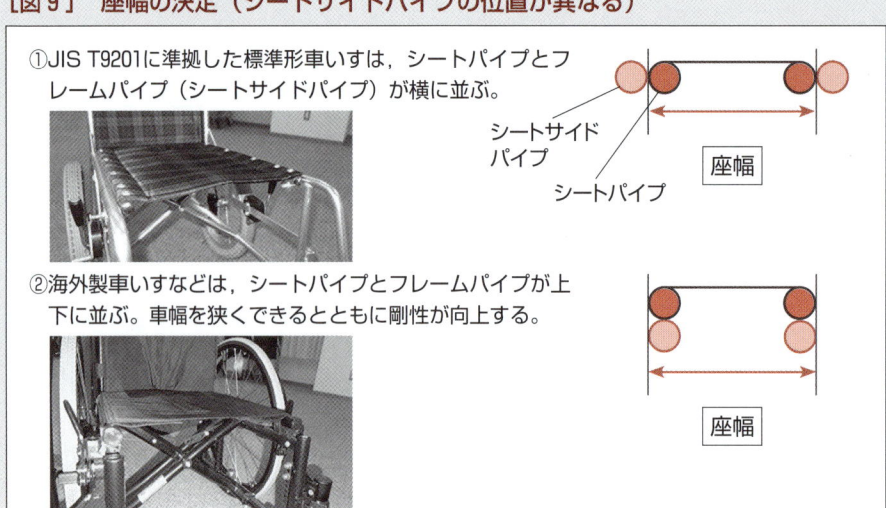

①JIS T9201に準拠した標準形車いすは，シートパイプとフレームパイプ（シートサイドパイプ）が横に並ぶ。

②海外製車いすなどは，シートパイプとフレームパイプが上下に並ぶ。車幅を狭くできるとともに剛性が向上する。

た目の姿ではなく，作業や生活動作が最もしやすい姿勢のことであり，その姿勢は動作ごとに前に傾いたり，後ろに傾いたりと，変化するものである。姿勢を1つのポジションに追い込んで固めてしまうのではなく，目的動作のための姿勢変化を許しながら崩れにつながる不要な動きをコントロールすることであるといえよう。

●車いす用クッションの種類と選択

　どのような車いすでも，どのような人でも，車いす用クッションは必需品である。車いす用クッションには大きく分けて，姿勢保持・コントロール用のクッションと褥瘡予防・治療用のクッションがある。スリングシートの座面では，圧力分散が不十分であり，殿部に痛みが発生しやすく，痛みから逃

[図10] 座骨前方支持

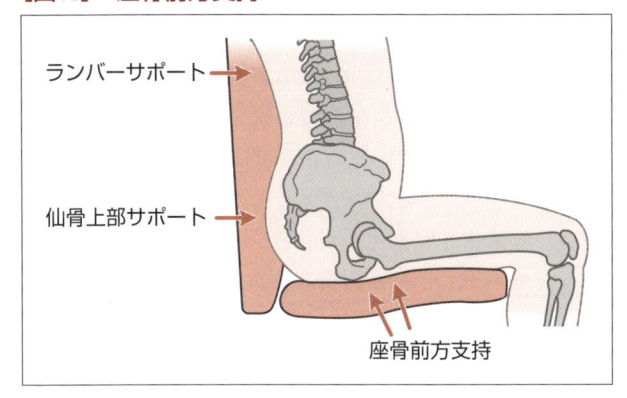

ランバーサポート
仙骨上部サポート
座骨前方支持

れるためにさらに姿勢を崩しやすい。また，すでに褥瘡を有する場合や皮膚が弱い場合には，圧力の分散特性に優れたゲル・ジェル素材やエアセルを用いた圧力分散型の褥瘡予防・治療用クッションが必要になる。

姿勢のコントロールを行うには，座面と殿部，大腿部裏面とのトータルコンタクト（全面的な接触による圧分散）と座骨前方支持［図10］機構★2 を有するクッションを用いる。

クッションにはその素材から弾性系クッションと粘性系クッションがあり，特性が異なるため使用用途が変わる。弾性系の特性を示すクッションは，低密度ウレタン，低反発高密度ウレタン，エアー等があり，反発力で圧力を軽減しようとするものである。下支えとなるクッション土台（一般的には硬質のクッションなど）がない場合には，座骨などの突出部分に圧が集中するため，褥瘡などのトラブルの原因となる。

粘性系の特性を示すものとして，ゲル素材やエアーシェル構造などのクッションがある。粘性系は変形しやすく，変形した位置で形状が安定するため，圧力の分散効果が高い。ただし，構造的に殿部の湿気を逃がしにくく蒸れやすい。蒸れは，褥瘡トラブルの原因となるため，定期的な除圧と蒸れを逃す構造が必要である。

このほか，車いすの各部の調整方法やシーティングの実施手法に関しては製品によって手法が異なるため，メーカー確認が必要である。

④電動車いすの種類と適用

4輪電動車いすは，歩行に障がいのある障がい者の移動のために，動力によって推進する車輪付きの機器。電動起立車いす（起立および立位保持機能をもつ車いす）を含む。

● 標準形自操用電動車いす（electric-motor-driven wheelchairs with powered steering）

JIS T0102：2011では福祉機器関連用語の定義を行っており，これは国際福祉機器分類ISO9999に準拠し日本語に訳したもので，その定義（英語表記もISO9999）からみると，「使用者自らが操作して使用する自操用電動車いすで，前2輪及び後2輪の四輪で構成したもので，駆動方式は限定しない。身体支持部のうち，シート，バックサポート及びフット・レッグサポートは，

Key Word

★2 座骨前方支持ってなに？
シーティングを行う際に，座面クッションに求められる支持部分の名称。アンカーサポートとも呼称されるが，座骨を引っかけるといったイメージが先行してしまったので現在は使われていない。クッションの中には，姿勢制御を前提とした「座骨前方支持付きクッション」がある。

任意に角度が変えられない機構で,操作方式はジョイスティック方式とする。パワーステアリング機構を装備したものも含む」としている。

- **簡易形自操用電動車いす（electric-motor-driven manual wheelchairs）**

「手動車いすに電動駆動装置及び制御装置を取り付けた簡便な電動車いすで,使用者が操作して使用するもの」。基本的にベースの手動車いすに電動ユニットを取り付けたもので,総重量が軽く,さらに電動駆動ユニットを車輪に内蔵するなどの軽量化と簡素化がなされ,先の標準形自操用電動車いすでは不可能であった車いすフレームの折りたたみ構造やタイヤの脱着などが可能となり,乗用車への分解,積載が可能となった。現在利用している車いすフレームの強度に問題がなければ手動型を電動化することができる。

- **座位変換形自操用電動車いす（electric-motor-driven wheelchairs with convertible chair）**

「座位の位置又は姿勢変換を主目的としている自操用電動車いす。姿勢変換のためのリクライニング機構,リフト機構,スタンドアップ機構及びチルト機構を装備している。ただし,単純な座の旋回だけのものは含まない」。また,コントロール方式の種別からジョイスティックコントロール型や上肢や手指が使えない人のための顎（chin）コントロールなどがあり,さらに音声などの多彩な制御方式が研究され,実用化を目指している。

- **ハンドル形自操用電動車いす（electric-motor-driven wheelchairs with manual steering）**

ISOに準拠したJISでは,「ハンドルで操舵する, 3輪及び4輪の自操用電動車いす。スクーターを含む」と定義されている。1980年代に海外より導入された電動車いすだが,当時は,電動車いすは,「上肢に重度の障害があり手動車いすの駆動困難な人が用いるもの」と認識されており,公的給付の対象とならなかったため,普及は伸び悩んだ。しかし,介護保険においてレンタルの対象とされ,一気に普及が加速した。進路のコントロールをハンドルで行い,加減速をレバーやボタン操作で行う。現在ではタイプ1（回転半径が1.2m）とタイプ2（同1m）に分けられている。

- **特殊形自操用電動車いす（other electric-motor-driven wheelchairs）**

「特殊な駆動方式又は特別な用途の自操用電動車いす。標準形,ハンドル形,座位変換形,室内形及び簡易形以外の自操用電動車いすの全てを含む」としている。

- **標準形介助用電動車いす（attendant-controlled powered wheelchairs）**

「3輪又は4輪構成の電動車いすで介助者が操作して使用するもの。制御操作部は,後部に取り付けられている。操作方式は限定しない」としている。介助用であるため,操作は介護者が行う。後方の介助グリップを把持し,電動ユニットのコントロールをしなければならない。このため,グリップ付近に押しボタン式やグリップ部自身を押せば作動するものなどがある。

- **簡易形介助用電動車いす（attendant controlled electric-motor-driven manual wheelchairs）**

「手動兼用形電動車いすともいう。手動車いすに電動駆動装置及び制御装置を取り付けた簡便な電動車いすで,介助者が操作して使用するもの」として

いる。折りたたみ可能で車輪の脱着などができるなど可搬性に優れ，乗用車への積み込みも可能となる。

■――まとめ

　移乗用具や移動用具は単なる機能の補完だけでなく，生活動作としてとらえる必要がある。そのためには，移乗，移動といった単一の評価，用具の適用ではなく，［起居―移乗―移動］といった一連の動作としての評価と把握が必要である。また，これらは何かをするための通過的動作であり，毎日繰り返し行われるとともに，調子が悪くても，気温といった環境条件が変化しても，居住環境が変化しても，繰り返し行うことができなければ，寝たきりの状況が発生してしまう動作でもある。このようなことから，移乗や移動動作はその実用性の面からかなりのゆとりをもって行えることが重要であり，用具の選択においてもぎりぎりの能力でできるのではなく，少々の変動や変化が生じても対応できるよう複数の手段や目的ごとに異なった手段が提示されることも必要である。利用者にとって安全で，安心でき，楽に実施可能で，満足できる暮らしを担保する福祉用具の選択が重要である。

（古田恒輔）

文献
○テクノエイド協会編：福祉用具プランナーテキスト，第5版．テクノエイド協会，2013．
○日本規格協会編：JISハンドブック　38高齢者・障害者等アクセシブルデザイン．日本規格協会，2012．

B 移乗・移動関連

2. 高齢者・脳血管疾患（片麻痺）

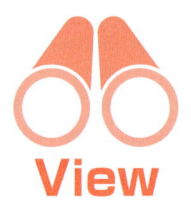

View
- 脳血管疾患患者（主に片麻痺患者）の座位姿勢や立ち上がり動作における姿勢制御の問題点を理解し，歩行支援用具の選択および適合判定が可能になることが目的である。
- 座位姿勢の評価が可能となり，立ち上がり動作や立位姿勢との関連性を理解する。

（1）移乗・移動動作に関連する用具の選定時の考慮点

　移乗や移動の福祉用具の選択および適合判定の要素には，ほかの福祉用具同様に，❶発症からの経過，❷症状の重症度，❸自立度・介護度，❹生活環境，❺合併症（拘縮，褥瘡），❻リハビリテーションのゴール設定，❼経済面などがあげられる。特に，発症からの経過や症状の重症度に応じた，座位保持能力と立ち上がりなどの姿勢変換能力を理解することは重要である。また，移動の際に使われるつえなどを，身体の支持物として使用するほかに，移動空間の探索のために使用できるかどうかといった，知覚要素の理解も必要である。

（2）高齢者，脳血管疾患患者の姿勢・動作の特徴

Key Word

★1 姿勢制御
姿勢制御の構成要素として神経筋協同収縮系，筋骨格系要素，個々の感覚系，感覚戦略，予測機構，適応機構，内部表象の7つをあげている[1]。

①座位姿勢の特徴

　一般的に座位姿勢は，姿勢変換の中間的姿勢であり，上肢のリーチングなどを含めた，作業姿勢である。座位からの立ち上がりや寝ていく動作の際は，その起点となる座位姿勢そのものの構えにより動作に影響が現れる。これらの動作を安定した姿勢制御[★1]に基づき，効率的に行うためには，座位姿勢は中間位に重心を維持することが重要となる。

高齢者の場合は円背のため，後方の低い位置に重心があり，立ち上がりは足部の支持面上に重心を移動する際に股関節の多大な屈曲と時間を要し，非効率的になることが多い．

　脳血管疾患患者で特に片麻痺の場合は，左右どちらか後方の低い位置に重心があり，立ち上がりや寝ていく動作が非効率的になるのと同時に，その動作方向も非麻痺側優位な画一的なパターンになることが多い．上肢機能においては，重心が変位している場合，バランス反応が大きく出現し，操作・探索手としての自由度は低い状態となる．

②座位姿勢の評価

　以下の視点から評価を行う．これら一連の評価から，座位姿勢における重心の位置や効率的な姿勢変換が可能かどうかを推論する．

●見てみる
- 殿部の座面への付き方や左右差，殿筋の張りなどを見る．
- 頭部や胸郭，骨盤，四肢の非対称的な位置関係を見る．
- 実際にこの人が立てるかどうか？　と課題を明確にして座位姿勢を見る．

●聞いてみる
- コミュニケーションが可能な患者に対して（立てそうかどうかや動きやすさ・座位の安定性・対称性および動作の準備としての状況）を聞く．

●触れてみる
- 頸部，肩甲帯，脊柱起立筋，殿部の筋緊張の状態を確認する．
- 揺らしてみる．下肢などを揺らすと，筋緊張が高い場合，各身体分節の連結が強く身体が一かたまりに揺れる．逆に筋緊張が低い場合は，下肢だけが揺れ伝播しない．適切な筋緊張の場合は波打つように滑らかに揺れが伝播する．
- 下腿を持ち上げる．重さを感じ，下肢の支持性を確認する．
- 上肢を持ち上げる．追従性や重さ，動かしていく中での重さの変化を確認する．

●変えてみる
- 非対称性な姿勢や脊柱のアライメントを修正してみて，その保持の状態や努力度を確認する．
- 座面の硬さや高さを変えてみることで，座位姿勢の変化を確認する．

③分析と考察

　立ち上がりは，座位姿勢における骨盤支持面上の重心を足部の支持面内に移動（屈曲相）し，重心を足部支持面の中に維持したまま，より高い位置に移動させる（伸展相）動作である．介助で立ち上がる場合も同様である．重心が落ちる位置を足部の支持面内に移動するには，骨盤を前傾させ，体幹を前方へ移動する必要性がある．

　高齢者の立ち上がりの場合，円背傾向により，基本的に**屈曲相が優位なタイプの立ち上がり傾向**となる［図1］．また，立ち上がったのちも円背傾向は持続し，股関節の中間位保持も難しいことが多いため，姿勢制御が困難なた

[図1] 屈曲相が優位な立ち上がり

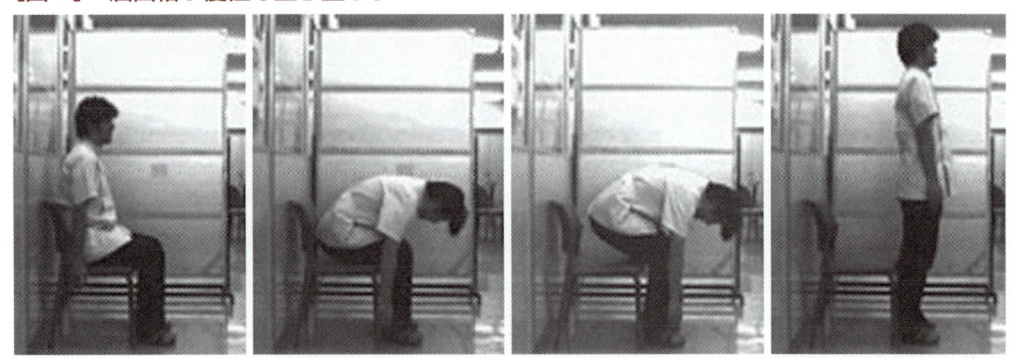

屈曲相が優位なタイプは，骨盤の挙上に際し，殿部の重さと釣り合いをとることで，足部の支持面上へ重心を移動させるので，より多くの体幹の前傾が必要となり時間を必要とする。

め効率的な立位保持は困難な場合が多い。また，姿勢制御に影響を及ぼす腰部や膝などの痛みを慢性的に抱えている場合も多く認められる。

脳血管疾患患者の立ち上がりは，そのほとんどが非麻痺側優位な立ち上がりとなることが多く認められる。

非麻痺側優位の立ち上がりの原因は，麻痺側下肢の筋緊張の低下による支持性の低下のみではなく，感覚障害，注意障害や半側空間無視などの影響が考えられる。

非麻痺側優位の立ち上がりは，その瞬間のみではなく，体幹内の動きが乏しく，立ち上がる前の端座位姿勢の崩れ，立ち上がろうとする際の構えも非麻痺側優位となっている場合が多く認められる。また，非麻痺側上肢は，サイドレールやつえなどの支持物を強力に握りしめ，屈曲相，伸展相の運動方向とは無関係に，終始，支持物を引く傾向があり，結果，足部の支持面上への重心移動が不十分なまま立ち上がり，非対称性を助長させてしまう。

(3)歩行支援用具の選択および適合

つえをはじめとする歩行支援用具は，それらの用具を介して床面を上肢で支え，下肢の支持性，体幹の安定性を補い，支持面を拡げ，移動時の安定した重心移動を援助する道具である。

つえを選択する際には，そのつえを介して床を支える能力が上肢機能に求められ，また，その求められる上肢機能は下肢の支持性や体幹の安定性によって変化する。

下肢の支持性や体幹の安定性に問題が少ない場合は，歩行支援用具は使用しない。使用した場合でも，その目的は床面を支えるのではなく，支持面の状態を，上肢を介して探索する道具として使用され，歩行時の両側下肢での安定した重心移動を援助することに変わる。このように，同じ道具でも身体の状況によりアフォード[★2]される情報が変化する。リハビリテーションの進行に合わせ，その情報を知覚し気づきを与えるような学習を促すことが，非

Key Word

★2 アフォーダンス
ギブソン（Gibson JJ）が提唱した生態心理学の用語。行為者に対して環境が提供する行為の可能性についての「(予見的) 情報」をいう。

[図2] つえへの体重支持と姿勢の非対称性

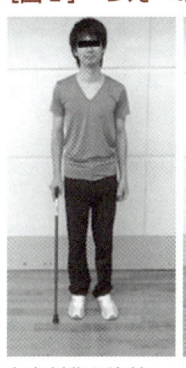

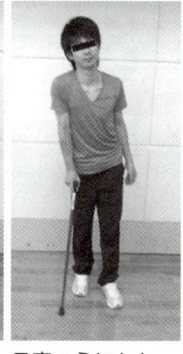

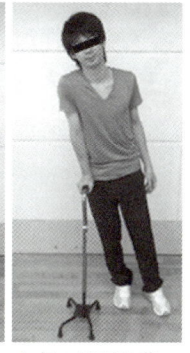

左右対称な姿勢 ／ T字つえにもたれ, 非対称的になった姿勢 ／ 4点つえでの非対称性がさらに助長された姿勢

効率的で画一的な歩行パターンをつくらないためにも必要である。

　歩行支援用具には，T字つえや4点つえなどの多点つえ，手すりなどがあげられる。下肢の支持性や体幹の安定性を補う際に，つえなどは床面を押して使う道具であり，手すりは押しても引いても使える道具である。押すためには自身の体重をしっかりと乗せられることが重要である。

　脳血管疾患患者の歩行の場合は，非麻痺側前方につえをつき，体重を乗せていく。立位姿勢で麻痺側後方に姿勢が崩れている場合は，その立位姿勢を維持するために，非麻痺側上肢は前方に伸ばされ，体幹から離れた，より前方でつえをつくことになる。その姿勢からの歩行では，遠いつえに体重をしっかりと乗せる以前に，非麻痺側下肢に体重を乗せることが困難になる。非麻痺側下肢に乗せた場合でも，抗重力伸展が困難で姿勢は崩れてしまい，過剰につえにもたれ非対称的な姿勢を強めてしまうことが多く認められる［図2］。前述した座位姿勢から中間的な姿勢を学習し，立位姿勢においても両下肢で立つことを学習していき，少なくとも非麻痺側下肢上に重心を乗せ，抗重力伸展が可能になることが歩行支援用具を適合していく際には重要な要素になってくる。

(4) 脳血管疾患患者の車いすの選択および適合

　車いすは患者や施設のスタッフや介助者からすると，移動用としての利用が一番にあげられる。しかし，車いす上では着座，立ち上がり，食事，テレビを見る，休憩などその活動は多種多様で，患者はそのすべてにおいて車いすを「椅子」として利用する。したがって，患者が座っている椅子は本当に，目的としている活動に合っているのか，患者の日常に照らし合わせて考える必要性がある。

　椅子の構造を見ていくときのポイントの1つに，座面の角度があげられる。座面がフラットである場合と後傾している場合では骨盤のコントロールに与

[図3] 骨盤のコントロールに与える影響

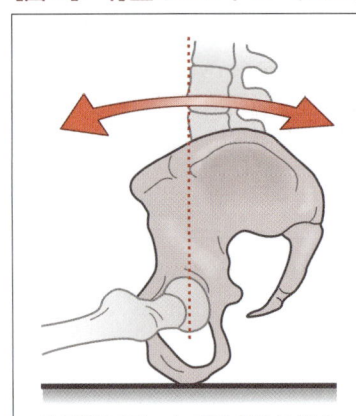

座面がフラットの場合は骨盤の前後への動きが可能であるが，動的安定性を保つための座位バランスが要求される。

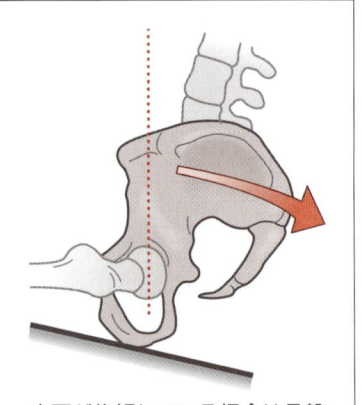

座面が後傾している場合は骨盤が後方に引かれ，前傾しにくく，動きにくい状況だが，構造的には安定性が保たれる。

える影響に違いが出る[図3]。車いすでは乗車時の安定性を考慮し，座面がやや後傾しているものが多い。しかし，安定した乗車という観点では問題はないが，移乗時の立ち上がりやその介助，作業を行うための椅子としては，重心が後方へ変位し骨盤や体幹の前傾が困難となる。病院のような広い空間では，車いすの利用目的は移動が中心となるが，在宅生活では作業するための椅子としての利用が増え，かつ，ベッドやトイレなどへの移乗動作も高齢者の場合だと頻回となる。座面の角度をはじめ，身体にどのような影響を及ぼすか考慮する必要がある。また，移乗のための立ち上がりの際には，浅く座り直し立ち上がるなどの動作学習が必要である。車いすの選択および適合の際には，使用目的を明確にすることが重要である。

(5)座位保持が困難な場合の移乗介助用具

　座位保持が困難な場合は，介助者の介護技術や体格，身体機能面，移乗頻度などの諸要素をからめ，リフトからマンパワーでの介助と幅広く選択される。リフトに関してはシートの選択も含め，別項を参考にしていただきたいが，高齢世帯が増える中で，今後，寝たきり高齢者においても利用頻度や利用価値が上がるのではないかと考えられる。その他，アームレストが跳ね上げ式の場合，立ち上がらず，殿部をベッド上から車いす座面へ横移動するスライディングボードの使用が選択肢としてあがり，その場合も進行方向側が低くなるように設定するため，昇降ベッドの利用が望ましい。

(松田哲也)

引用文献

1) Anne Shumway-Cook編，田中繁・高橋明監訳：モーターコントロール（原著第3版）．医歯薬出版，2009．

参考文献

○Bengt engstrom，高橋正樹他訳：からだにやさしい車椅子のすすめ．三輪書店，1994．
○J.J.ギブソン，古崎敬訳：生態学的視覚論—ヒトの知覚世界を探る．サイエンス社，1986．
○佐々木正人：運動制御と運動学習．協同遺書出版社，pp329-350，1997．
○佐々木正人：アフォーダンス—新しい認知の世界．岩波書店，1994．

B 移乗・移動関連

3. 脊髄損傷

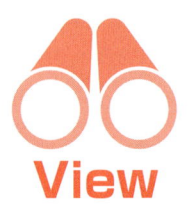

- 移動・移乗能力は，脊髄損傷者の日常生活活動の基本能力であり，大きな影響力をもっているため，生体力学的分析はもとより，精神面や学習という観点からアプローチする必要がある。
- 移乗用具だけではなく，必要なアプローチも知る必要がある。
- 残存機能レベルとADLは相関が高いため，残存機能を最大限に発揮できるような移乗用具の選定が必要となる。

(1)疾患・障がいの特徴

　移動・移乗能力は，脊髄損傷者（脊損者），特に頸髄損傷者（頸損者）の日常生活活動（ADL）の基本能力であり，ADL自立に大きな影響力をもっている。移動・移乗動作を考える場合には，生体力学的分析が有効となる。

　頸損者は肢体の運動障がいや疼痛や感覚脱失などの感覚障がいがあり，これらは移動能力に影響している。関節運動覚などを代償するのは，前庭感覚や運動センスといった学習を含めた要素からなる。

　さらに，頸損者では精神的ダメージが大きく，「やる気の喪失」や「失望感」などが強く，動作獲得を阻害していることが考えられる。その他，痙性や自律神経機能障がいも頸損者の移動能力獲得に影響している。

　頸損者が移動動作を行うときの推進力は，頸部，上肢および肩甲帯の残存筋力と反動力である。移動される部分は，主として随意運動能力が失われた骨盤および体幹と下肢である。頸損者では発揮できる筋力が弱く，動かさなければならない麻痺した身体各部位は非常に重い。したがって，力学的には非常に困難の多い動作を強いられていると考えざるを得ない。

(2)福祉用具導入の流れ

①評価
●残存機能レベルと移動動作自立度の相関

　小野田[1]や水上[2]の報告と比較できるように，残存機能レベルと移動動作自立度について調査結果を［表］にまとめた。内容は，ほぼ一致しており，残存機能レベルと移動動作自立度は相関が高いと考えられた。

　C1〜C4レベルでは，不全麻痺を除いて自立の可能性が低いため，積極的にリフトなどの移動介助機器の利用を考慮する必要がある。

　C5〜C6レベルの頸損者では，移動動作自立度が低く，動作練習による動作獲得の限界レベルと考えられている。年齢や運動経験の差に加えて，痛みや痙性などの合併症によって遂行力に最も差が出るレベルである。レベル判定のみに頼らず，個々に筋力やバランス能力，関節可動域などの評価を行い，動作練習を実施することで，トランスファーボードやベッドや車いすなど個々に合った工夫をし，自立対応することが可能となる場合もある。

　C7レベル以上になると，多くの脊損者は自立可能となるが，高齢者や合併症の阻害因子の影響が大きいと，困難な場合がある。脊損者のレベルや能力に見合った福祉用具を利用するためには，能力を適度に発揮できるように身体機能を評価し，プラス福祉用具利用にて，より労力や安全性が担保できるように保障すべきであろう。

［表］　レベル別移動動作自立度

Zancolliの分類	神奈川リハ病院 人数	達成度	国立障害者リハ病院 人数	達成度	両病院合計 人数	達成度
C4	0/14名	0%	0/4名	0%	0/18名	0%
C5a	0/10名	0%	0/3名	0%	0/13名	0%
C5b	2/21名	10%	0/12名	0%	2/33名	6%
C6a	4/16名	25%	1/2名	50%	5/18名	28%
C6b1	10/15名	67%	9/13名	69%	19/28名	68%
C6b2	18/19名	95%	23/24名	96%	41/43名	95%
C6b3	23/24名	96%	16/16名	100%	39/40名	98%
C7a	3/3名	100%	9/9名	100%	12/12名	100%
C7b	1/1名	100%	4/4名	100%	5/5名	100%
C8a	5/6名	83%	4/4名	100%	9/10名	90%
C8b	12/13名	92%	5/5名	100%	17/18名	94%
全体	78/142名	55%	71/96名	65%	149/238名	62%

②分析と考察
●前方移乗動作
●肘ロック型前方移動

Ｃ５～Ｃ６レベルの頸損者では，移動動作の大きな力源である上腕三頭筋や大胸筋などの機能が失われており，明らかな不利がある。従来，このレベルの頸損者に指導されていた移動動作方法は，[図1]のように両上肢を後方に置き（例えば車いすのハンドリム），肘を伸展して関節をロック（固定）し，体幹の前屈や肩甲骨の内転・下制運動によって体幹と下肢を前方へ送り出す方法（肘ロック型）である。

この方法は，運動能力の高い頸損者では獲得可能であるが，股関節の関節可動域が少ないケースや，太って腹が出ているケースでは動作を獲得できない。また，上肢で押し出す勢いで，車いすが後方にずれてベッドから離れてしまい，訓練室では実施可能でも実際のADLに用いない人もいた。

●肘外型前方移動[3)～5)] [図2]

ベッド上に両足を投げ出し体幹が前屈位になるまでは，肘ロック型と同様である。ここで片方の上肢の肘関節を曲げて，肘頭を顎からほぼ真下のベッドにつき，頭頸部を伸展させて顎を手掌面に乗せる。構えの状態から，肘を

[図1] 肘ロック型前方移動動作

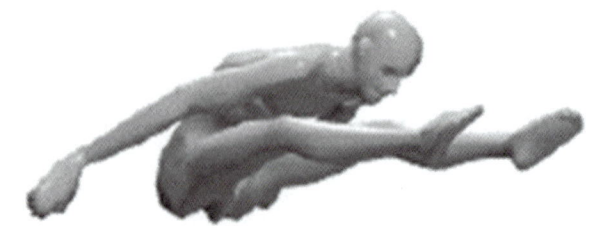

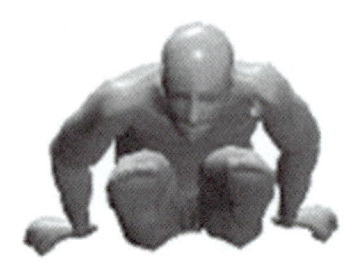

[図2] 肘外型前方移乗動作（Ｃ６ａ完全麻痺）

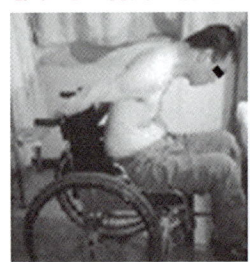

①起き上がり 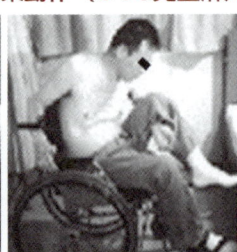　②足上げ 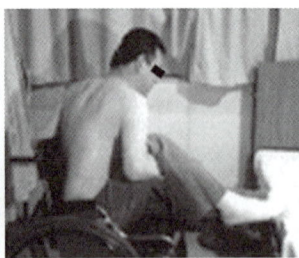　③逆側の足乗せ 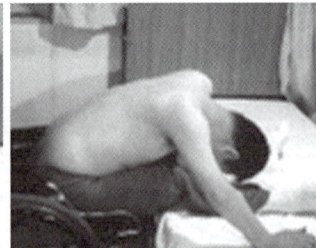　④体幹前屈

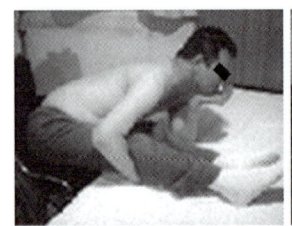

⑤外肘型構え 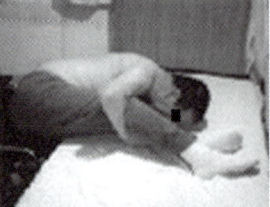　⑥外肘移動 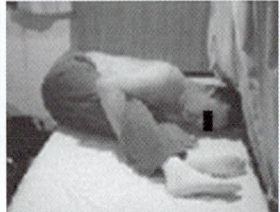　⑦下肢の引きつけ 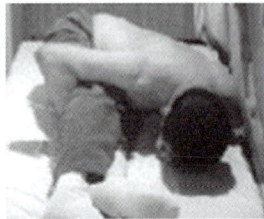　⑧移動終了

[図3] プッシュアップによる横移乗

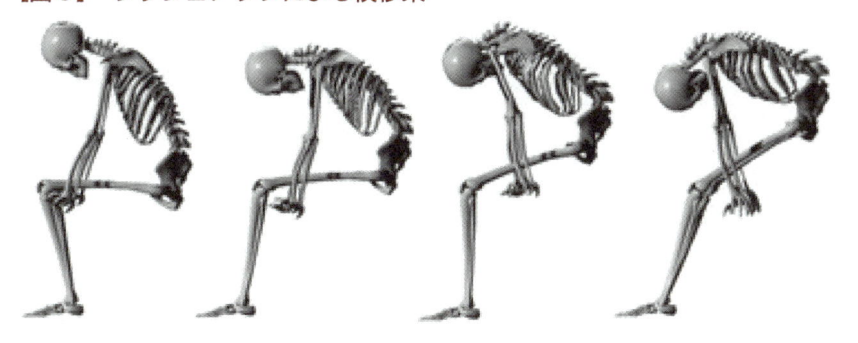

支点として反動をつける動作を繰り返しながら身体全体を前へ進める。他方の上肢は肘の屈伸運動を行うが，このとき自重が反動の補助となるようにタイミングを合わせられることが必要である。数回反動をつけた後，重心が支点である肘の位置を乗り越えたときに，他方の上肢で下肢を引きつけながら斜め前方に倒れ込み，移動動作を完了する。

この動作が可能になると，殿部の引き上げができるので，ズボンの脱着など日常生活自立度の向上につながる。しかし，反動動作を利用するため，肘をついた状態でのバランス力や動作の習熟が要求され，動作獲得までに長い訓練期間が必要である。

● 横移乗動作

基本能力としてプッシュアップ動作が必要となる［図3］。このとき重要な動作は，肘伸展と肩の前方突出と肩甲帯の下制で，筋は上腕三頭筋や前鋸筋がキーマッスルとなり，C6b3（ザンコリーの分類）レベル以上の残存機能が必要となる。

ただし，代償動作として，大胸筋や三角筋（前部）の水平内転運動を利用した閉鎖性運動連鎖[6]による肘伸展機能が可能になると，C5b〜C6b2レベルでも長期間の動作訓練により可能になる場合がある。

(3) 福祉用具の活用

①リフトのスリングや機器の選定

介助ベースでリフトのスリングや機器の選定をする際には，残存筋力はもとより肩の痛みやバランス能力などを評価し，できるだけ実際に近いシミュレーションを行い，選定の支援をすべきである（B-1-(2)「リフト」(p47) 参照）。機器を利用しないで，楽に介護をするためにトランスファーボード［図4］の利用は有効である。介助技術が乏しい介助者に指導する場合，安全かつ効率的な利用も考慮する必要がある［図5］。

[図4] 市販のトランスファーボード

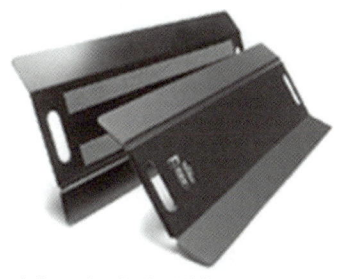

（パラマウントベッド㈱）

[図5] トランスファーボードを利用した介助

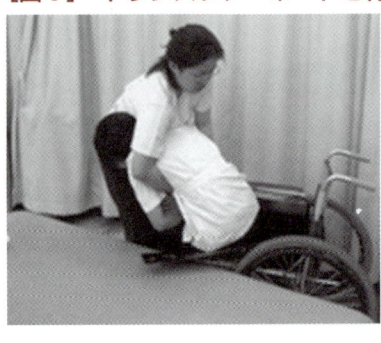

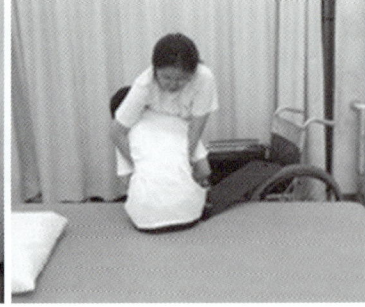

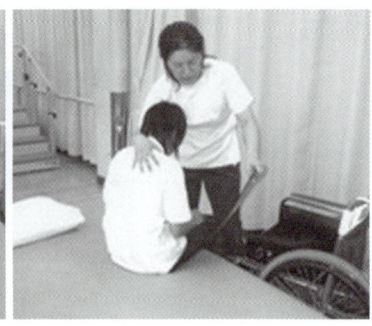

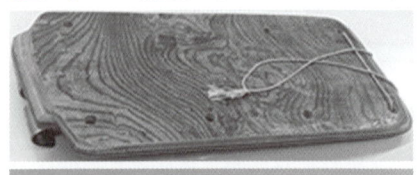

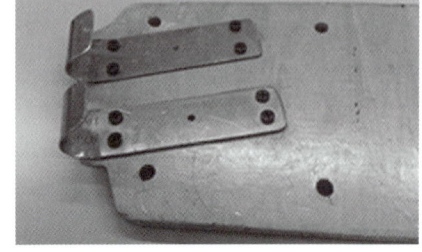

[図6] 前方移乗のためのトランスファーボード

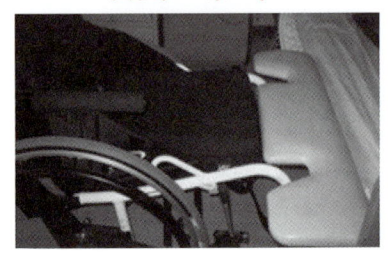

②前方移乗動作の自立時

前方移乗動作の自立時にも，トランスファーボードは有効である。車いすとベッドの隙間を埋めつつ，手のつき位置を確保できるようなトランスファーボードも市販されている［図6］。

③横移乗動作時

横移乗動作時に利用できる福祉用具として，プッシュアップ動作時に車いすがベッドから離れないようにするS管という市販の自助具は，安価で構造が簡単なため有効である［図7］。トランスファーボード[7]に関しては，どうしても車いすの形状や移る先の環境（自動車などの）により市販の製品が合わない場合，OTは自助具を作製する必要がある［図8］［図9］。

④自立のためのリフトの利用

リフトは介助と決めつけずに，自立するための利用も考えられる。電動昇降と電動移動が可能なリフトならば，自力で装着可能なベルトタイプのスリ

[図7] 車いすのズレ防止のためのS管

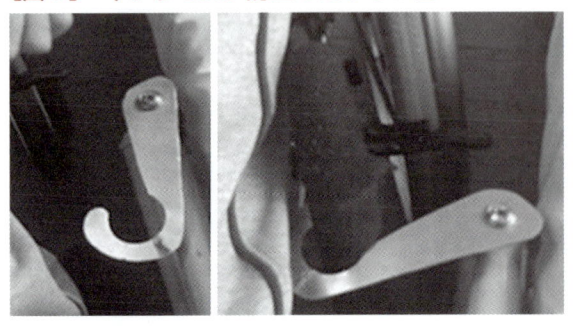

[図8] OT作製のトランスファーボード

[図9] 自動車へのトランスファーボード利用の移乗動作

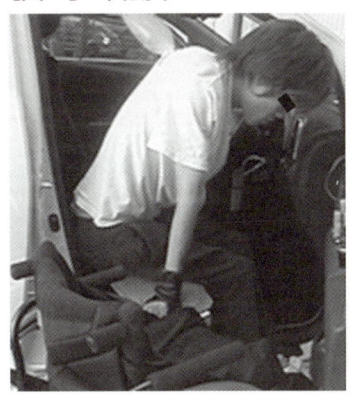

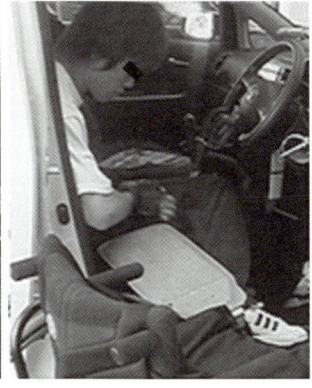

[図10] リフトを利用しての入浴動作

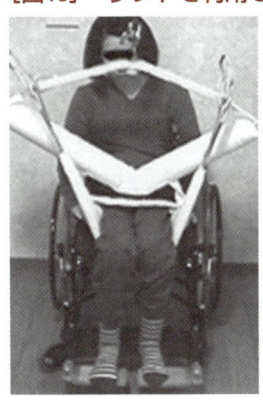

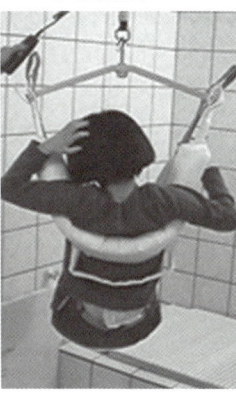

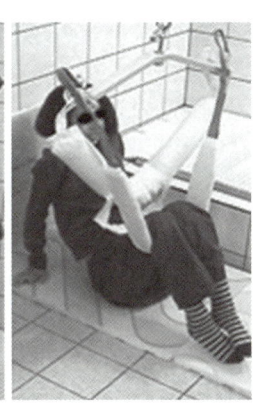

ングを利用して，空間移動と上下動が可能となり，洗い場から浴槽への移動，浴室での出入りも容易にできる．加えて，大腿部のスリングだけ残し，殿部の洗体にも利用しているケースがある [図10]．

(玉垣　努)

文献

1) 小野田英也：外傷性頚髄損傷患者のADL自立状況．神奈川リハセンター紀要17：47－48，1990．
2) 水上昌文：脊髄損傷四肢麻痺における機能レベルと移動・移乗能力との関係．理療ジャーナル 25：359－364，1991．
3) 玉垣努：C6A頚損者のADL自立度．OTジャーナル9：719－724，1996．
4) 玉垣努：高位頚髄損傷の前方移動能力の検討．作業療法15：272，1996．
5) 玉垣努：頚髄損傷者の機能障害レベルと移動能力．脊椎脊髄ジャーナル19(3)：193－197,1996．
6) 玉垣努：高位頚髄損傷者の起き上がり動作の分析．第4回リハ工学カンファレンス講演集．pp147－149，1989．
7) 玉垣努：トランスファーボード．PTジャーナル46(2)：166，2012．

B 移乗・移動関連

4. 神経筋疾患（筋ジストロフィー）

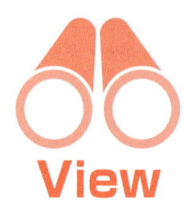

View

- 歩行が消失する9歳から12歳前後では，肩関節・股関節・膝関節などの大関節において著しい筋力低下がみられる。そのため，いざりなどの床移動や，体幹を大きく前後左右に倒してリーチ範囲を補うような，この時期に頻繁に観察される代償動作は，筋破壊を助長させ，強い関節拘縮をつくる要因となっている。
- 作業療法では，筋負荷となる動作が習慣化しないように，作業活動をチェックし，より疲労度が少ない動作方法や道具の活用を行う。
- 歩行消失時期が小学校低学年の頃であることもあり，移乗介助は抱っこやおんぶで行われることが多い。そのため，高い年齢になっても同様な手段で介助が行われていることが多く，リフトなどの機器紹介や介護負担軽減の支援が必要である。

（1）障がいの特徴

　筋変性による筋力低下は，体幹に近い，近位筋（肩周囲・股関節周囲）から生じやすい。そのため，9歳から12歳までの歩行消失期までは，おなかを

［図1］　Gowers徴候（または，登はん性起立）

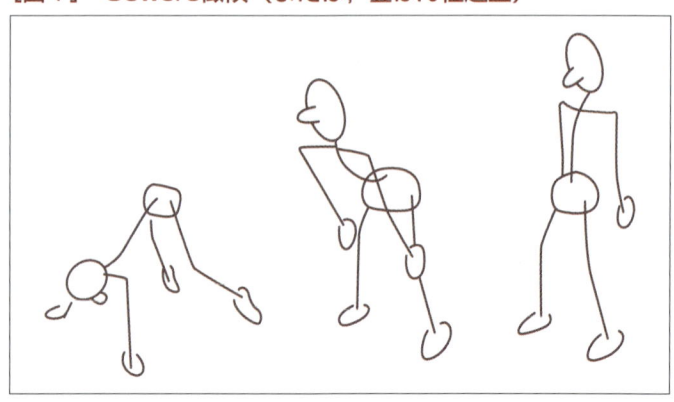

突き出し身体を左右に揺らしながら歩く**動揺性歩行**や，床→膝→大腿と手をついて支えながら立ち上がる動作の**Gowers（ガワーズ）徴候**（または，登はん性起立と呼ばれる）が代償動作として観察される。歩行消失後も，しばらくは，四つ這いや，いざり動作など床上での移動は可能である［図1］。しかし，長期の床移動での生活動作は，筋破壊を助長してしまい，股関節・膝関節，脊柱変形の要因となる。

(2)福祉用具の導入の流れ

①評価

- 運動機能の特徴を把握：脊柱変形，各関節拘縮と姿勢の関係
- 筋ジストロフィー機能障がい度分類［表］
- 代償動作分析：基本動作評価（立ち上がり・座位・立位・寝返り・起き上がり等）
- 現在導入されている支援機器評価

②分析・考察

歩行消失時期には，肩関節・股関節・膝関節の筋力が著しく低下している。そのため，更衣や排泄など，上肢操作が必要な活動では，リーチ範囲を補うために，身体を大きく前傾したり左右に傾ける動きが頻繁に観察されるようになる。こうした動作は腰椎部・股関節周囲・膝関節の筋破壊を助長するの

［表］ 筋ジストロフィー機能障がい度の厚生省分類

ステージⅠ	階段昇降可能 a—手の介助なし b—手の膝押さえ
ステージⅡ	階段昇降可能 a—片手手すり b—片手手すり膝手 c—両手手すり
ステージⅢ	椅子からの起立可能
ステージⅣ	歩行可能 a—独歩で5m以上 b—一人では歩けないが物につかまれば歩ける（5m以上） 　1）歩行器　2）手すり　3）手びき
ステージⅤ	起立歩行は不能であるが，四つ這いは可能
ステージⅥ	四つ這いも不可能であるが，いざり這行は可能
ステージⅦ	いざり這行も不可能であるが，座位の保持は可能
ステージⅧ	座位の保持も不能であり，常時臥床状態

（松家豊他：プロジェクトⅢ-B　臨床病態の解析「運動機能」．昭和57年度厚生省神経疾患研究委託費筋ジストロフィー症の疫学，臨床および治療に関する研究報告書．pp44-49, 1983．より）

で，筋負荷が少ない動作へと見直しが必要となる。
　また，この頃には，立位・座位など基本動作の不安定さによる，転倒・骨折に注意する。
　脊柱変形が進み，骨盤に左右差がみられると，坐骨結節や大腿骨大転子部の圧迫での痛みやしびれが生じやすくなる。

(3)福祉用具の活用

①床移動から椅子生活へ
　歩行消失後も，いざりなど床移動機能は残存するが，ハムストリングや股関節屈曲拘縮，胸腰椎変形を強くするので，早い時期に床から椅子生活へと生活環境を切り替える。ハムストリングが強く短縮している場合，椅子座位での姿勢で足が引き込まれるために適合させづらい［図2］。

②手動車いすから電動車いすへの移行
　身体の重みを利用し，片側ずつ車輪を駆動する代償動作がみられる。こうした努力性の代償動作が繰り返されると，拘縮・変形を強めるので，早めに電動車いすへ移行する。

③座位姿勢
　アームレストや机に寄りかかり姿勢を安定させている場合，片側のアンバランスな体幹動作で筋変性が助長され，拘縮・変形の要因となる［図3］。このため，骨盤・胸部に対し支持部をもうけ，胸腰椎部の崩れを防ぐ［図4］。胸部を固定具で保持すると，食事摂取時などでみられる体幹を前屈した代償動作を妨げる。デュシェンヌ型筋ジストロフィー（DMD）では，残存機能を活かす動きを引き出す姿勢保持が必要である。

［図2］　ハムストリングが強く短縮した例

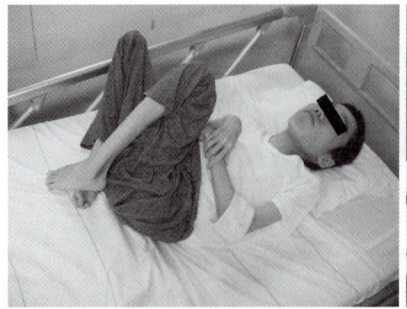

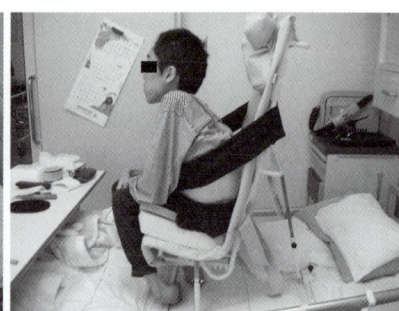

ベッド臥位　　　　　　　　　　　椅子座位

[図3] 脊柱変形を強める座位姿勢

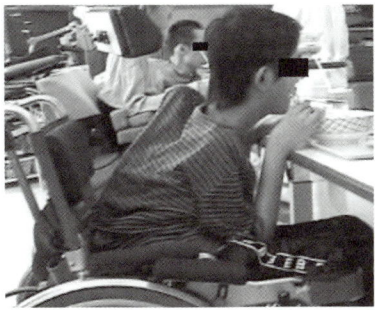

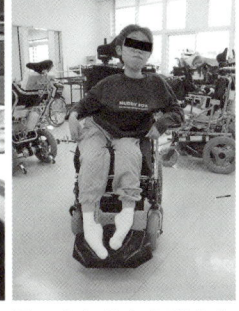

テーブルに寄りかかった姿勢　　アームレストに寄りかかった姿勢

[図4] 車いす上の姿勢保持例

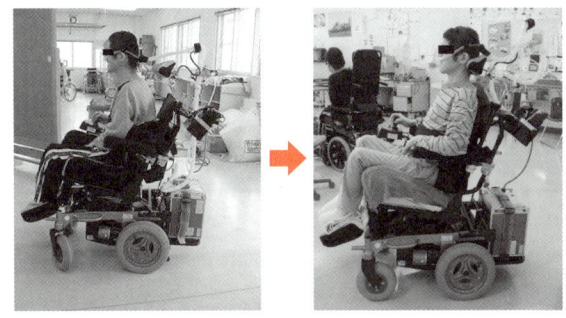

胸腰椎後彎状態を骨盤・胸部の支持で，背もたれに寄りかかる姿勢をつくる。

[図5] 頸部前彎変形の例

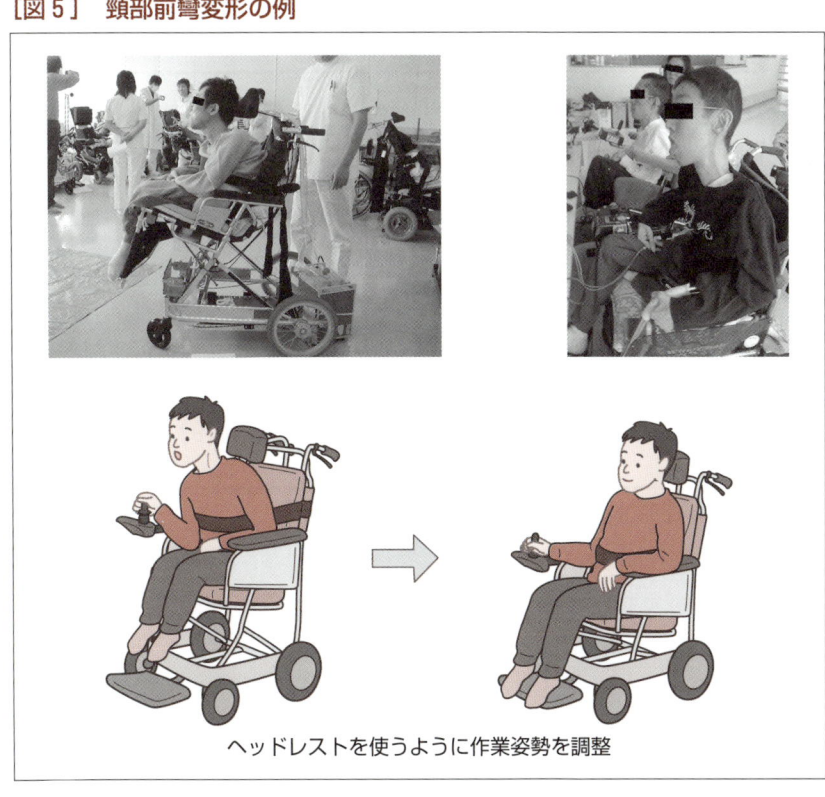

ヘッドレストを使うように作業姿勢を調整

B-4　移乗・移動関連　神経筋疾患（筋ジストロフィー）

79

[図6] ティルトとリクライニング

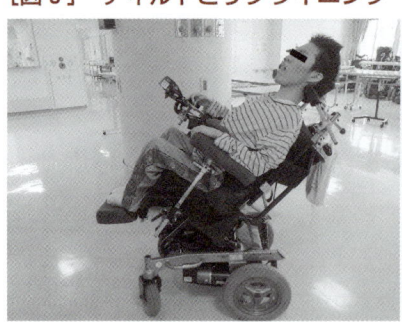

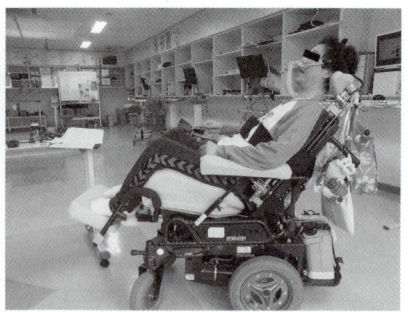

ティルト　　　　　　　　　　　　リクライニング

④頸部前彎変形に注意

　障がいが進行すると，残存しやすい後頸筋で頭部のバランスをとるようになるが，頸部前彎を強め，誤嚥や気道変形の要因となるため，早期にヘッドレストを利用する姿勢保持を検討する［図5］。

⑤ティルトとリクライニング

　背と座が一体に可動するものをティルト，背と座が開いて可動する機構をリクライニングという［図6］。
　股関節屈曲，膝屈曲拘縮が強い場合でのリクライニング利用では，関節部を痛めるので注意する。
　姿勢保持変換機構を利用して，徐圧や休息以外に，身体を起こす作業活動で利用される。

[図7]　人工呼吸器搭載例

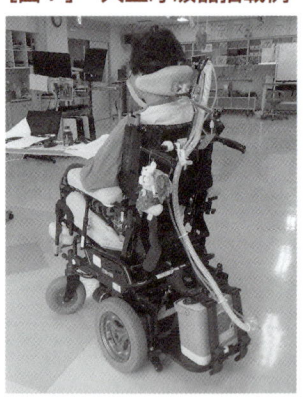

⑥人工呼吸器を車いすに搭載

　終日の人工呼吸器装着が必要な時期では，電動車いすに人工呼吸器台を設置する［図7］。

⑦移乗介助にみる特徴

　障がいの変化が緩やかなため，おんぶや抱っこの移乗方法が，高い年齢でも継続されることが多く，介助者の手首や腰の負担になる。このため，介助方法の見直しやリフトなど機器利用を検討する。人的介助では，複数による介助で行う［図8］。

[図8]　移乗介助例

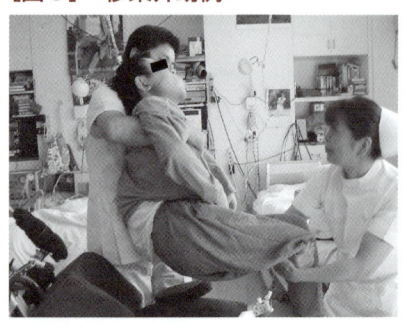

⑧移動における効力感の変化

　電動車いすを利用しているDMD患者に，歩いていたときを100として，移動における自己効力感がどのように変化したかを聞き取る，HOSE（History of Self-Efficacy）スケール[1]では，歩行消失で，徐々に効力感も減少し，手動車いすと電動車いす導入時期に一時的に効力感は増加する［図9］。
　「手動車いすの時期は機能訓練で"がんばっている"イメー

[図9] DMD患者の移動の効力感の変化

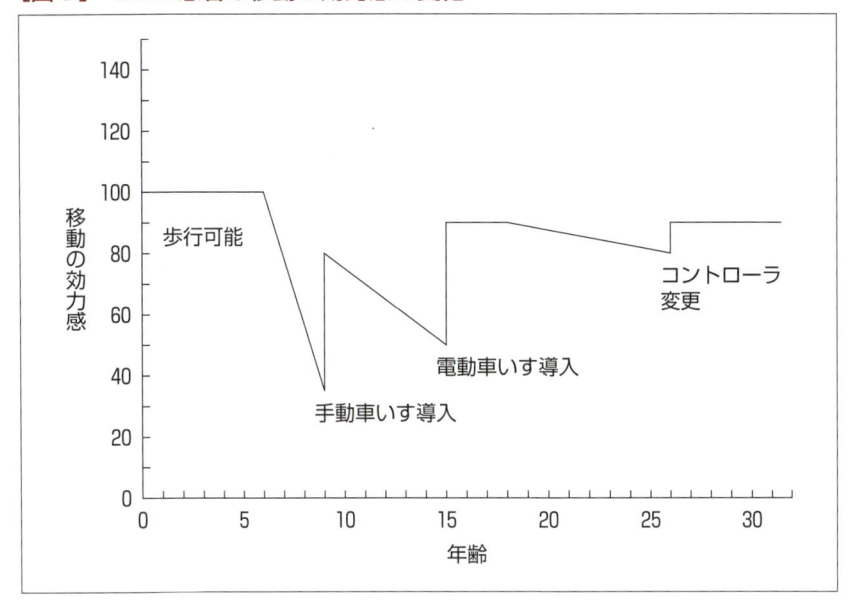

(縦軸: 移動の効力感 0〜140、横軸: 年齢 0〜30)
- 歩行可能 (100)
- 手動車いす導入 (約9歳、35程度に低下、その後80へ)
- 電動車いす導入 (15歳頃、50から90へ)
- コントローラ変更 (26歳頃)

ジ。電動車いすは，活動そのものを楽しむ感じ」と，同じ移動手段であっても対象者のとらえ方によって異なるイメージをもっていることがわかる。進行性疾患は，活動障がいの変遷時に心理的側面の支援が欠かせないが，同時に，価値観を変化させる好機になる。

(田中栄一)

引用文献

1) 中邑賢龍他：支援機器利用効果の科学的根拠算出に関する研究II-3　パソコン及び電動車椅子を利用する筋ジストロフィー者の支援技術利用効果の評価．支援機器利用効果の科学的根拠算出に関する研究　平成17年度　総括・分担研究報告書．pp49-81, 2006.

参考文献

○松家豊他：プロジェクトIII-B　臨床病態の解析「運動機能」．昭和57年度厚生省神経疾患研究委託費　筋ジストロフィー症の疫学，臨床および治療に関する研究報告書．pp44-49, 1983.

B 移乗・移動関連

5. 関節リウマチ（RA）

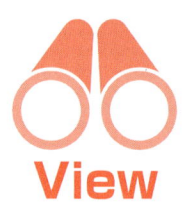

View
- RA患者の移乗・移動動作には，体幹や下肢の機能障がいが影響する。
- 移乗・移動動作に関する福祉用具は上肢機能による代償能力がどの程度あるのか，確認する。
- RA患者では機能障がいの程度により市販の福祉用具が適応しない場合もあり，患者個々のニーズ，能力に合わせ適宜対応することも必要である。

(1) 関節リウマチ患者の移乗・移動動作の特徴

　移乗や移動動作では，体幹や下肢の機能障がいが影響する。しかし，福祉用具の使用では，上肢の機能がどの程度活用できるかがRA患者では重要となる。

①移乗動作の特徴

　ある場所からある場所へ身体を移動させることが移乗である。例えばベッドから車いすへの移乗を例にとると，この動作の要素としては，❶ベッド上の座位から立ち上がり，❷車いすの向きと同じ方向へ身体を向け，❸立位から車いすの座面へ座る，となる。
　❶では股関節，膝関節，足関節の十分な可動域や筋力が必要であるが，RA患者では疼痛や可動域制限，筋力低下により動作に困難が生じる。❷では両下肢に交互に体重を移行する能力が必要であるが，特に疼痛のある場合，疼痛を回避するために一側でカバーできない場合が予想される。❸では❶と同様であるが，特に座っていく動作では下肢の筋力や上半身をコントロールするだけの体幹，特に骨盤を中心とした体幹の安定性が必要となる。

②移動動作の特徴

　RA患者では移乗動作同様，下肢の各関節の疼痛，関節変形，可動域制限，筋力低下などが問題となる。また，関節変形の強い場合，人工関節置換術が

広く一般に行われているが，術後ある一定の期間はつえなど何らかの歩行補助具が必要となる。補助具の使用では上肢にどの程度の機能があるかにより，補助具の種類などが決定される。

(2)福祉用具導入の流れ

①評価
◉立ち上がり，座り込み，歩行の動作分析
・どのようなパターンで動作が遂行されるか？
・関節保護の観点から問題のないパターンであるのか？
◉機能障がいの関連の検討
・疼痛の部位や程度，関節可動域，筋力，体幹の柔軟性/可動性との関連

②分析と考察
◉立ち上がり/座り込み
　病院では主にベッドからの立ち上がりとなるが，どの程度の高さで容易に立ち上がり可能か，確認する。例えば一般の椅子の高さは40～45cmであるが，病院内で使うベッドもマットレスを入れると同様か，もしくは若干高い程度である。この高さで手や上肢を使わずに立てない場合は高さの調節をする。
　関節の制限が進行している場合は代償的に動作を遂行しているので，その動作自体が関節保護の観点から問題がないか確認しておいたほうがよい。一般に股関節や膝関節の可動域制限が進行すると，体幹の前傾を過剰に利用し立ち上がる。
　また，片側の膝や股関節の疼痛や可動域制限がある場合，反対側の下肢機能で代償することになるが，この代償動作自体が今後の関節変形などの進行に至らないかなどを十分に検討する。
◉移動
　RA患者の場合もほかの疾患と同様に，歩行を観察するときは立脚側と遊脚側に分けてみるとよい。RA患者では多くが両側性の問題ももつ場合が多く，歩行補助具を使わずに歩行が可能であっても，将来的には必ず必要となってくる。
　歩行の特徴としては関節制限の程度により歩幅が狭くなり，また疼痛や関節変形の程度により一側への立脚が不十分となり，立脚側へ身体全体を大きく偏位させた歩行となる。

(3) 立ち上がりに利用できる福祉用具

①立ち上がり動作に利用できる電動ベッドの活用

　電動ベッドには背上げ機能，高さ調整機能，膝上げ機能がある。移乗動作の立ち上がりでは［図1］のような高さ調整機能を活用することが勧められる。また，高さ調整機能の調節だけでは立ち上がりに問題がある場合は，［図1］にある移乗用手すりを利用し，立ち上がり後の姿勢変換時の支持にも活用する。

②各種の椅子の利用

　在宅で利用できる椅子としては［図2］に示すものがある。

③車いすを工夫した症例

　特殊な例として屋内の移動手段が歩行と車いすの併用となった症例につい

［図1］　高さ調整機能の利用

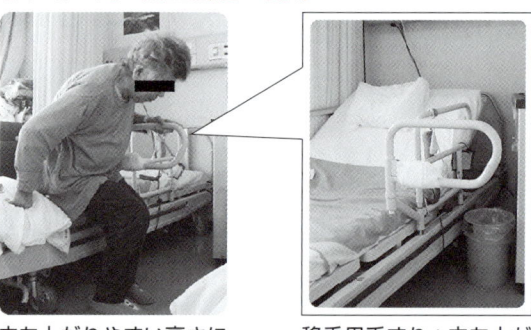

立ち上がりやすい高さに設定し，立ち上がる。

移乗用手すり：立ち上がりの補助，姿勢変換時の支持に利用する。

［図2］　さまざまな椅子

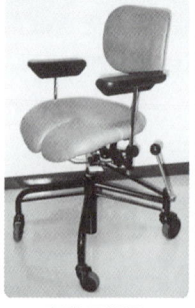

a：事務用椅子　座面の高さ，角度，背あての角度，肘受けの高さが調節できる。

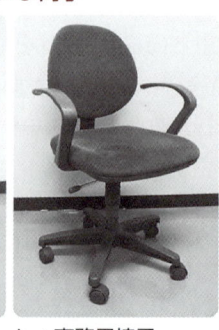

b：事務用椅子　座面の高さが調整できる。キャスターがあるので，足駆動の車いすの代用となる。

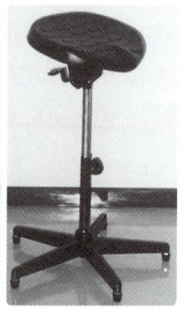

c：事務用椅子　座面の高さ，角度が調整できる。炊事作業時に使用する。

[図3] 特殊な車いすの活用

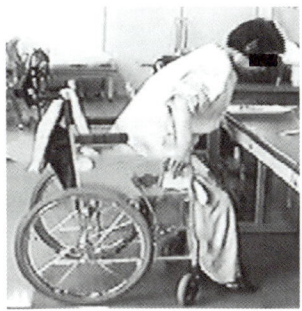

a：座面を高めに設定し作製した車いす
移動手段が主に歩行と車いすの併用となったので，立ち上がりを容易にする目的にしている。

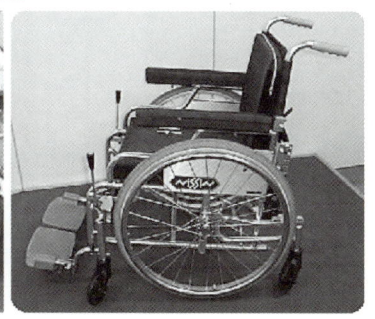

b：6輪車いす
6輪のために駆動性，操作性が容易である。

て提示する。関節変形と可動域の制限が強く，立ち上がり動作は60cmほどでどうにか可能なレベルであった。自宅復帰するにあたり，屋内で車いすの利用が可能であったので，[図3] のような座面を高めに設定した車いすを作製した。

(4) 移動に利用できる福祉用具

①車いすおよび事務用椅子の活用

[図3] にあるような車いすや，駆動が容易な6輪車いすも利用できる。また，身体機能に合わせたモジュラー式車いすや長距離の移動では電動車いすの活用も考えられる [図4]。

[図4] モジュラー式車いす/電動車いす

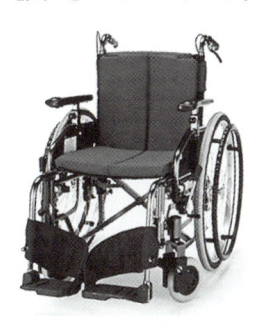

a：モジュラー式車いす（パナソニック㈱flexy（フレキシー））

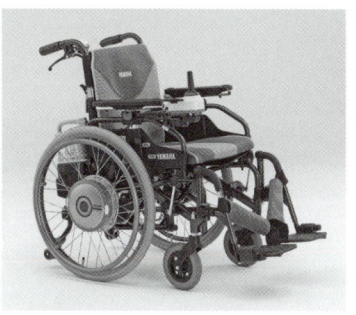

b：電動車いす（ヤマハ発動機㈱JWアクティブ）

B-5 移乗・移動関連 関節リウマチ（RA）

[図5] リウマチつえの使用

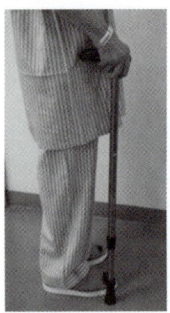

a：Tつえ
上肢で支持する部分が手のみとなり，手関節に負荷がかかりやすい。

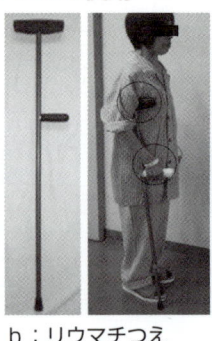

b：リウマチつえ
①軽量で扱いやすい。
②上肢で支持する部位が手と腋下に分散されている。

②リウマチつえの活用

　RA患者は上肢の機能障害のために通常のつえを使うことができない場合がある。［図5］はRA患者専用に開発されたリウマチつえである。軽量で扱いやすく，上肢で支持する部分が手部だけでなく腋下部でも可能であり，関節保護の観点からも有用な福祉用具である。

（坂本安令）

文献
○松井宣夫：リウマチのリハビリテーション医学．医薬ジャーナル社，1996．
○岩倉博光・岩谷力・土肥信行編：臨床リハビリテーション　慢性関節リウマチ．pp 1 −15，医歯薬出版，1990．
○Melvin JL，木村信子他監訳：リウマチ性疾患─小児と成人のためのリハビリテーション居宅訪問，第 3 版．協同医書出版社，1993．
○林正春：関節リウマチ．作業療法学全書　4 身体障害，第 3 版．pp185−210，協同医書出版社，2008．

C 食事関連

1. 定義・基礎知識

- 食事関連動作は食べる行為（食事動作）とつくる行為（調理動作）に分けられる。
- 調理動作では身体機能に適した環境整備が重要となり、食事動作では自助具の導入が有効である。

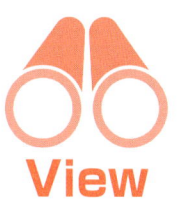

(1) 食事関連動作について

　食事関連動作に関して述べる際には、食べる行為（食事動作）とつくる行為（調理動作）に大別して考える必要がある。しかしながら、この2つの行為は密接に関連している行為でもある。調理動作には食事動作が可能になるまでの準備から洗いものといった片づけまでが含まれ、これなくして食事動作にはつながらない。しかし実際には、現代社会における外食産業やデリバリーサービスの発展により、この一連の行為を通して行う必要がなくなった。福祉用具の導入においても、それぞれの行為を独立したものとして考え、対象者の個人因子や環境因子を考慮した介入が必要となる。
　具体的には、同居人数や介護におけるマンパワーの状況、賃貸住宅なのか持ち家なのか、和食なのか洋食なのかなど、作業療法士（OT）として多角的な情報収集が必要になる。

(2) 調理動作について

　現代の高齢化社会においては、一人暮らし世帯などを中心に配食サービスや各種デリバリーが発展している。これは、認知症などにより調理動作が困難になったり、あるいは糖尿病などにより塩分調整をしなければならない人に対する配食サービスのことであり、高齢者の一人暮らしなど、場合によっては配食時の安否確認も行う。そのため、家庭においても調理動作を必要と

せず食事動作の実現を可能にしている。便利になった一方で，脈々と続いてきた"おふくろの味"が失われつつあるのもまた現実であるが，主婦としては家庭内で自分の役割を獲得する手段として調理動作は重要な意味をもつ。また，趣味としても大切な活動となる場合があり，OTの積極的な介入が望まれる。

①環境整備での介入

調理スペースの確保や調理台の改修，そして食器棚の設置などを含めた"住宅改修"は重要な介入の1つである。一人暮らしの場合は使用者の身体機能などに適応した改修となることが考えられるが，家族同居の場合はユニバーサルデザイン[★1]を考慮した住宅改修が大切である。例えば，車いす使用者であれば車いすの移動スペースの確保が必要となり，車いすに座ったままで膝が当たらない程度の高さに調理台を調整する必要がある。このとき，一人暮らしの場合など，使用者が限られるときは固定式で改修されることも考えられるが，家族同居で使用者が複数の場合は可動式のものを検討する必要がある。

調理台の高さに関しては，関節リウマチなどの疾患により膝や脊柱の疼痛が強く，かがむことが困難な場合は高く設定することも考えられる。また，高さに関する調整は住宅改修以外に［図1］のように座位から立位まで高さの調整が可能なタイプの車いすを使用することでも対応できる。また，安全性の面あるいは動作の簡便性の面からは，住宅改修に合わせてIH調理器（電磁調理器）の導入も考えられる。

しかしながら，現代の住居環境において，特に都市部においては，居住家屋が賃貸住宅などで改修工事が許されない環境のほうが一般的であり，調理台の改修などができない場合が多い。このような場合は，福祉用具による環境整備が主な介入になる。［図1］もその一例であるが，一つひとつの調理工程で福祉用具を利用したり，または以下に述べるようなさまざまな工夫を施していくのも大切な環境整備である。

調理や食器洗浄を行う上では，姿勢の調整も大切である。調理動作を行う時間を考慮した，より安定した肢位やより楽な肢位を実現するための介入である。疲れやすい場合は椅子を使用するといった一般的な介入から，場合に

Key Word

★1 ユニバーサルデザイン

ユニバーサルデザインとは，性別，年齢などに関係なく，すべての人に適応する環境や製品の概念。

[図1] 高さ調整可能な車いす（スタンドアップ車いす）

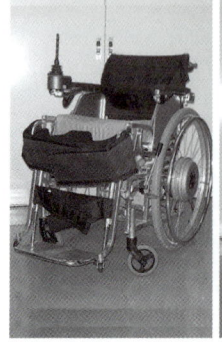

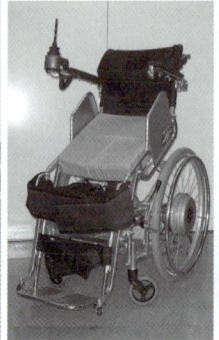

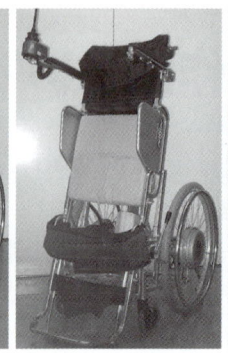

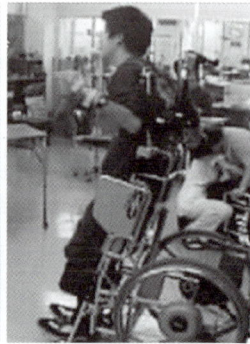

[図2] タオルで体幹を安定

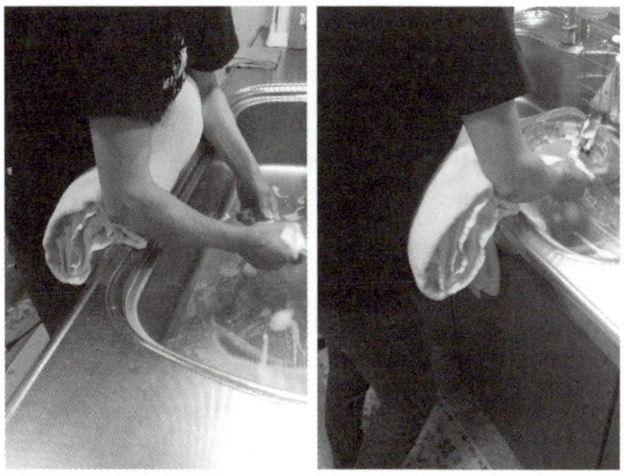

よっては歩行器に寄りかかりながら立位姿勢を保持したり，あるいは［図2］のようにタオルなどを使用して調理台に体幹を押しつけて安定させるなどの工夫により姿勢の調整をする。

②福祉用具での介入

福祉用具の介入では，自助具[★2]が大きな役割を果たす。自助具の介入に関しては，OTのアイデアが生かされてくる。例えば，「まな板」は食材を安全に切断することが求められる。しかし，片側の運動麻痺や上肢の振戦により食材の固定が困難な場合などは［図3］のように，まな板にピンを取り付けて食材を固定したり，少し高い縁を付けて食材が落ちないような工夫をする。

また，包丁に関しては，例えば握力低下により包丁の柄が握りにくい場合は，テープを巻いて太くしてみたり，ゴムを巻いて摩擦を大きくしたりして持ちやすさの調整をする。

いずれにしても，使用者の身体機能を評価して，最も安全で安定した方法を選択することが作業療法的支援に求められる。

One Point

★2 自助具
自助具とは高齢者や障がい者（主に身体機能）が他人の助けを借りなくても動作ができるように考案された道具のことである。

[図3] まな板の工夫

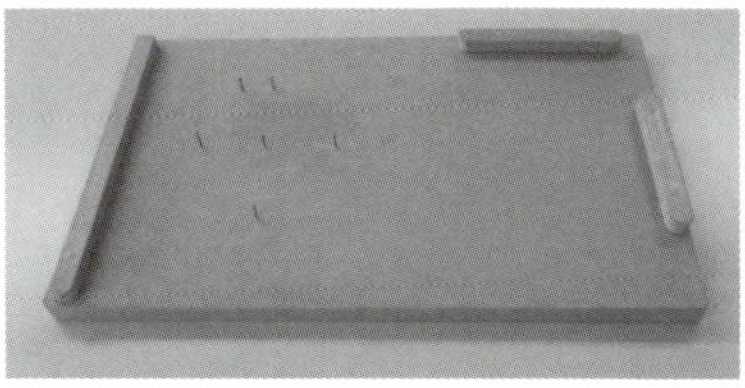

(3)食事動作について

1日の一般的な食事頻度は朝昼晩の3回であり，1回の食事時間は30分前後であろうか。胃切除などの疾患によってはこの限りではないが，いずれにしてもこれだけの頻度と時間が食事動作には必要になり，生命の維持に直接関係した大切な動作である。

環境整備への介入では，身体機能障がいに適した摂取肢位の調整が大切となり，福祉用具での介入では，道具の工夫や飲み込みやすい食物形態の工夫があげられる。

①環境整備での介入

環境整備での介入では，嚥下機能に適した肢位を設定する必要がある。注意しなければならないのは，嚥下機能障がいについてである。つまり，自立を促したいが嚥下機能障がいが認められる場合に誤嚥を防止するためには，一般的には背もたれが45°から60°までが飲み込みやすい肢位となる。そのため，ベッドや椅子の角度調整に注意しなければならない。

嚥下機能に問題がなければ，自立を促しやすい姿勢を調整していく。ベッド上での食事動作であるなら，背もたれの角度を調整することが大切であり，椅子座位であれば身体機能に合わせた安定した座位の調整が必要になる。

②福祉用具での介入

福祉用具の導入においては，自助具の介入が重要である。また，どんな食形態であれば自立した摂食が可能なのかについての評価も大切である。その上で，スプーンや箸，皿やコップなど食物を摂取するために使用する用具（直接介入）と上肢の介助などによって間接的に食事動作を可能にする用具（間接介入）に分けて介入を考える必要がある。

●直接介入

直接介入は自助具が主体となり，動作を大別すると飲水と摂食になる。

●飲水

飲水に関しては，すい飲みの工夫（飲口の角度や太さ）やストローの太さ，長さ，角度に関する工夫，そしてそれらの持ちやすさに関しての工夫が考えられる。また，形態に関する工夫としては，頸部の障がいなどで頸部の伸展制限のためコップでの飲み込み動作に困難がある者に対して，［図4］のように鼻部が当たる部分のコップの一部を切り取って，頸部を伸展しなくてもコップを傾けられる工夫がされている自助具もある。

●摂食

摂食に関しても多くの工夫が考えられる。代表的な自助具の1つとして［図5］にあるようなスプーンの工夫について述べる。スプーンの食塊を乗せる部

[図4] コップの工夫

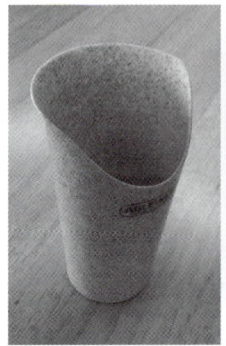

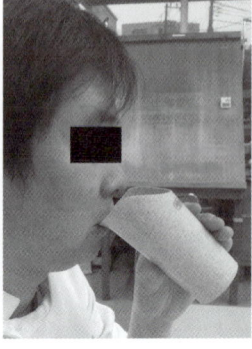

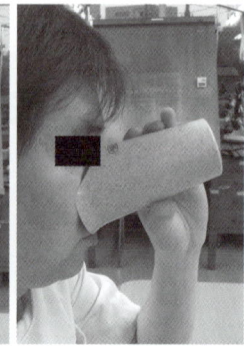

[図5] スプーンの工夫ポイント

- 食塊の運びやすさの調整：フェイスの調整（大きさ，深さ，形）
- 持ちやすさの調整：グリップの調整（太さ，形）
- フェイスとグリップの角度調整：上下，左右，ねじれ
- 安全性に考慮した材質の検討
- 全体の重さやフェイスとグリップのバランスを調整

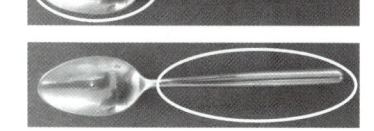

分（フェイス）と握り手（グリップ）に分けて考えてみたい。ポイントとしてまずあげられるのはフェイスの形状についてである。誤嚥のリスクを軽減するためには，摂食時の一口量を少なくする目的で小さいフェイスが考えられる。また，食塊をこぼす量が多い場合は，大きくて深いフェイスを選択するのが一般的であり，口腔内に食塊を運びやすい形状を検討する必要がある。一般的な形状については［図6］に示す。

次に，スプーンの持ちやすさを調整するためのグリップについて述べる。太さについては，ゴムや各種合成樹脂を巻き付けたり★3，パイプ状のものに差し込んだりすることで握りやすい形に変形させることができる。一般的に，上肢や手指の筋力低下に対しては，グリップを軽くしたり太くする必要がある。グリップの形状に関しては，自助具として市販されているものの中には，

[図6] スプーンフェイスの形状

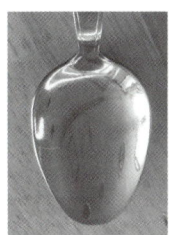

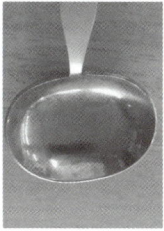

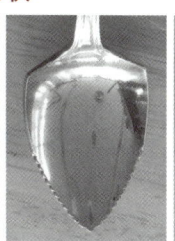

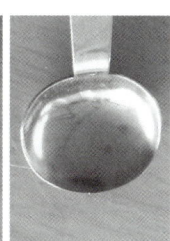

縦楕円形　　横楕円形　　三角形　　円形

[図7] 自然な握りにこだわった万能カフ（ユニバーサルニューカフ）

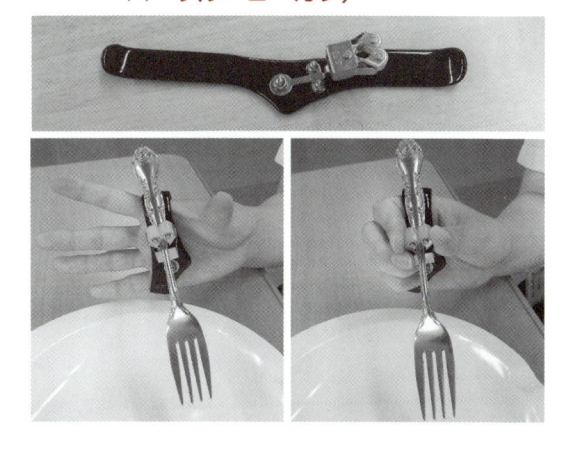

One Point

★3　グリップを太くする工夫

- ビニールテープを巻く
- 輪ゴムを巻く
- スチロールの利用
- 市販の合成樹脂性グリップ

など

Column
マイスプーン

　食事動作の自立に向けては，あごなどでジョイスティックを操作しながら，電動で動作を可能にする福祉用具がある。食事をおいしく食べるには，順番も大切な要素になる。全介助にて食事を行う場合，介助者に食べる順番を指示することを躊躇してしまう者も多い。マイスプーンであれば食べる順番も自分で決定することができる。製作開発にはOTもかかわっており，食事動作を機能的な側面だけでなく精神的な側面からも理解しようとしている。

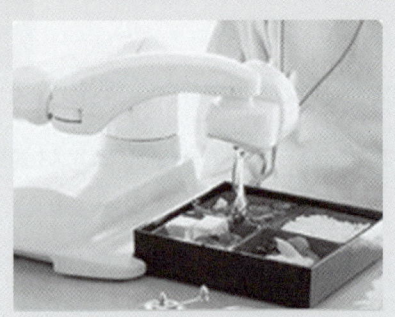

（セコム㈱HPより）

例えば熱湯により変形させられるものなどもある。また，握る力が弱い場合には，スプーンを固定するための各種万能カフも考えられる。[図7]に示すものは市販されているもので，OTが開発にかかわっている。これは，OTの食事動作分析から，より自然体の手の動きで食事動作が可能になるように，そして頸部や肩関節周囲筋へ過度な緊張を引き起こさないような姿勢で食事動作が可能になるように検討され，製作されている。具体的には拇指，示指，中指の3指での握りをサポートするようにスプーンの設置部分が工夫されている。

　フェイスとグリップの角度調整も重要なポイントである。具体的には，水平面（グリップの延長線上から左右）と垂直面（グリップの延長線上から上下），そしてそれぞれの面でのねじれについての角度調整であり，食塊の運びやすさやグリップの持ちやすさについて調整する。材質については，口腔内の安全性に考慮すればシリコンやゴムなどの軟性素材が考えられるが，咀嚼力が強い場合は嚙み切れてしまう危険性もあり，一概に安全とは限らない。重さについても重要なポイントとなる。協調性に問題のある場合などは，スプーン全体の重さとともにフェイスとグリップの重さのバランスも考える必要がある。

　以上のポイントを踏まえた上で，対象者のROM制限の状態や実際に行っている食事動作によっては食べやすい形が異なるので，実際にいろいろな形状を試しながら調整する必要がある。

● 間接介入

　間接介入には，ベッドや椅子，テーブルそしてリフトなど食事動作を可能にする姿勢を調整するものや，上肢の挙上動作や水平移動をバネで牽引して介助することで協調性や安定性を高めるようなものが含まれる。例えば，[図8]に示すものもOTが開発にかかわっている福祉用具であるが，これに

[図8] 上肢の動きを介助した食事動作（PSB:ポータブルスプリングバランサー）

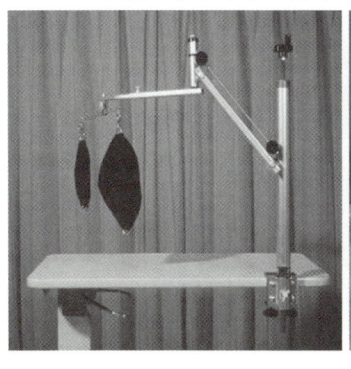

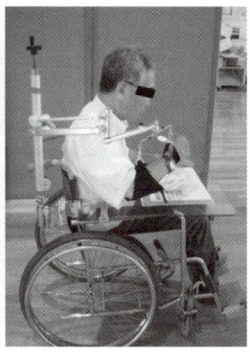

より上肢動作を介助する場合はテーブル上の食物から口元までスプーンがスムーズに動かせるような調整が必要である．不十分な調整では，かえって摂食姿勢が悪くなる場合もあるので，OTが評価して調整することが望ましい．

また，直接・間接介入とは別に，ふりかけの袋を開ける，缶を開ける，瓶の蓋を開ける，プルトップを開ける，調味料を適量散布するなど，食事にかかわる周辺動作についても，多くの自助具が市販されており，OTによっても作製されている．これらの自助具は，生活便利用品として形を変えて市販されているものも多いが，OTとしては，それらも含めて各動作において対象者に何が最も適しているのかを評価することが大切である．

③食物形態

食物形態への介入も重要である．食べやすい大きさに切断したりつぶしたりすることが含まれ，食事動作の際に行われる行為である．特に食事動作が介助で行われる場合には，介助者の十分な配慮が必要である．日本の企業ではないが，特殊な自助具として［図9］にあるように，切断しながらフォークが使用できるものもある．

また，トロミ食★4への関与も重要な介入である．これに関しては医師の指示が必要な場面も想定され，誤嚥性肺炎や窒息の危険を回避するためにも十分な配慮が必要である．一般的には嚥下機能の重症度に伴い，ゼリー状からペースト状へ移行していく．付着性の低い食物ほど嚥下障がいには安全である．

[図9] 切断しながらフォークを使用

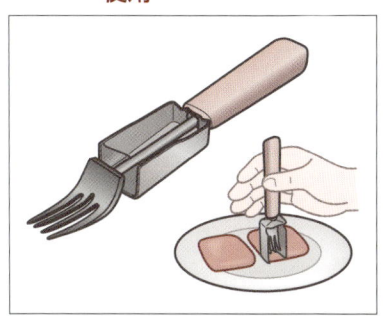

Key Word

★4　トロミ食
トロミ食とは，ペースト状に加工された食品のことであり，トロミ剤を混ぜ合わせることで，家庭においてもつくることができる．

C-1 食事関連 定義・基礎知識

第Ⅱ部 福祉用具の適応と目的

[図10] 嚥下障がいに対する訓練食の一例

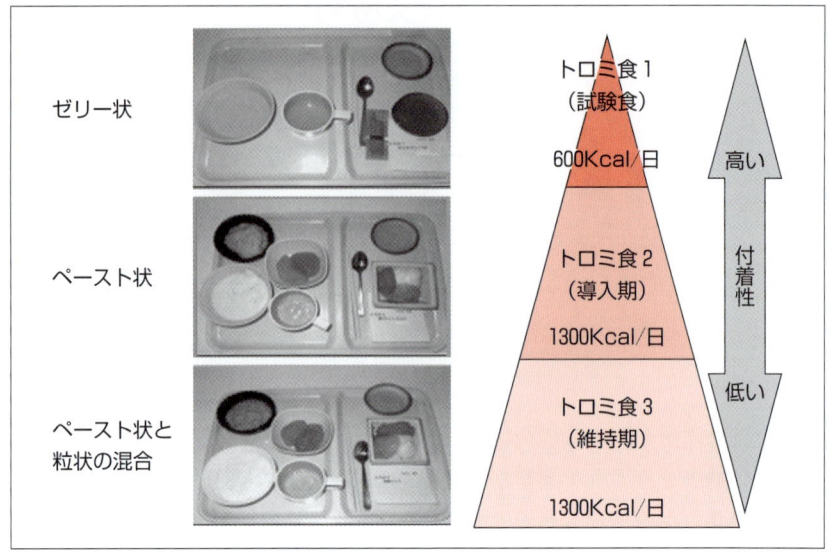

形態		段階
ゼリー状		トロミ食1（試験食）600Kcal/日
ペースト状		トロミ食2（導入期）1300Kcal/日
ペースト状と粒状の混合		トロミ食3（維持期）1300Kcal/日

付着性：高い ↕ 低い

（医療法人社団こうかん会　日本鋼管病院）

（錠内広之）

C 食事関連

2. 高齢者・脳血管疾患（片麻痺）

- 食事動作は，日常生活活動の中でも実施頻度が高く，自尊心や満足度といった心理的要素のみでなく，栄養を補給する内臓の働きにも直接影響するため，可能な限り自立して食物を摂取できるようにすることが重要である。
- 手指，上肢，体幹の機能，座位バランス能力，咀嚼・嚥下機能，認知機能，食事の環境などが食事動作の自立度を高める要因となる。
- これらの項目を詳細に評価，分析し，改善するためのプログラムを実施するとともに，福祉用具や食事環境の工夫によって自立度を高める。

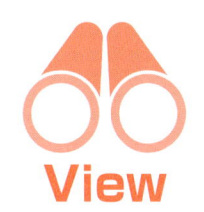

（1）高齢者・脳血管疾患（片麻痺）の特徴

①高齢者の特徴

　高齢者は，加齢による筋力低下や脊柱の変形（円背★1など），平衡機能の低下などの身体的変化によって座位姿勢が不安定となり，食事動作に影響を及ぼす。また，手指の巧緻性や上肢筋力の低下，関節可動域の制限，関節の痛みなどが原因となり，食事用具をうまく操作できない，食器を把持できない等の問題が生じやすい。

　高齢者に多くみられる円背では，内臓に影響を与え胃腸障がいがみられることがあり，また視野が狭くなるなどの変化も出現しやすい。さらに，歯牙の脱落（う歯，歯槽膿漏），口腔の乾燥，咀嚼機能の低下（咀嚼筋・顎関節の老化）や嚥下反射の低下などが起こり，消化機能にも影響をきたす。

　高齢者に多いアルツハイマー型認知症では，摂食行動に影響を及ぼす。軽度の場合には，巧緻性の低下により牛乳パックにストローを挿すことができない，扱いがわからないなどの問題が生じる場合がある。

　中等度の場合には，空間認知障がいにより食物の位置を混乱したり，観念失行や観念運動失行により食事用具の使い方に混乱したりする。その場合には，複数の種類の食事用具を使用できず，スプーンしか使用できないなどの

Key Word

★1　円背
脊椎が圧迫骨折を起こし腰が曲がり，背中が丸くなった状態を指す。

困難が生じる。さらに，口唇機能も低下し，食べこぼしが増加するようになり，手づかみ食べになってしまうことも少なくない。

重度になると，食事の姿勢を維持できない，食事中の注意力が持続しない，食事中に眠ってしまう，あるいは食事とは無関係に体を揺さぶる，飲み込むのに時間がかかる，いつまでも咀嚼し続ける，口腔内に食物を溜める，口が開かないなどの問題が生じる場合がある[1]。

②脳血管疾患（片麻痺）の特徴

脳血管疾患では，上肢や体幹の麻痺の程度や座位バランス，嚥下障がいの有無により食事動作の自立度に影響を及ぼす。麻痺側上肢を実用的に使用できないとしても，座位姿勢が良好で嚥下障がいがない場合には，健側上肢のみの片手動作の不便さを食事用具で工夫することにより，食事動作は自立する場合が多い。ただし，動作が自立していても，麻痺側の口元から食べこぼす，麻痺側の頬の下側に食べかすが残る場合があり，食後の口腔ケアを対象者にフィードバックする必要がある。

脳血管疾患によって起こる嚥下障がいは，病変部位により大きく2つに分類される。脳幹部の病変によって起こる「球麻痺」は，延髄の嚥下中枢障がいであり，嚥下反射が起こらず，重篤な症状を示すことが多い。大脳皮質の病変によって起こる「仮性球麻痺」は，舌下神経や舌咽神経など嚥下機能をコントロールする両側の皮質延髄路の障がいで出現する。舌の著しい運動障がいを呈し，舌の前方挺出も不十分となり，嚥下が強く障がいされ，誤嚥を起こしやすくなるが，舌の萎縮，線維束性収縮はみられない。仮性球麻痺の場合は，嚥下反射が保たれている。座位姿勢が不良で嚥下障がいを伴う場合には，咽頭への送り込みを容易にするための姿勢への配慮や嚥下食を口に入れるための用具の工夫が必要となる。

脳血管疾患により観念失行や半側空間無視，注意障がい等の高次脳機能障がいを伴う場合には，食事動作に影響を及ぼす。例えば観念失行では，食事用具の操作に困惑して食物を手でつかんで食べてしまうことがある。半側空間無視を伴う場合には，無視側の食器や食物を見落とすという特徴がみられる。注意障がいがある場合には，テレビのような騒音や多人数で食事する場合に周囲に気を取られて食事に集中しにくい[2]。記憶障がいがある場合には，食事したことを忘れて再度食事を要求する場合がある。

（2）福祉用具導入の流れ

①評価

食事動作に影響する後述の項目を評価する。食物に手を伸ばしたり口へ運んだりする動作は上肢のリーチ機能と，筋力や関節可動域を評価する。食物をつまむ，刺す，切り分ける，むしるなどの動作は，手の巧緻性や把持機能，

感覚障がい，認知機能などを評価する。座位姿勢は体幹の筋力や脊柱の可動域，座位耐久性などから評価する。特に，体幹の安定性，頸椎の角度，骨盤の傾き，股，膝関節の角度，足底の接地状況などを観察する。さらに，咀嚼・嚥下機能や，食事をする際の環境について，机や椅子の高さ，騒音，周囲とのコミュニケーションなどを含めて評価する。

❶座位姿勢
❷食器から口元まで運ぶ上肢機能
❸食事用具を操作する手の機能
❹咀嚼・嚥下機能
❺認知機能
❻食事の環境（机や椅子の高さ，騒音，周囲とのコミュニケーションなど）

②分析と考察

前述の評価結果から手指や上肢機能，体幹機能，座位耐久性，認知機能などを改善するための訓練プログラムを実施するとともに，下記の問題点に対して福祉用具の導入や食事環境の工夫によって食事動作の自立度を高める。

❶座位姿勢が不良な場合
❷口へのリーチが不十分な場合
❸食事用具の操作性に問題がある場合
❹咀嚼・嚥下機能に問題がある場合
❺認知機能に問題がある場合

(3)食事動作に関連した福祉用具の活用

食事動作に関連した用具と環境の工夫には，大きく分類して，①良好な座位姿勢をとるための工夫，②食物を口元へ運びやすくするための用具の工夫，③食物をつまむ，すくう，刺す，切り分ける，口へ取り込むための用具の工夫がある。

①良好な座位姿勢をとるための工夫
●椅子と机の高さの調整

自分で摂食が可能な場合には，机と椅子の高さを身体の大きさに合わせることで食事しやすい環境を整える。脳血管疾患や加齢により座位姿勢は不安定になりやすいが，さらに身体の大きさに合わない椅子や机を使用している環境では座位姿勢が崩れる原因となり，摂食・嚥下機能に悪影響を及ぼす。机と椅子の高さ［図1］は，頸部が軽度前屈し，体幹は軽度前傾し，足部は椅子の前面よりやや後方に位置し，足底が床に接地している姿勢になるように留意して調整するとよい。［図1］に示した人間工学に基づく寸法が参考になる。

頸部前屈位は，食塊の通路が広がり，咽頭と気管の通路が狭くなり，誤嚥

[図1] 人間工学に基づいた机と椅子の高さ

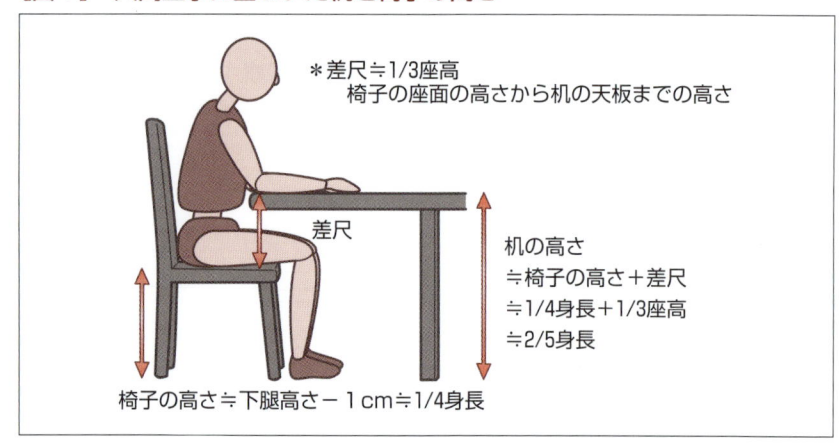

＊差尺≒1/3座高
椅子の座面の高さから机の天板までの高さ

差尺

机の高さ
≒椅子の高さ＋差尺
≒1/4身長＋1/3座高
≒2/5身長

椅子の高さ≒下腿高さ－1cm≒1/4身長

の防止につながる。体幹が軽度前傾することで，上肢の運動がしやすくなる。足部が椅子の前面よりやや後方に位置し，床をしっかり踏むことで体幹が安定する。

● 車いすの調整

座位訓練によって座位姿勢の安定を図る一方で，車いすのサイズや形状を身体の特性に合わせたり，適切なクッションをあてがったりするなどして座位姿勢の改善を図る。自力で座位姿勢を保持できない場合には，摂食や嚥下がしやすい姿勢をとれるようにリクライニング・ティルト式車いす [図2] や座位保持装置（座位に類似した姿勢を保持する機能を有した装置）などを利用する。

利用する車いすの違いによって座位姿勢が改善し，摂食・嚥下機能も改善する場合がある。標準形車いすではより円背を助長することになり，上肢が動かしにくく視界が狭くなることから，食事動作に介助を要し食後に嘔吐を認めたが，リクライニング・ティルト式車いすに変更することで食事動作が自立し，嘔吐が減少したケースもある[3]。

嚥下障がいがある場合には，姿勢を工夫することで嚥下機能に影響を及ぼす場合がある。高齢者に多い円背では，胸椎が後彎し頸椎が後屈するため，

[図2] 座位姿勢の比較

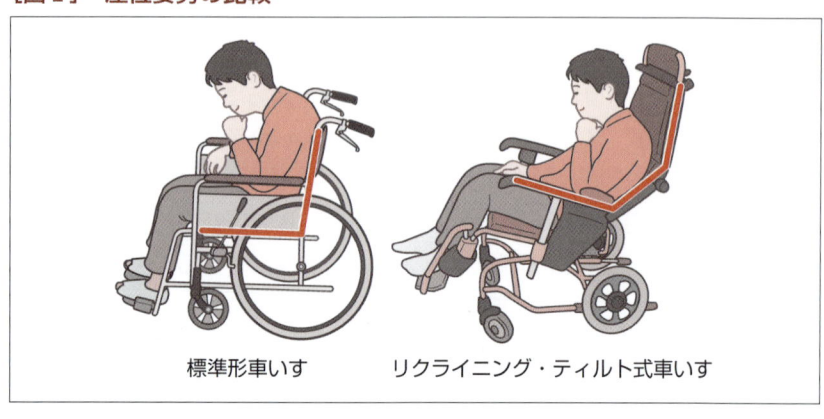

標準形車いす　　　リクライニング・ティルト式車いす

気道が拡がり食道の入り口が狭くなりやすく，嚥下しやすい姿勢を考慮して車いすやクッションを調整する。

例としては，車いすを30°リクライニングさせることで，重力を利用して食物の取り込みや送り込みをしやすくする，食道に対して気管を上にすることにより誤嚥を起こりにくくする，咽頭残留を防止するなどの効果が期待できる。また，頸部を前屈することで，咽頭と気管に角度をつけることにより誤嚥を防止する，前頸筋群がリラックスして嚥下に有利に働くと考えられている。

②食物を口元へ運びやすくするための用具の工夫

上肢筋力の低下により口元まで食物を運ぶのが困難な場合には，前腕部をカフで吊りバネを利用して上肢動作を補助する「ポータブルスプリングバランサー」［図3］を使用すると，食事動作を自立に導くことができる。

[図3] ポータブルスプリングバランサー

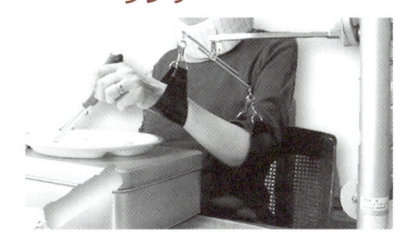

[図4] 首を後屈しなくても飲み干せる容器

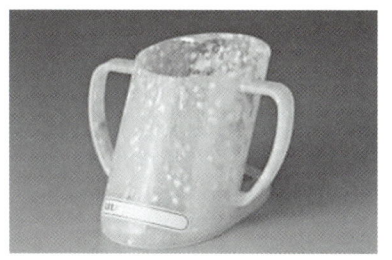

肩関節に屈曲制限がある人も両手で容器を持って飲み干せる。

[図5] 台の高さの調整

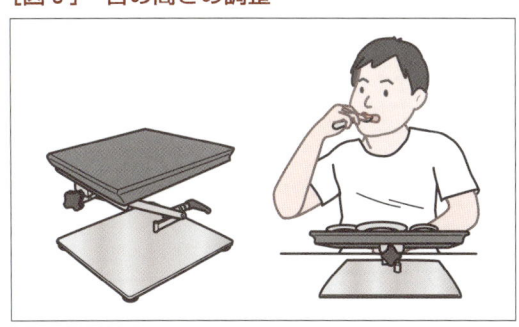

[図6] 軽量の材質を用いた食事用具

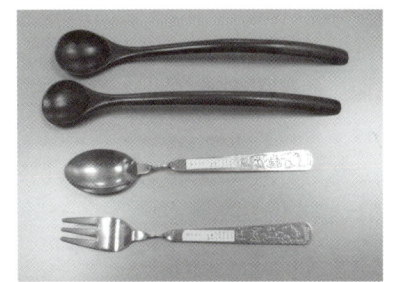

上：木製，下：チタン製

遠くにある食器に手が届きにくいという場合には，回転盆を使用することで，食器への到達動作が可能となる。

頸椎の可動域に制限がある，頸部に筋力低下がある場合には，頸椎を後屈しなくても最後まで飲み干すことができる胴部に傾斜のついたカップ［図4］を使用するとよい。

食物を口元まで運ぶ際に不随意運動などが原因で食物をこぼしやすいケースは，体幹を前屈させ食器に口元を近づけて食べる場合があり，嚥下や咀嚼機能にも悪影響を与えることがある。その場合には，食器の位置を高くするための高さ調整台［図5］を使用し，体幹の前屈を防ぐとよい。

食物を口元に運ぶ際の耐久性を上げるために，食事用具の重量を軽量化する工夫もある。木やチタンなどの軽量の材質を用いた食事用具［図6］を利用する。

③食物をつまむ，すくう，刺す，切り分ける，口へ取り込むための用具の工夫

日本人は一般的に箸を用いる文化的習慣があるが，箸を操作するには高度な巧緻性が要求される。しかし，脳血管疾患や加齢により手指や上肢機能に障がいをきたすと，箸を巧みに操ることが困難になるため，用具を工夫することで箸の機能を代用する。

脳血管障がいにより利き手が麻痺し手指の分離した運動が困難であっても，全指が同時に屈曲，伸展する動作が可能であれば，バネによって箸先をそろえたり開いたりすることができる箸［図7］を使用することで，つまむ操作が可能となる。

上記のような特殊な箸の使用も困難な場合には，非麻痺側による利き手交換訓練を実施して箸の操作を学習することも検討する一方で，麻痺した利き手でスプーンやフォークといった手指の分離した運動を要求されない用具を用いる。ただし，スプーンやフォークはすくう，刺す，切り分けるという操作は可能だが，つまむ，魚の身をほぐすという操作はできないために食物形態に配慮が必要となる。

麻痺した手でスプーンやフォークを把持しようとしても把持能力が低い場合には，

[図7] つまむ・開く操作を手助けする

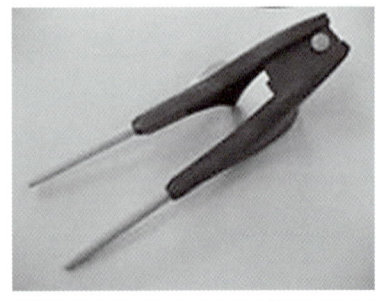

箸先をそろえるための工夫がなされている。

・柄を太くするためのスポンジ［図8］
・手の形状に合わせて柄を変形する工夫［図9］
・スプリント素材を用いて柄を固定する工夫［図10］
・カフに柄を差し込み固定する工夫［図11］

などを検討する。

麻痺により肩，肘関節の屈曲，伸展運動は可能だが，手関節や前腕の運動が困難な場合には，スプーンやフォークの先端を口元に近づけることが困難になるため，フェイスの付け根部分を曲げて口元に近づけやすくする［図12］。

非麻痺側でスプーンやフォークを使用する場合に，麻痺した手で食器の把持や固定，傾けることができない場合は，すくう

[図8] 柄を太くするためにスポンジを装着する工夫

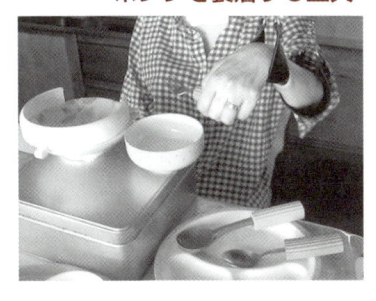

[図9] 手の形状に合わせて柄を変形する用具

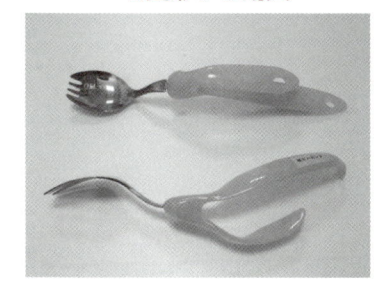

[図10] 把持を補助する工夫の例

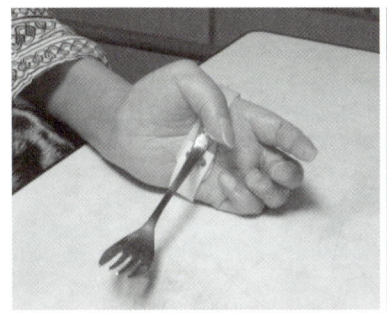

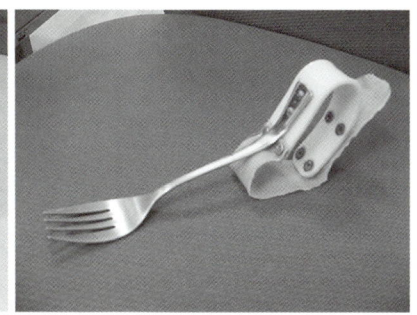

スプリント素材にフォークの柄を固定しマジックテープで装着する。

[図11] カフに柄を差し込み固定する工夫

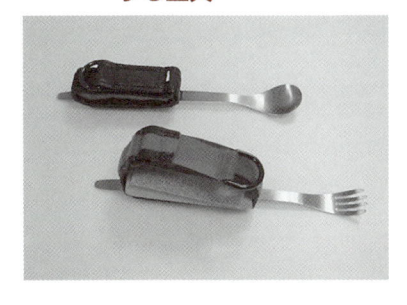

[図12] さじの付け根部分を曲げる工夫

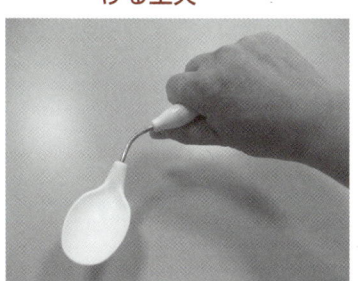

前腕回内位による把持をする場合に手関節の可動域制限があると，フェイスの部分を口元に到達できないため，すくいにくい。

際に食器から食物がこぼれやすいため，立ち上がりがあり，返しのついた，すくいやすい食器や滑り止めマットを使用する［図13］。

　麻痺した手で汁椀や取っ手の小さいマグカップを把持することが困難な場合には，取っ手付きの汁椀や4本指が入る取っ手の大きいマグカップ[4]を使用する［図14］。

　失調症状を伴う場合には，箸の操作が困難になるため，ピンセット機能を付加した特殊なスプーン［図15］を使用することで，口元まで運ぶ際に震えてこぼれるのを防ぐ。ただし，口唇や口腔内を傷つけるおそれがあるので留意する。

C-2 食事関連　高齢者・脳血管疾患（片麻痺）

101

[図13] すくいやすい食器の例

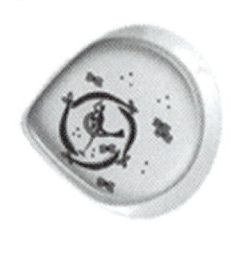

コーナーの形状は丸くなっていて返しがついている

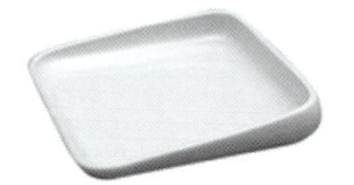

すくうときに皿の縁に手が当たらない

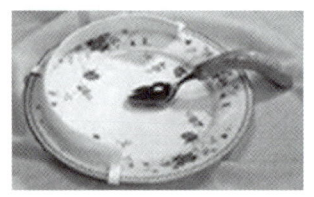

フードガードを市販の皿に取り付ける

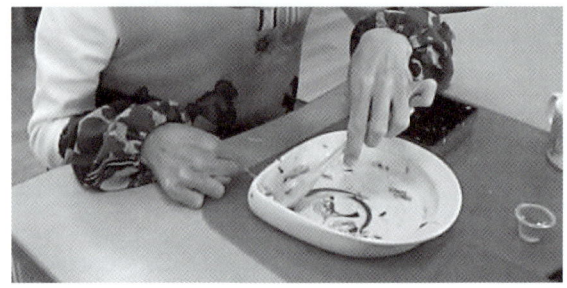

滑り止めマットを使用する

[図14] 持ちやすい取っ手付き食器

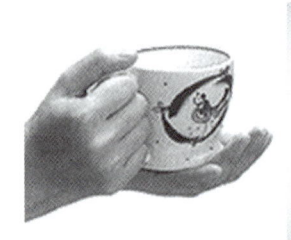

4本指が入り持ちやすい

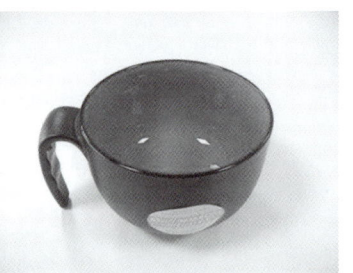

取っ手付きの汁椀

[図15] 手に震えがある場合の食事用具

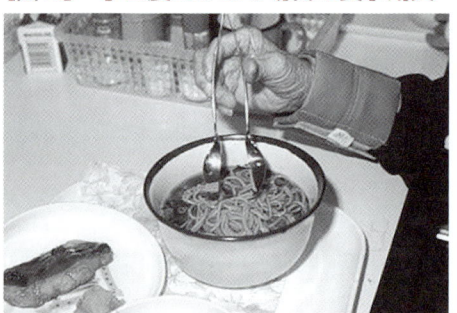

（神経筋難病情報サービスHP（www.niigata-nh.go.jp/nanbyo/scd/shokuji2.htm）より）

④咀嚼・嚥下機能に問題がある場合の工夫

　嚥下障がいにより食物形態を飲み込みやすい形状に工夫する場合には，介助者が一口量を調節して口腔に入れるための用具 [図16] を使用することもある。

　麻痺により口唇を開けにくく，舌の動きが不良な場合には，口唇や口腔内を食事用具で傷つけないようにするため，柔らかい素材（例えばシリコンなど）のスプーン [図17] を使用する。

　咀嚼や嚥下機能が低下し，口の中に食物が溜まりやすい場合には，摂取する一口量を少なくするために，スプーンフェイスの大きさに配慮する [図18]。

[図16] 嚥下食を飲み込みやすくする用具

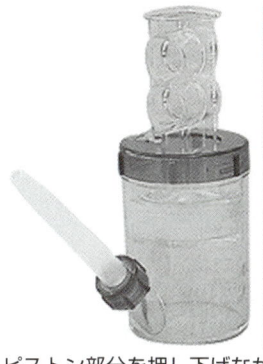

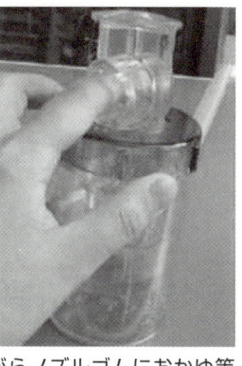

ピストン部分を押し下げながらノズルゴムにおかゆ等を押し込んでいく。ノズルに詰まったら、ノズルを絞りながら口へ運ぶ。ノズル1回で小さじ1杯分なので、摂取量が簡単にわかる。

[図17] 柔らかい素材のスプーン

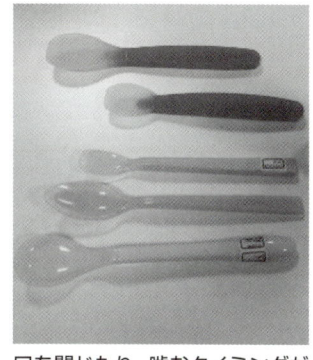

口を閉じたり、噛むタイミングが合わないと、金属の用具では口腔内を傷つけやすい。

[図18] スプーンの一口量の違い

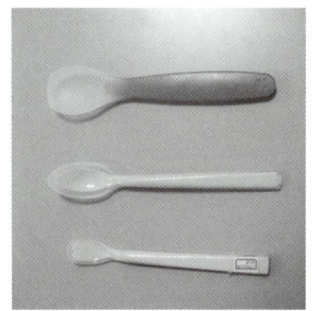

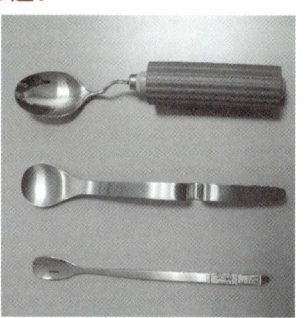

一口量をスプーンのフェイスの大きさで調整する。

⑤認知機能に問題がある場合の工夫

　認知症では、特殊な用具の使い方を学習することが困難なため、本人に馴染みのある用具を使用するほうが自立しやすい。周囲の騒音を排除し、食事に集中しやすい環境をつくるように工夫する。

（濱　昌代）

文献

1) 枝広あや子：認知症の摂食・嚥下障害―原因疾患別の特徴とアプローチ　アルツハイマー型認知症．地域リハビリテーション 7：447-452, 2012.
2) 濱昌代：慢性期（ゆるやかな回復期）の訓練プログラム．ADL―作業療法の戦略・戦術・技術．pp38-58, 三輪書店, 2001.
3) 濱昌代：作業療法士から．摂食・嚥下障害．pp21-22, 建帛社, 2004.
4) 濱昌代他：九谷自立食器"あじわい"の開発―持ちやすく飲みやすいマグカップとすくいやすい皿．リハ工学カンファレンス講演論文集11：345-350, 1996.

C 食事関連

3. 脊髄損傷

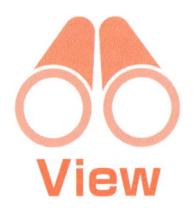

View
- 残存機能ばかりではなく個々の障がい特性を評価して，食事用具の選定をする必要がある。
- 食事は頻度と，継続利用する可能性が多いため影響が多いことを知る必要がある。その上で，食事関連の用具を選定するとき，どのような食事形態が良いのかを評価し，効率が良い福祉用具を選定する。
- 先進のロボットなどの応用も，重度障がい者の自立に支援できるので，情報収集が必要である。

(1) 疾患・障がいの特徴

　脊髄損傷者，特に頸髄損傷（頸損）は食事動作に作業療法士（OT）がかかわることが多い。頸損は多くの場合，記憶や判断や学習などの高次脳機能は保たれており，両方の上肢，手指機能障がいの感覚─運動障がいが主症状となるため，自助具を含めた福祉用具の適応がより効果的な疾患である。しかし，最も着目すべきことは，すべての行為の背景となるバランスの障がいである[1)2)]。加えて，誤解してほしくないのが，残存機能レベルでADLや自助具を決めないことである[3)]。確かに指標としては大いに役立つが，その人の機能や背景によって適応が変化するので，基本である障がい特性と個人の特性は並列的に評価すべきである。

　頸損者はどのような福祉用具を使用するかで，生活全般までもが変化してしまうのでOTの役割は重要である。ここで，注意しておきたいことは便利なグッズの紹介は他職種でも可能であることである。OTは，作業療法の特性である人（障がい）と環境（物）の両方の知識と経験を生かし，単に"食べられるようになった"ではなく，将来にわたり"効率よい継続使用"を動作分析や作業分析に基づいた根拠のもとに情報提供するべきである。

　加えて，食事は日常の中で繰り返して行われる動作であり，このことを無視して，摂食動作だけをアプローチすると中長期的に側彎や痛みなどの二次的障がいを呈してしまう可能性がある。初めに対応したアプローチから変更

するのは難しいので，多くのOTに考慮していただきたい。

(2)福祉用具導入の流れ

①評価

　初めに，どのような形態の食事を希望するかのニーズの聴取が必要となる。手指機能障がいがあっても箸の使用の希望がある場合や，急性期に気管切開している場合に嚥下障がいがあることがある。ニーズと身体機能との関係性の中で，押しつけにならないように，ケースの了解を得ながら進めていく必要がある。

　身体機能評価として，基本的には車いすを含めた座位バランス能力と上肢機能評価が必要である。加えて，頸損の場合は，手指機能の評価も実施しておく必要がある。座位保持に関しては，上肢の運動に対してどの程度座位バランスの影響があるか，ベッド座位やテーブルなどの多様な場面設定で観察評価を実施する。上肢・手指機能に関しては，口へのリーチング，道具などの把持および操作能力など動作観察を含めて評価する。

　この時，動作の可否だけではなく，「なぜできないのか」や「できていても非効率的」や「過度な代償動作の利用」なども分析評価しておく必要がある。

②分析と考察

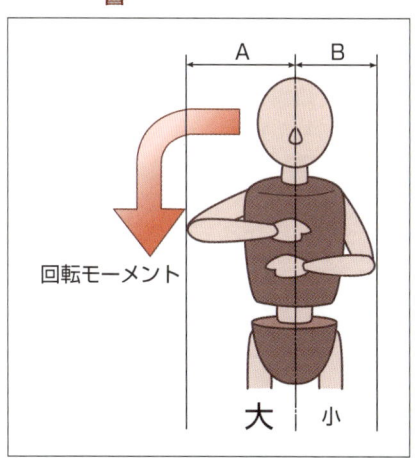

　残存機能がＣ５，Ｃ６レベルの頸損の口へのリーチ動作時[4]，上肢を挙上するときに翼状肩甲になり，正常な肩甲上腕リズムが損なわれ，無理な動作を強いられることがよくみられる［図1］。

　この翼状肩甲を分析すると，口へのリーチ動作時，上肢を前外側方に挙上する場合，重心が前外側方に変位することがわかる。結果として，無自覚的

［図1］　完全麻痺Ｃ５レベルの上肢挙上時の肩甲帯の動き

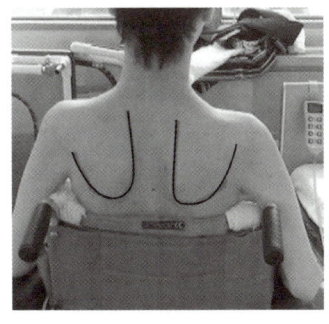

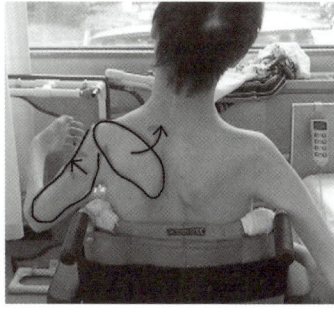

［図2］　口へのリーチ時の姿勢への影響

[図3] PSB使用時の口へのリーチ

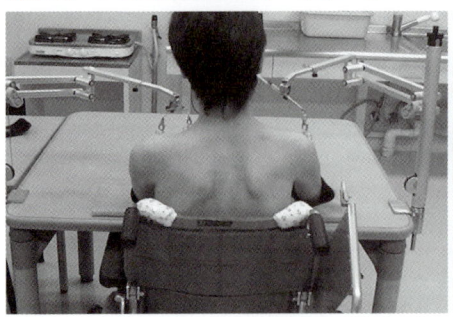

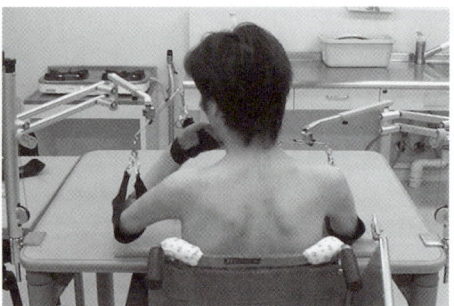

なバランス反応として肩甲帯を後内側に変位しなければならなくなる［図2］。

　相対的にリーチに働く力は弱くなり，努力的な動作になっていく。僧帽筋上部線維や頸部周囲筋は過剰に働き，頸部，肩周囲筋群の力が抜けない過緊張状況に陥る。それが回数や時間経過の中で加重され，痛みや強い痙性に変化し，自発的な動きが減少し可動域制限が起こり始め，関節拘縮へと発展していく可能性が生じる。この場合，上肢の重さを軽減するために，例えばポータブルスプリングバランサー（PSB：Portable Spring Balancer）を利用することで，正常な肩甲上腕リズムを得ることができる［図3］。

(3) 福祉用具の活用

以下に適応例を示す。

①ロボットの適応

　C2～C4レベルの高位頸損者の場合，上肢機能が著しく障がいされているため，基本的には介助が必要であるが，自立の手段がないわけではない。経済的負担はあるが，マイスプーンなどのロボットアームの利用で可能となる場合がある［図4］。

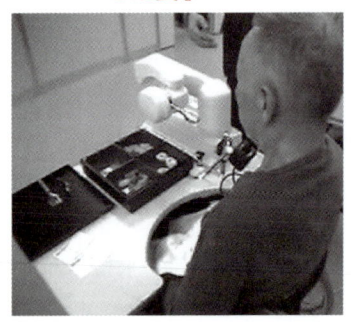

②食事用テーブルの適応[5]

[図4] ロボットアームを利用した食事

　入院中や体調不良時に行うベッド上食事で，通常使用される片側テーブルでは，不安定な姿勢制御と不安定な支持面の影響により，肘で最大抵抗を加えて，肩の痛みと疲労感を訴えていた［図5a］。

　肘の高さに合わせカットアウトした安定したテーブルを使用することで，バランスが安定し視覚・触覚による基礎定位の情報を得やすくなったため，リーチングの質（正中線越え）と量が変化し，頸部や肩の過剰努力が軽減し痛みがなくなった例である［図5b］。

[図5] ベッド上食事時のテーブルによる変化

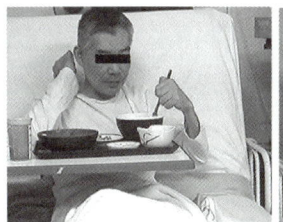

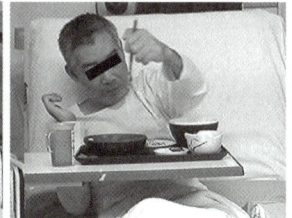

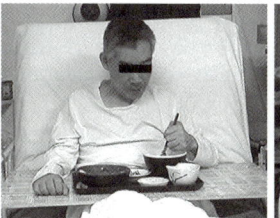

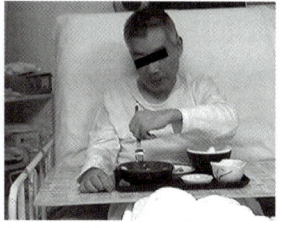

a：片側テーブル　　　　　　　　　　　　　　b：作成したテーブル

③把持用自助具の適応（自助具の違いによる食事動作の変化）

　人は道具を操作するとき[6)7)]に，人を主体とした運動よりはその道具と対象物との関係の情報を得ながら動く．スプーンの中に食物が入ったとき，できるだけ水平に保持されなければならない．ユニバーサルカフで橈側握り時のすくい動作時に肩外転してすくっているのに比べ，ニューカフ時は肩はあまり動かずにより遠位な手関節を利用して食事動作を行っている［図6］．

　このことから，異常と見られるような食事動作は，麻痺の影響ではなく，スプーンの持ち方によって決定されていたことがわかる．正しい自助具の処方をすれば，疲労度や痛みの軽減だけでなく，潜在的な能力を引き出すことも可能となる．

[図6] 自助具の違いによる食事動作の変化（完全麻痺）

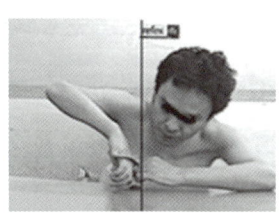

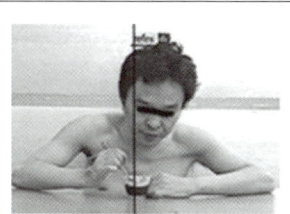

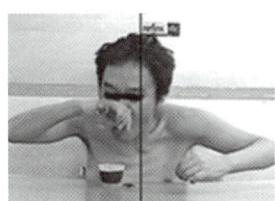

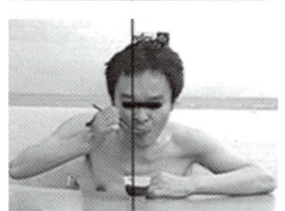

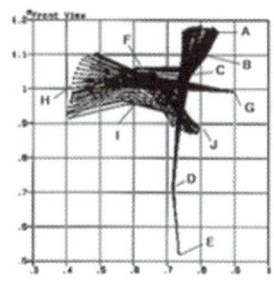

a：ユニバーサルカフ　　b：ニューカフ

a：橈側握りの自助具（ユニバーサルカフ）
・すくい動作：右上肢は，肩外転，内旋し，手首の掌屈．体幹は左側に傾き，左上肢は体重の支持として用いられた．スプーンの操作は堅く，多くすくってしまい，左手は容器を強く押さえなければならない．
・取り込み動作：右上肢は，肩の内旋と挙上外転にて口まで運ぶ．その時バランスを保つため左上肢は外転反応を呈する．
・スティックピクチャ：体幹・上肢は大きく変動する．

b：3指つまみの自助具（ニューカフ）
・すくい動作：手首の掌背屈や前腕の回内外の運動性が拡大し，肩の外転は見られない．スプーンの操作は柔らかくなる．
・取り込み動作：前腕の回外と掌屈にて口にスプーンが向かっていく傾向に変化．
・スティックピクチャ：体幹・上肢はあまり変動しない．

注：スティックピクチャはマーカの時系列データを2次元上に表記したもので，マーカの位置はA：頭頂，B：外後頭隆起，C：C7棘突起，D：L5棘突起，E：骨盤，F・G：左右の肩峰，H：右肘，I：右手首，J：スプーンの延長上に接着した．動作中にこれらのランドマークの3次元位置を4方向からCCDカメラにて撮影し計測．

④手指と手関節への自助具の適応[8]

　Ｃ５レベルの頸損者は手関節伸筋群が麻痺しており下垂手になるため，MP関節は過伸展となり，亜脱臼で手指は屈曲傾向になりやすい。下垂手が口へのリーチ時に過剰に上肢を外転・挙上しなければならない原因になるので，手関節を安定し，食具を装着できる食事用自助具を作製した［図7］。

　手関節背屈位にて安定するため，ローラースケート用手袋を使用した。手背部・掌側部にプラスチックの板があり，挟み込むような形で固定でき，ヒートガンにて角度調整を行った。また，掌側プラスチックにキャッチャーをつけ，ペンやスプーン，フォークが付け替えられるようにした。このケースは，自助具の装着は介助ながらも，手関節が安定したことでMP関節のアライメントが整い，手指の緊張は軽減し，フォークでの食事が可能となった。

［図7］　頸損者（完全麻痺Ｃ５ｂ）への手袋型自助具の適応

（玉垣　努）

文献

1）玉垣努他：頸髄損傷者の坐位保持能力の分析．作業療法8：498-499，1989．
2）玉垣努：高位頸髄損傷者の坐位バランス能力の研究．神奈川リハセンター紀要16：129-131，1990．
3）玉垣努：Ｃ６Ａ頸髄損傷者のADL自立度．OTジャーナル30：719-724，1996．
4）玉垣努：脊髄損傷に対する上肢機能へのアプローチ．疾患別作業療法における上肢機能アプローチ．pp83-89，三輪書店，2012．
5）菅原睦美・玉垣努・亀井真由美他：頸髄損傷者の食事環境に関する一考察．第33回日本作業療法学会誌17：263，1998．
6）玉垣努他：頸髄損傷者の食事用自助具の比較検討．作業療法14：224，1995．
7）玉垣努・江原義弘・別府政敏・野村進：頸髄損傷者の食事用自助具の比較検討．作業療法14：224，1995．
8）玉垣努他：頸髄損傷へのアプローチ．ボバースジャーナル22：26-33，1999．

C 食事関連

4. 神経筋疾患（筋ジストロフィー）

- 脊柱変形を助長させやすい上肢リーチ範囲を補う代償動作に注意する。
- 体重低下による痩せや，食事摂取に時間がかかる場合では，食事介助へ移行する。

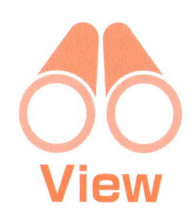

（1）障がいの特徴

　デュシェンヌ型筋ジストロフィー（DMD）は，座位保持や上肢機能の低下により，20歳前後で自力摂取は困難となる。そのため，食事摂取量と体重減少に留意し，総合的に食事介助への移行を検討する。以下に特徴を示す。

- 非侵襲的陽圧換気療法（NPPV）利用者では，特に誤嚥に注意し，徒手や器械による咳介助（mechanical in-exsufflation：MI-E［図1］）の活用により，気道内の異物を排出する対応が重要である。
- 低栄養は，呼吸機能の低下，心負荷を増大させる。体力が衰え疲れやすく，一度減少した体重は元に戻りにくい。高カロリー食などの栄養補助食品を摂取し，体重の減少を防ぐことが大切である。
- 水分のとりすぎは，循環血液量や水分貯留を増し，心臓への負担を増加させる。慢性心不全のある人は，塩分のとりすぎに注意し，決められた量の水分を適切に飲むことが重要である。
- 便秘になりやすいので，食物繊維の多い野菜や果物，海草類などを食べることが良い。また，野菜ジュースやファイバードリンクを飲み排便を促す。
- 介助へ移行する際に「まだできる，変えたくない」などと，抵抗感を示す場合がある。ある日突然，介助へ切り替わるのではなく，試行錯誤の中で心理面への支持が大切である。

［図1］　MI-Eの利用例

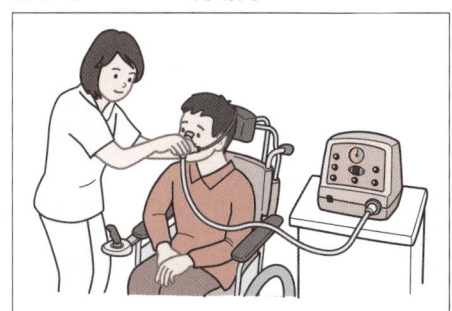

(2)福祉用具導入の流れ

①評価
- 運動機能の特徴を把握：脊柱変形，各関節拘縮と姿勢の関係
- 代償動作分析：食事動作観察
- 一般情報の変動（食事摂取量・体重・食事時間など）
- 現在導入されている支援機器の評価（食事動作では，机の高さも支援機器の1つ）

②分析と考察
　肩周囲筋が低下のため，上肢リーチ範囲を補う，さまざまな代償動作が観察される。代償動作が筋変性を助長させる努力性である場合，筋負荷の少ない方法に変更する。また，体重減少・食事時間や疲労感の増大に留意して，介助への切り替えを視野に入れる。

●上肢操作の特徴 ［図2］
　リーチ範囲を補う代償動作には，体幹を左または右に大きく傾けテーブル上に肘をのせたり，両手を組み合わせ，高さを補うなどの上肢操作の工夫がみられる。

［図2］　上肢操作にみられる代償動作

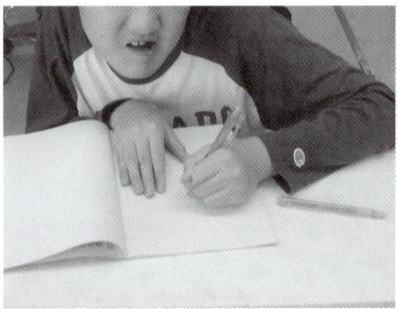

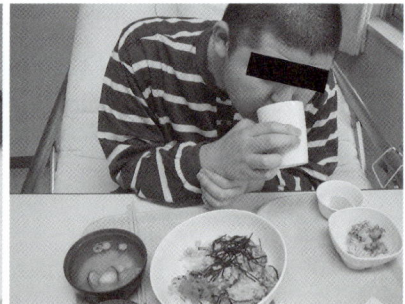

(3)福祉用具の活用

①リーチを補う工夫
●テーブルの高さを利用した活用
　テーブルの高さを利用し，作業位置に上肢を保持する。このような，上肢の支持部はアームサポートと呼ばれている[1]。アームサポートは，上肢支持以外にも，テコの働きで使われている［図3］。

[図3] 机の縁をテコの支点とし，肘が下がることにより手部が口に近づく

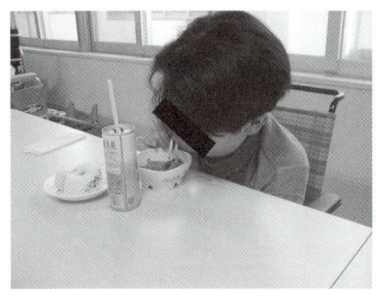

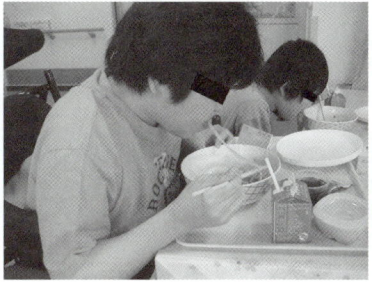

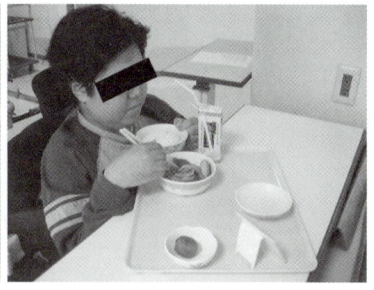

● 回転テーブルの活用

対象物まで腕を伸ばせず，食べ物がすくいづらい場合，回転テーブルを使用し，対象物を手前に移動させリーチ範囲を補える［図4］。

[図4] 回転テーブル利用例

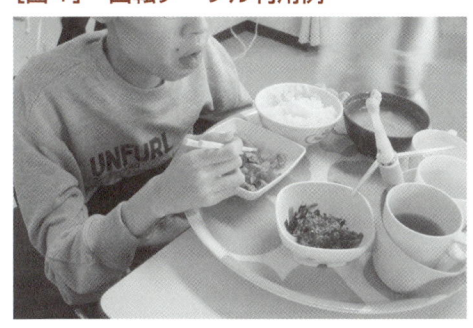

● 上肢把持用装具の利用

上肢の重みを免荷してわずかな筋力でリーチ範囲を補える。肘屈曲筋群，肩関節（BFO★1：肩関節外旋筋，PSB★2：三角筋前部線維）でMMT 2以上の筋力が必要である。

・脊椎後方矯正固定術後の患者では，頭部や体幹を前傾させる食事摂取での代償動作が困難なため，術後早期に導入訓練が行われる。一方で，固定術が行われない患者では，食事での導入例が少ない。これは，装具の導入がなくても，代償動作によって，食事摂取が可能な点にある。

● 食事支援ロボット（マイスプーン）［図6］

顎操作以外で，スイッチによる操作も考慮される。しかし，障がいが重度化してくると，スプーンまで頭部を動かし，口を開けて，スプーン上の食物をすくえない。

自分で食べることに固執し，摂取量が少なくなることは避ける。食事摂取の自立を追求しつつ，一方で介助により楽に食べられ比較できる機会が必要であり，対象者との試行錯誤で介助移行が模索される。

② カットアウトテーブルの利用を再検討する

カットアウトテーブルは，肩関節挙上が困難，体幹の筋力が弱い対象者で利用がみられるが，テーブルに腕をのせた状態では，摩擦が大きくリーチ範

Key Word

★1 BFO
Balance Forearm Orthosis。バランス式前腕装具のことをいう。

★2 PSB［図5］
Portable Spring Balancer。

[図5] PSB利用

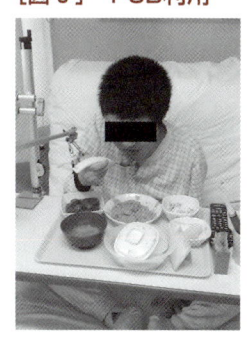

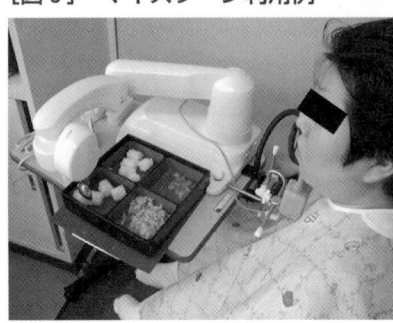

[図6] マイスプーン利用例　　[図7] カットアウトテーブル利用例

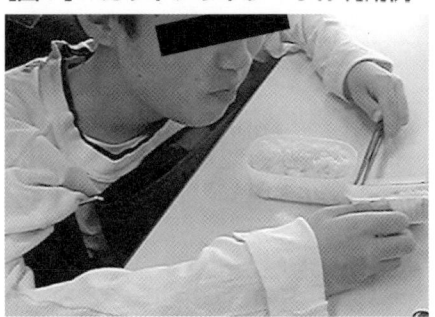

囲は狭くなる。また，上肢操作時に手関節背屈の動作が優位となってしまい，MP関節・手関節背屈位の拘縮が進みやすくなる［図7］。

（田中栄一）

文献

1) 岩渕智恵子・風間忠道：Duchenne型筋ジストロフィー症患者におけるアームサポートの臨床的解釈．厚生省神経疾患研究報告書．1986．

C 食事関連

5. 関節リウマチ（RA）

- RA患者は疼痛や手指変形，リーチ制限によって上肢を用いるADLが阻害される。
- 食事動作では食事具（箸，スプーンなど）と食器の扱いが可能か，上肢による食器へのリーチが可能か，口まで運べるかが問題となる。さらに重度な障がいの場合は，体幹機能など姿勢の状態を把握することも必要である。
- 福祉用具は食事具や食器が主であるが，市販品よりも患者個別の機能に合わせた作業療法士（OT）による自作の自助具が必要となる。

（1）関節リウマチ患者の食事動作の特徴

　RA患者のADLでは，起居動作や歩行などに関する動作は維持されやすい。それは，動作自体が比較的単純で，代償的な方法（歩行補助具など）も多くあるためである。

　一方，食事や整容，更衣では介助の度合いが強い。特に上肢のADLは道具の操作が中心であり，RA患者では疼痛や手指の変形，リーチの制限など複数の要因が相互に関連し，対応を困難にしている場合がある。

　RA患者の食事動作の問題は，❶手指の変形や握力の低下で箸やスプーンなどがうまく持てない，❷リーチの制限や動作時の疼痛で食器などを固定できない，テーブル上の食物へ手が届かない，または口まで運ぶことができない，などがあげられる。

(2)福祉用具導入の流れ

①評価
- 食事具（箸，スプーン，フォークなど）が持てるか？
- 食器を持てるか？（片手，両手）
- 食器を押さえられるか？（テーブル上で）
- 食塊をすくえるか？
- 口まで運べるか？
- 食事をするのにどのような姿勢が楽であるか？

②分析と解釈

●手指機能との関連
　RA患者は手指の変形が進行しても，箸を使うことは意外に保たれる。手指にムチランス変形という関節の動揺性が強い変形があると，道具を保持し続けることが困難となり，箸からスプーン，フォークへ変更する場合が多い。

●関節可動域との関連
　食事動作は肩，肘，手関節の可動域と筋力およびリーチ機能が動作の可否を決定する。特に肘関節の可動域が90°付近で制限されてくると，食事動作で口まで運ぶ動作に困難感を訴える場合が多い。また，食事動作は整容動作同様，顔面など身体上方へのリーチ機能が重要であり，食事動作に問題があれば整容動作も何らかの問題をすでにもっていると考えたほうがよい。

●姿勢（体幹の機能）との関連
　食事動作は上肢機能だけでなく，姿勢との関連も検討が必要である。RAの関節障害は全身の関節に及ぶため，各関節のわずかな改善，悪化がADLの能力に影響する。体幹の可動性をうまく利用できる姿勢は椅子座位などで，これは骨盤と体幹，頭部が自由にコントロールできる姿勢である。上肢によるリーチ機能を体幹機能で相互に補うことが可能となる。

(3)福祉用具の活用

①食事具の活用
　RA患者では食事具を持つ，すくう，口まで運ぶ，という動作が問題となる。また，疼痛や，それに伴う筋力低下も考えると，扱う道具についての条件として軽量であることが必須である。[図1a]は軽量のプラスチック製のフォークに割り箸を取り付けた長柄フォークである。現在，スプーンやフォークは市販の介護用品もあるが，このように簡単な工夫で対応が可能で

[図1] 食事具に活用する福祉用具

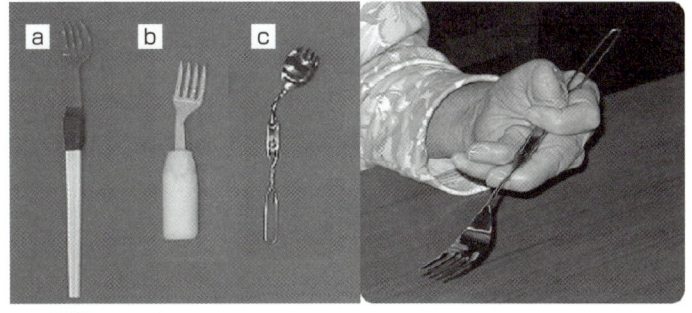

a：長柄フォーク
軽量のプラスチック製フォークに割り箸を取り付けている。
b：太柄フォーク
軽量のプラスチック製フォークに軽量の硬質スポンジを取り付けている。
c：曲げ曲げフォーク
軽量で柄の部分が自由に曲げられる。

[図2] 食器に活用する福祉用具

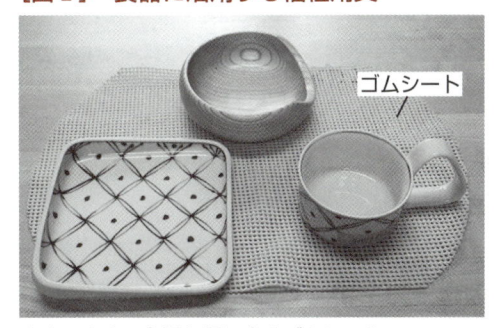

すくいやすい食器と滑り止めゴムシート

ある。
　[図1b] はフォークに軽量の硬質スポンジを取り付けた太柄フォークである。柄については患者の持ちやすい太さに加工している。
　[図1c] は市販の介護用品のフォーク（商品名：曲げ曲げスプーン）である。手指変形が強い場合，変形の状態に合わせ柄の部分を自由に変えられる。

②食器の活用

　RA患者は上肢機能の進行により，茶碗や皿を持つことが困難となり，さらにはテーブル上で固定することも難しい場合がある。[図2] にあるように各種のすくいやすい食器（皿の片側の縁が高く，内方に湾曲している）が利用できる。また，食器の下に滑り止めのゴムシートを敷いておくことで食器の固定は可能である。

③リーチを代償する環境設定

　テーブル上の自分から遠い位置へリーチできない場合，[図3] にあるようなターンテーブルを利用する。ターンテーブルを回転させることにより食器を順次手前に寄せ，食事ができる。

[図3] リーチを代償する環境設定

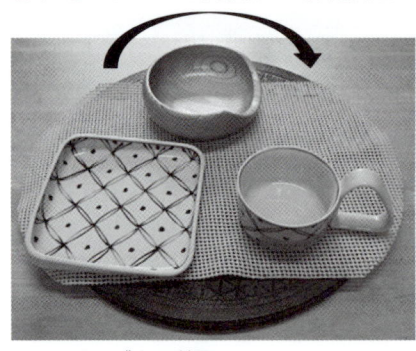

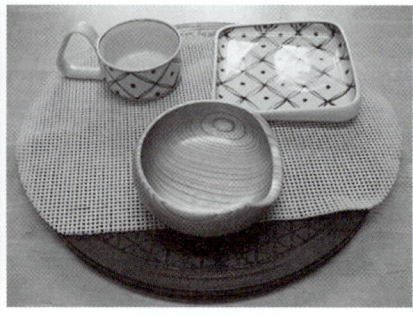

ターンテーブルの利用
①テーブル上へのリーチ範囲が制限されていると遠い食器に手が届かない。
②ターンテーブルを回転させ，食器を順次手前に移動させ，食事をする。

[図4] 重度RA患者の食事動作の工夫

- 問題：口へ運ぶ動作は肘屈曲力が不足しているので，困難であった。
- 解決策：前腕部をテーブル上の台に載せ，体幹を前傾させることにより，フォークの先端に口を近づけ，食べることができた。

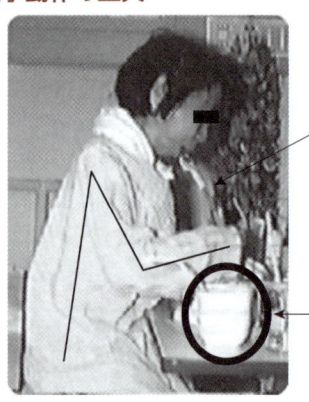

長柄フォーク
前腕部を載せる台

④重度RA患者の食事動作の工夫

　長柄スプーンなど自助具の工夫だけでは難しい場合もある。[図4]にその一例を示すが，肘屈曲力が低下し，口へ運ぶ動作が困難な症例であった。肩関節の関節変形も強く，肩甲骨による代償動作も不十分であった。解決策として[図4]にあるように，食塊をフォークに刺した後，フォークの先端を上向きにし，台上に前腕部を置く。その後，体幹を前傾させフォークの先端に口を近づけ，食べることができた。

（坂本安令）

文献
○松井宣夫：リウマチのリハビリテーション医学．医薬ジャーナル社，1996．
○岩倉博光・岩谷力・土肥信行編：臨床リハビリテーション　慢性関節リウマチ．pp 1－15，医歯薬出版，1990．
○Melvin JL，木村信子他監訳：リウマチ性疾患―小児と成人のためのリハビリテーション居宅訪問，第3版．協同医書出版社，1993．
○林正春：関節リウマチ．作業療法学全書　4身体障害，第3版．pp185－210，協同医書出版社，2008．

第Ⅱ部　福祉用具の適応と目的

D 整容・更衣関連

1. 定義・基礎知識

- 整容・更衣動作は男女の違いや習慣によって人それぞれであるため，生活の質（QOL）向上の観点からも個別性を重視した介入が重要である。
- 整容・更衣動作を通して，自助具作製の基本的アイデアを知る。

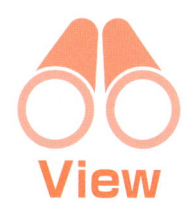

（1）整容・更衣動作について

　整容動作とは"容姿を整える動作"であり，更衣動作とは"衣服の着脱動作"のことである。具体的な動作概念についてはここでは述べないが，QOLの向上に寄与する大切な動作である。
　また，こちらも「Ⓒ食事関連」と同様に自助具の考え方が大切になる。例えば，ボタンエイド★1や片手用爪切り★2は，市販された製品も多いが，作業療法士（OT）などが工夫して身近な素材から作製することも多い。

Key Word
★1　ボタンエイド
ボタンエイドとは，手指の巧緻性障害により，ボタン掛けが困難な場合に使用する自助具である。

（2）整容動作について

　整容動作には毎日行われる習慣的動作やたまに行われる習慣的動作，そして個別の事由によって行われる動作がある。中でも，歯みがき，髭そり，洗顔など毎日行われる習慣的動作は生活リズムを整える役割がある。また，爪切りなどのようにたまに行われる習慣的動作や個別の事由によって行われる動作，例えばコンタクトレンズの着脱などが日常生活で自立することは，QOLを向上させる大きな要因になる。

Key Word
★2　片手用爪切り
片手用爪切りとは，例えば脳卒中右片麻痺者が左手の爪を切るための道具である。

①環境整備での介入

　環境整備での介入を考えたときには"その人なりの生活"の内容を注意深く把握することが大切であり，その人に必要な整容動作の抽出をしなければ

[図1] メガネ装着自助具

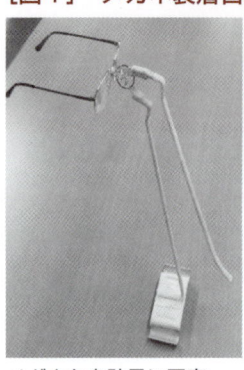

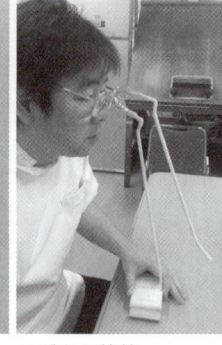

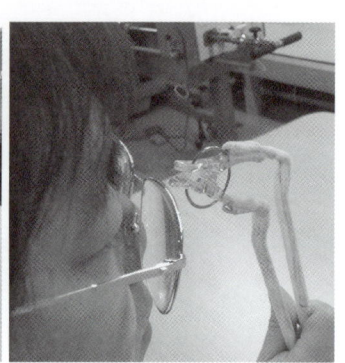

メガネを自助具に固定　　メガネの装着　　メガネを自助具から外す

ならない。

　例えば，歯みがきや洗顔など，毎日行われる習慣的な整容動作に関しては，洗面台の高さ調整や蛇口，シャワーの位置などについて住宅改修も含めた観点からの介入も検討される。その一方で，例えば歯みがき動作で考えてみると，洗面所などの水周りについては住宅改修も視野に入れた検討が必要だが，歯をみがく動作では歯ブラシの把持や歯みがきペーストの取扱いなど，自助具の検討も必要になってくる。

　また，コンタクトレンズの着脱やメガネの着脱，化粧，入れ歯洗浄あるいは爪の手入れなど，万人に共通しない個別的な事由による整容動作においても自助具が主体となる場合が多く，これらの動作を行う環境は，状況に応じて自分で設定する必要が出てくる。

　例えば，メガネの着脱における自助具の使用を考えると，この動作は自宅でもデイサービスでも行い，あるいは映画館でも行う動作であるかもしれない。つまり，この類の整容動作は場所を選ばずに使える自助具が必要となり，そして自助具を使う環境は自分で設定しなければならない。

　例えば手が耳まで届かない場合，[図1] のようにテーブル上，胸元でメガネの固定を操作しながら装着できるような自助具が考えられる。この自助具はどこでも使えるものだが，自分が装着しやすい高さの場所，つまり環境については状況に応じて自分で設定しなければならない。

②福祉用具での介入

　整容動作に関して福祉用具の介入を考えると，男女の違いや個々の生活習慣に合わせた自助具の検討が必要であることがわかる。そのため，自助具作製においてはOTによる身体機能評価とともに各整容動作をどこで，どのタイミングで行うかの評価も重要になってくる。自助具はOTなどが作製することが多く，そのアイデアを出すためには自助具やその使用者の分析を日頃からイメージしておくことが大切である。

　例として脳梗塞右片麻痺者の片手用爪切りの使用について分析してみる。使用者の身体機能や精神機能評価のほかに，[表] に示すような自助具の分析も大切である。

[表] 片手用爪切りの分析（例：脳梗塞右片麻痺）

自助具の分析例	
目　　的	整容動作
使用部位	左手で操作
使用肢位	椅子座位または端座位
使用頻度	時々使用（2週間に1回程度）
使用環境	テーブル上
操作工程	3工程（①自助具の設置，②爪の位置調整，③手掌を押しつけて爪の切断）
製作方法	アクリル板やステンレス板の切断・穴あけ，カシメ止め，蝶番止めなど

　このような分析は，自助具作製のアイデアにつなげるために必要なポイントである。まずは，自助具の目的をカテゴリー別に分けて，例えばADL，趣味，仕事のように分けて多くの種類を知ることである。そして，身体のどこの部分を用いて自助具を操作しているのか，どのような姿勢でどのような自助具が使用できるのかを知ることも大切である。自助具作製においてどんな材料を使ったらいいのか検討する上でも，自助具の使用頻度や使用環境について考え自助具の耐久性を分析する。また，使用者の理解力に考慮された自助具であることも大切な要素であるため，目的動作に至るまでの操作工程についてイメージすることも重要なポイントとなる。

　具体的な自助具について少し紹介する。爪切りでは片手用爪切りのほかに足用の爪切りについても考えることができる。市販されている製品やその他にも多くのアイデアがあるが，[図2]のように指先で長柄パイプを押すことで先端に装着された爪切りを操作するような自助具も考えられる。

[図2] 足用爪切り

　コンタクトレンズの着脱は非常に微細な動作であるが，例えば，片手で着脱を行う場合の瞼を挙上させるアイデアとしては，[図3]のようにゴムなどの摩擦がある素材に瞼を押しつけることが考えられる。

　歯みがきでのブラシの把持については，「©食事関連」で紹介したグリップの調整や万能カフが有効である。また，片手に障がい

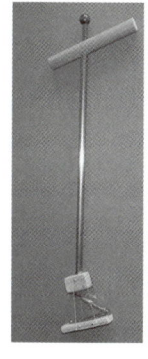

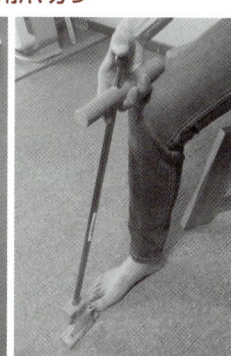

[図3] 眼瞼挙上の工夫

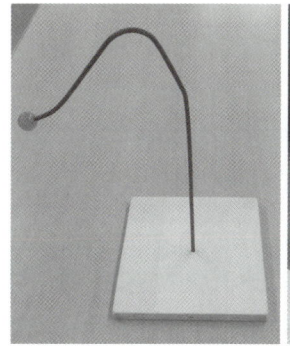

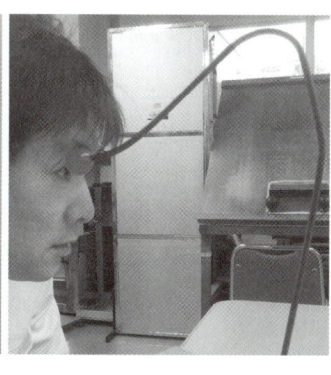

[図4] 歯みがきペーストの固定

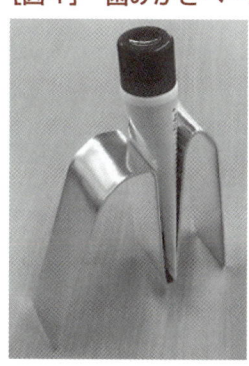

を抱えている場合などはペーストの蓋の開閉が困難であり，[図4]のようにペーストを固定する自助具が必要な場合も考えられる。

(3)更衣動作について

　日本のように一年を通して季節が変わり，寒暖の差があるような地域においては，季節に合わせた服を着ること，あるいは肌着を着ることが，体温調節にもつながり生理的な恒常性を保つことになる。結果として生命維持にもつながる重要な行為であり，それゆえに更衣動作が困難であると，寒い季節は家族などの介助量が増えてしまう。
　更衣動作は姿勢の保持や上下肢・体幹の粗大な身体機能や左右弁別などの高次脳機能にも深くかかわっている動作であり，介助の有無にかかわらず住環境整備や福祉用具の介入が大切になってくる。

①環境整備での介入

　更衣動作は粗大な身体機能が必要な動作であり，自立するためには立位，座位，臥位など多様な肢位を用いる必要がある。ズボンの着脱などはその典型例で，ズボンを両足から大腿部まで通すまでは椅子座位で行い，その後，殿部まで引き上げるには手すりにつかまって立位で行うなど，自立には多様な肢位が必要になる。そのため，環境整備への介入においては，手すりの設置など住宅改修が必要になる場面を想定する。日常生活において更衣動作を行う環境は，居室，寝室，入浴時の脱衣場，トイレなどであり，環境により更衣スペースや手すりの設置を検討しなければならない。
　また，座位でズボンや靴下を着脱する場合は，座位安定性の確保が必要になるため，椅子やベッド，クッションなどの福祉用具を用いて，座位バランスを安定させる必要がある。例えば，靴下の着脱は，床上やベッド上ではあぐらや長座位などで行われること，また椅子座位では足を組んだり足置き台を使用することなどが考えられる。そして，これらの肢位で自助具を使用することも考えられるため，それぞれの肢位で座位バランスを安定させる必要がある。
　したがって，環境整備への介入に関しては，❶更衣動作を行う環境，❷更衣動作を行う姿勢，❸住宅改修の必要性，❹福祉用具の必要性について，総合的に検討する。

②福祉用具での介入

　「ⓒ食事関連」で述べたように，福祉用具への介入は"直接介入"と"間接介入"に分けられる。間接介入とは更衣動作を実施しやすい環境を住宅改修や福祉用具を利用して調整することであり，考え方は「食事関連」と同じであるので，ここでは直接介入について述べる。これは，衣服そのものに工夫を施して更衣動作を可能にするものと，更衣動作における各工程での困難な

動作を自助具により可能にするものに分けられる。

　衣服自体に工夫を施す場合，まずは市販されている衣服の選択が必要である。具体的には"かぶりシャツ"や"前開きシャツ"などの衣服の種類や"ボタン""ファスナー""ベルクロ"などの有無，そして"伸縮性"や"通気性"など衣服の特性を考慮して，まずは着やすい衣服を選択することから考える。

　その上で，例えば手指の巧緻性が障がいされてボタンが使用できない者に対してボタン部分をマジックテープに変更したり，高次脳機能障がいにより左右弁別が困難な者に対して左右の袖に目印を付けることなど，衣服自体への工夫を考える。袖や裾あるいはズボンの腰帯部分にヒモのループを縫い付けて持ちやすくする工夫なども考えられ，これらも自助具の一種といえる。

　下衣の工夫として，例えばズボンの着脱ではサスペンダーを利用する方法がある。サスペンダーに付いているクリップでズボンと上衣をとめることで，動作の途中でズボンが下がってしまうことを防げる。しかし，サスペンダーのクリップは開閉するのに指先の力を必要とするタイプが一般的であり，[図5]のような平ゴムに洗濯バサミなどを取り付けた自助具も有効である。

　また，腰をかがめることが困難な場合などに靴下を履くとき，最も困難になるのが足先を靴下に入れることになるが，その方法としては[図6]のような自助具がある。これは，扇形に切断された平面に形状が戻る素材（プラスチックの下敷きのような素材）を丸めて，その外側に靴下を装着して足先から履いていくものである。完全に靴下を履くにはリーチャー★3の併用が必要な場合もあるが，足先に靴下を挿入するには有効な方法である。

D-1　整容・更衣関連　定義・基礎知識

Key Word

★3　リーチャー
種類はさまざまで，手が届かない場所の操作を行うように工夫された自助具である。先端の形でできる動作が異なる。マジックハンドもリーチャーの一種である。

[図5]　自助具によるズボンの着脱

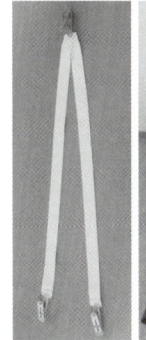

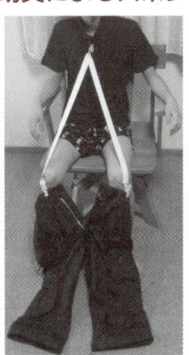

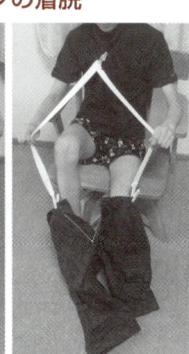

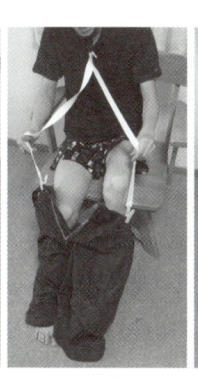

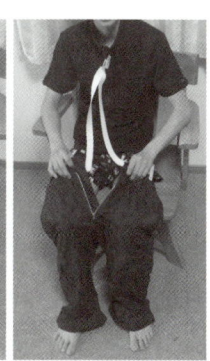

衣服への自助具取付　　右足着　　左足着　　ズボンの引き上げ

[図6]　靴下を履く

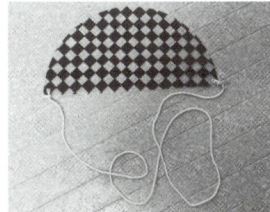

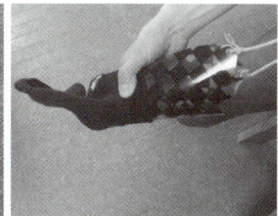

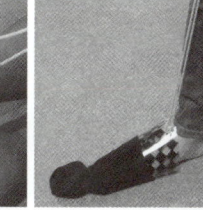

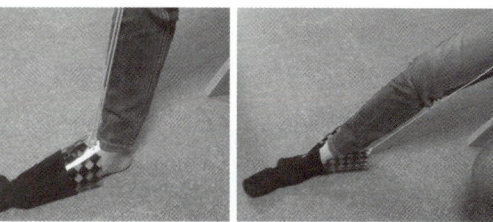

靴下の装着　　足先の挿入　　自助具を引き抜く

[図7] 靴下を脱ぐ

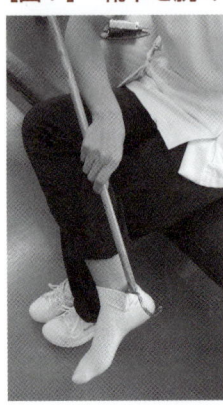

靴下を脱ぐ場合は[図7]のようにリーチャーを使用して靴下を押し下げていく方法がある。

リーチャーの概念では，一般的にマジックハンドという名称で先端のアームの開閉で遠くの物をつかんだりする道具が知られているが，先端の形によっては目的とする動作が異なる。代表的なリーチャーの先端部分の形を[図8]に示す。"引き寄せる" "押す" "はさむ" "引っ掛ける" など目的に合わせたリーチャーを使い分けることで，自立したADLの範囲を広げることができる。

ジャンパーなどによく見られるファスナーを装着する動作は，片手で行う場合や上肢に振戦がある場合にファスナーの左右の金具を合わせる工程で困難が生じるが，[図9]のようにクリップを利用した自助具で固定することで可能となる。

また，ネクタイも[図10]のように同じ自助具を利用して片側を固定する

[図8] リーチャーの典型例

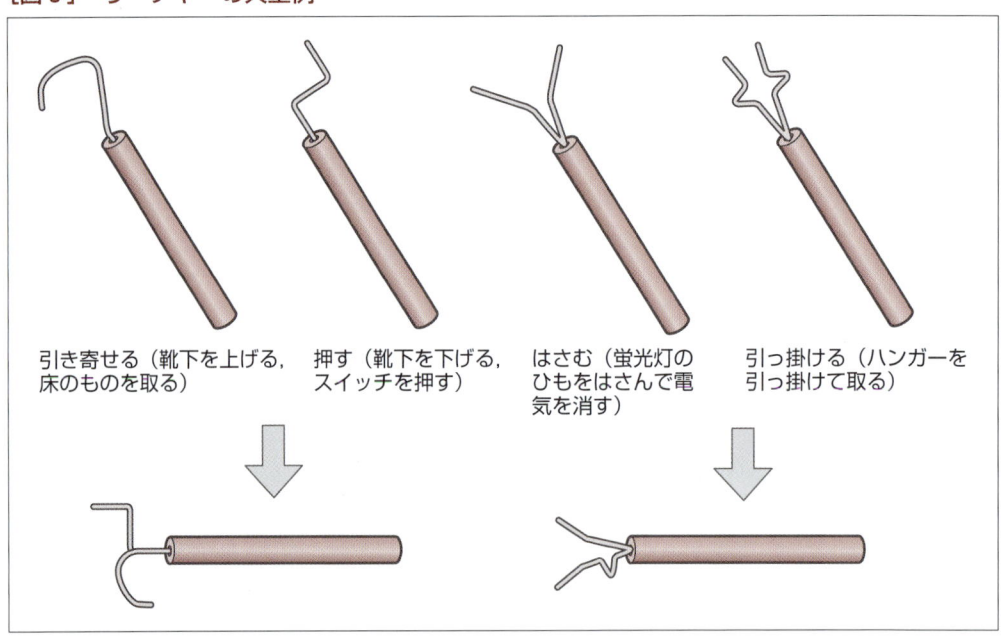

引き寄せる（靴下を上げる，床のものを取る）
押す（靴下を下げる，スイッチを押す）
はさむ（蛍光灯のひもをはさんで電気を消す）
引っ掛ける（ハンガーを引っ掛けて取る）

[図9] ファスナーを上げる自助具

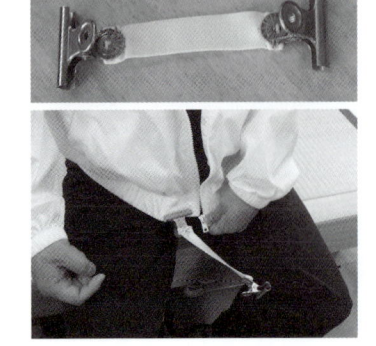

[図10] ネクタイを締める工夫

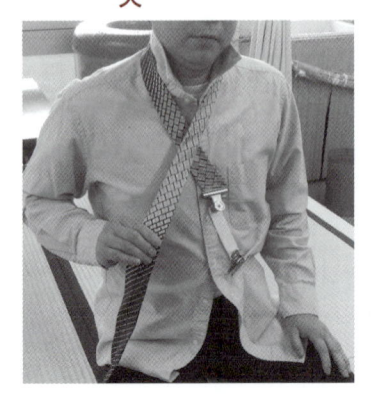

ことで片手でも締めることができる。これはネクタイピンでも代用できる。振戦などで上肢の協調性が低下していても，このような固定である程度ネクタイを安定させることができる。

　このように季節や着たい服に合わせて，OTはさまざまなアイデアを提供できる。

(錠内広之)

D 整容・更衣関連

2. 高齢者・脳血管疾患（片麻痺）

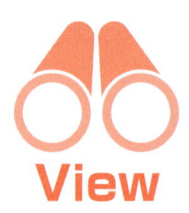

View
- 片麻痺者は突然の発症により，バランス能力が低下し，自己身体の定位を見失ってしまう。感覚・知覚などの障がいを併せ持ち，非麻痺側を含めた上肢での活動は自由な環境とはいえない。
- 片麻痺者の更衣動作を評価，訓練する上で，健常者の更衣動作の特性を分析することは重要な手がかりとなる。
- 片麻痺者の更衣動作への介入は，身体定位を促した中で，布の張りを情報にした抵抗探索を引き出すことが必要である。

（1）脳血管疾患者（片麻痺）の特徴

　片麻痺者は，突然の発症によって重力と支持面との環境下で姿勢をどのように保持し，どの方向に動き出せばいいのか，自己身体の定位を見失ってしまう。運動障がいだけでなく，感覚・知覚などの障がいも併せ持ち，日常生活動作においてさまざまな困難性を示している。

　急性期の片麻痺者は非麻痺側の手でベッド柵を握りしめていたり，座位保持の際に非麻痺側上下肢で姿勢を逆に崩す方向へ突っ張ったりと，混乱しているようにみえる。座位保持を獲得しても，多くの片麻痺者は重心を低く保ち，四肢を身体内部に引き寄せ屈曲方向に固定する傾向がある。何か活動を行う際には，姿勢の固定を優先し，できるだけ構えの変化や重心の移動を起こさない戦略をとっている。そのような状況では，非麻痺側上肢に頼った片手動作となり，緊張を強め，努力的な使用となっている。

　体幹部のバランス能力が低下し，上肢は姿勢を保持するための代償としても参加している。非麻痺側上肢のリーチであっても，体幹に引き寄せた内転内旋パターンとなりやすく，健常者のように手が自由な環境にないことがうかがえる。上肢と体幹の協調関係が得られず，活動時の努力性，困難性を強めた中で日常生活動作を行っている。

(2) 福祉用具導入の流れ

①片麻痺者の更衣動作の評価

　ADLの諸活動は，何度も体験・体感されて獲得する「熟練」である。子どもの発達から更衣をみてみると，最初は介助が必要である。袖口まで手をもっていく介助が初めは必要だが，次第に衣服の操作を介助するだけで，袖口を自分で探し動作に協力するようになっていく。その過程から，更衣は，衣服の布の張りをつくり，抵抗感（触・圧刺激）を探索することが動作に必要な情報である。また，上肢・手だけではなく，全身での活動となっている。着衣は布地との接触を求め，脱衣では接触を外していくように反応しているのが確認できる。

　片麻痺者の更衣動作を評価する際，健常者の更衣の特性を分析することは，重要な評価の視点となる。

　右上肢の通過は，左手と右上肢の間で衣服の張りがつくり出されている［図1左］。その張りによって上肢末端部にかかる触・圧刺激を探索し，肩甲帯を含め右上肢が伸展していく。左上肢の通過は，右上肢・右体側部・背面部と左上肢間でつくられる張りによって，左上肢が伸展・外旋していく［図1右］。

［図1］　健常者の更衣の特性

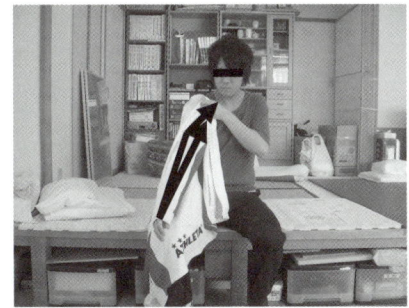

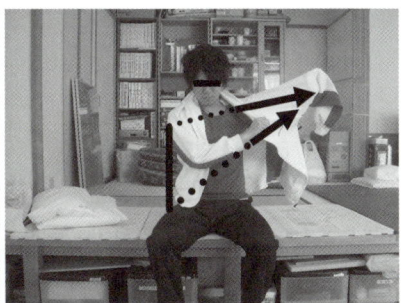

②片麻痺者の更衣動作の分析と考察

　見守りが必要な右片麻痺（女性，端座位保持）の人の更衣［図2］の場合を示す。

　非麻痺側上肢は肩甲帯下制，肩関節内転・内旋での緊張を強めたまま，麻痺側上肢を通過させる衣服の操作を行う。麻痺側肩甲帯，骨盤帯は後退し，後方へバランスを崩してしまう。麻痺側肩甲帯までの通過を介助するも，衣服と身体との張りをつくれず，麻痺側後方へのバランスの崩れを強め，左側の袖部を前方へ引き出すことだけに着目している。

　考えられる問題点や課題は以下のとおり。

・体幹部のバランス能力が低下しており，非麻痺側上肢は床へ押しつけるよ

[図2] 片麻痺者の更衣動作の評価

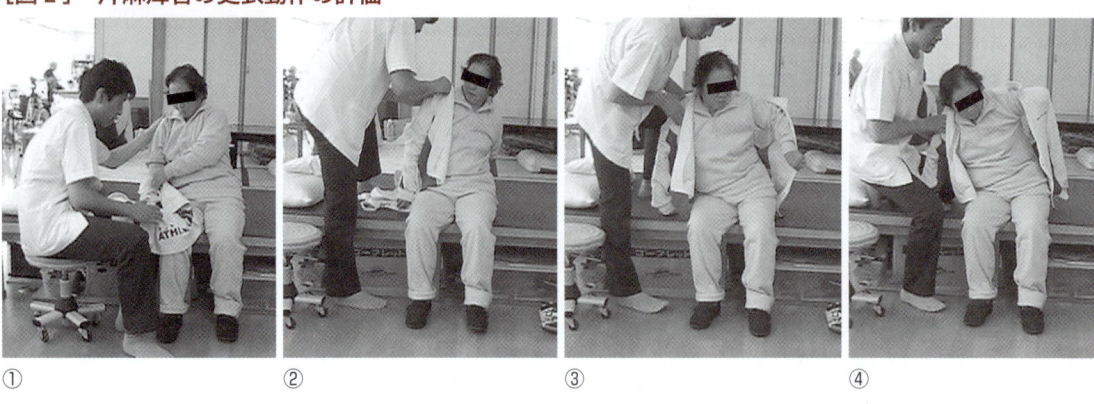

① ② ③ ④

うに緊張を強めている。
・そのような上肢活動では，手関節，肘関節，肩関節の緊張は強く，衣服と身体でつくられる張りを情報にした操作となっていない。

(3) 福祉用具の活用（更衣動作への介入）

①上衣脱衣の介入

　姿勢を保持するための非麻痺側上肢の代償を軽減するため，作業療法士（OT）は対象者の麻痺側に接触し，身体定位を促した中で介入する。非麻痺側の前身ごろと襟の部分から衣服の張りをつくり，非麻痺側肩甲帯部へ触圧情報を強調する［図3①］。
　下後方へのOTが加えた触圧情報に対し，上前方へ対象者の肩甲帯部が滑り込むように通過をみる［図3②］。
　衣服の張りを手がかりに，肩甲帯の滑り込みに続いて非麻痺側肩関節の外旋運動をみる［図3③］。
　衣服の通過に合わせ，上肢を回旋させたり，肘関節の屈曲・伸展のタイミ

[図3] 上衣脱衣の介入

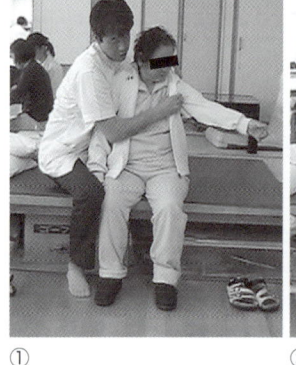

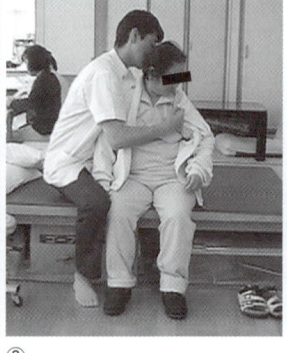

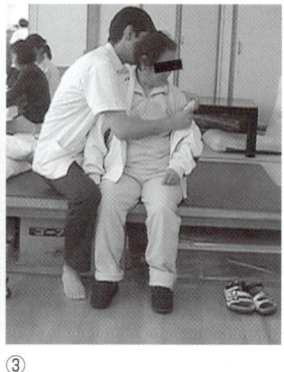

① ② ③

[図4] 上衣着衣の介入

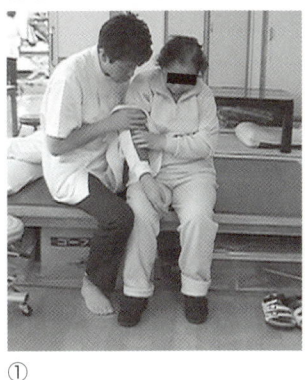

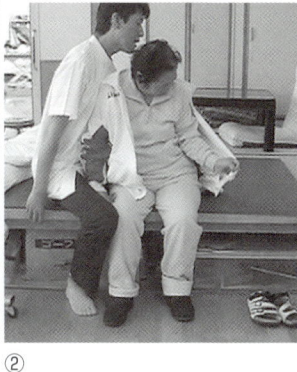

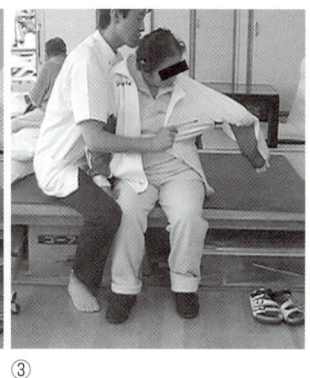

① ② ③

[図5] 上衣着衣の介入の結果

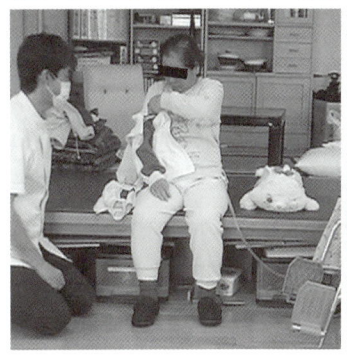

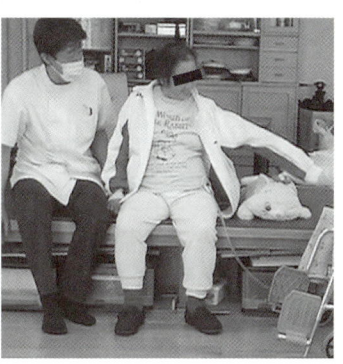

ングが合ってきたり，リラックスした中での反応となる。肩関節の回旋運動など上肢の分離性が増えることで，麻痺側後方へのバランスの崩れは軽減し更衣動作を行えるようになる。

②上衣着衣の介入

脱衣場面にて非麻痺側上肢の分離性が増え，その後の麻痺側上肢へのリーチ動作は楽に行えている。上肢を通過させる衣服の操作にも余裕があり，手掌面全体が麻痺側上肢に接触することができている[図4①]。麻痺側上肢末端部から広がる布の触圧情報を強調し，麻痺側上肢の通過を促す[図4②]。非麻痺側上肢の通過では，麻痺側上肢・体側部，背面部と非麻痺側手でつくられた張りを確認してもらい，非麻痺側肩甲帯・上肢の通過を促していく[図4③]。

バランスを崩すことなく，衣服と身体でつくられる張りを情報に着衣できている[図5]。

(青木栄一)

文献

○山本伸一他編：活動分析アプローチ—中枢神経系障害の評価と治療．青海社，2005．
○山本伸一：中枢神経系疾患に対する作業療法．三輪書店，2009．

D 整容・更衣関連

3. 脊髄損傷

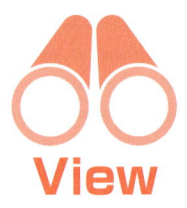

View
- 頸髄損傷者では，下肢，体幹筋の麻痺，感覚障がいにより，姿勢を変えたり保とうとする能力が障がいされ，安定して座って手を動かし物を操作することが困難な状況となる。
- このような障がいと合わせ，手指機能の障がいは歯ブラシを把持したり，ズボンをつまんだりボタンを付けたりといったことを困難とし，整容，更衣動作に大きな支障をきたしてしまう。
- 把持するための自助具の作成や衣類の加工，安定して動くことができる環境調整を行い，このような障がいをもった人の動作を自立に導くことを目指す。

（1）疾患・障がいの特徴

脊髄損傷者において更衣動作，整容動作はそれらを行うための動作や環境が異なるため，「更衣」と「整容」の2つの項目に分けて記載する。

(a) 更衣動作

①更衣動作の評価の視点

下肢の麻痺を有する脊髄損傷者のズボン更衣動作は健常動作パターンと異なり，特有の動作方法の習得が必要となるため，福祉用具，住環境を考える上ではその動作方法を知ることも必要となる。基本的にベッド上での動作が主になるが，上衣に関しては車いす上のほうがやりやすい場合もあり，前方にテーブルを置いて上着を着る人もいる。残存機能レベルやケースによってバリエーション豊富な動作であるが，一例として上衣，下衣の方法を写真でまとめた［図1］［図2］。

[図1] 更衣動作かぶりシャツ

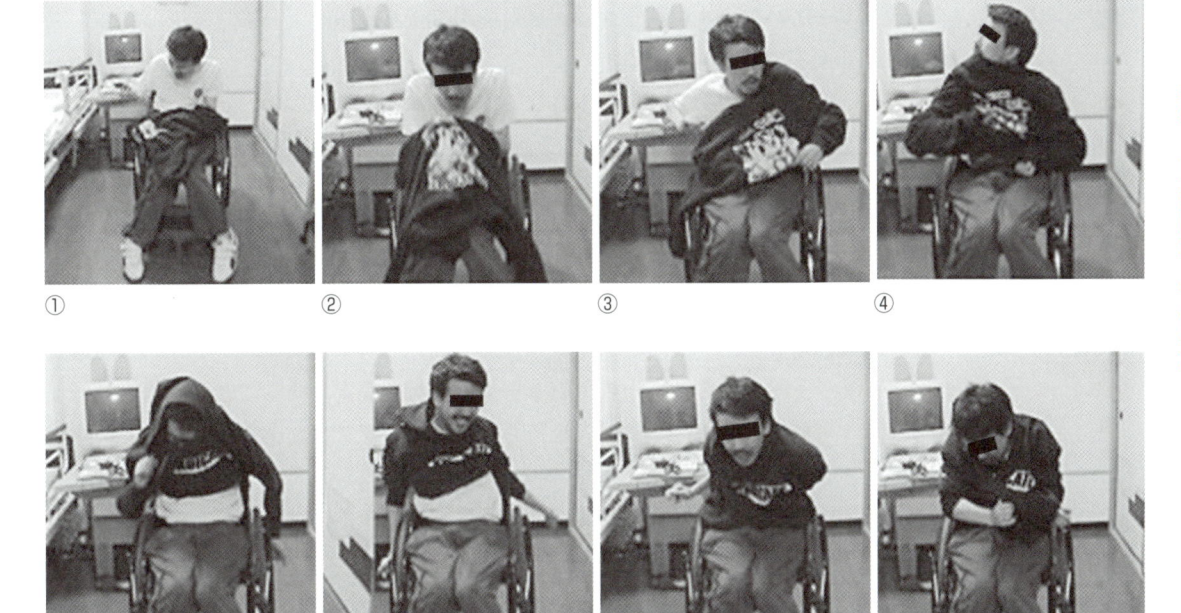

① ② ③ ④
⑤ ⑥ ⑦ ⑧

[図2] 更衣動作ズボン

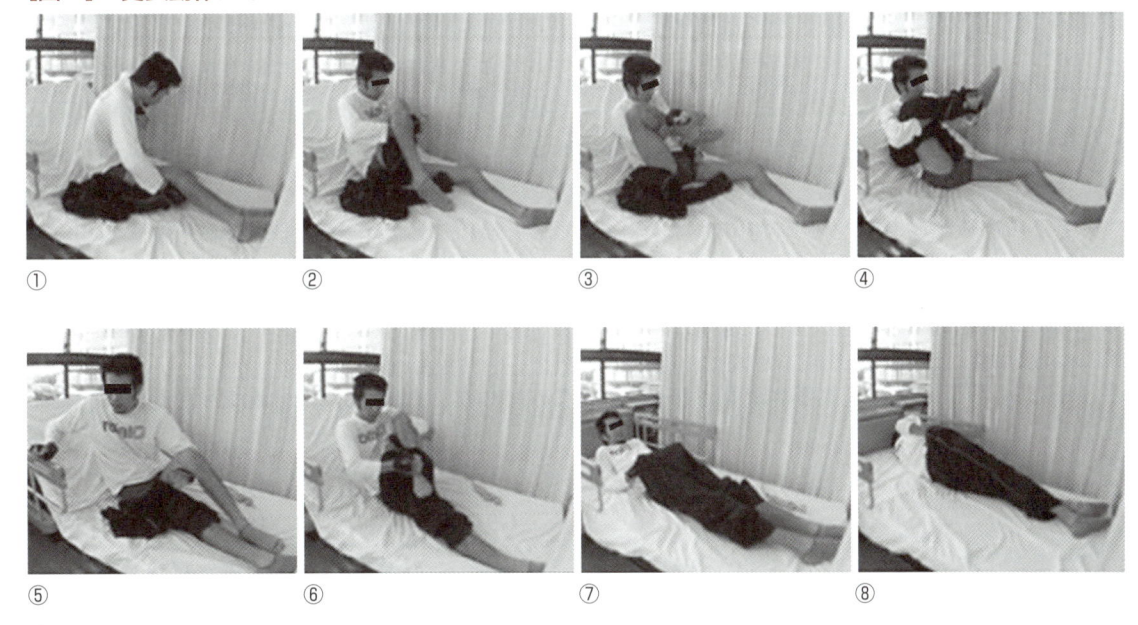

① ② ③ ④
⑤ ⑥ ⑦ ⑧

②分析と考察

　[図1] にC6a完全頸髄損傷者の上着動作を示す。
①軽く殿部を前に出し，身体を安定させる。
②両手で袖口を探す。
③腕は脇の下までしっかり通しておく。
④反対も通し，首元いっぱいまで引き上げる。

⑤片手で姿勢を保持しながら片手で頭を通す。
⑥〜⑦ハンドルに腕をかけ，反対の手で後ろ身頃を下ろす。
⑧両手で前身頃を下ろす。
　ベッド上の更衣動作も大きな方法，手順は変わらない。

③分析と考察

　[図2]にC6b2完全頸髄損傷者のズボン動作を示す。
①〜②膝あげ動作：サイドレールで身体が倒れないように支えながら下肢に手をかけ，骨盤を後傾することで重心を後方に移動させ下肢を持ち上げている。
③〜④ベッドの背もたれに寄り掛かり姿勢を安定させることで，両手動作が可能になる。片手は下肢を持ち，もう片手でズボンを下肢に通していく。靴下も同様の方法ではく。
⑤〜⑥反対側も同様に実施。このとき両側のズボンはなるべく深くはいておく。
⑦ベッドの背もたれを下げ，ズボンに両手をかけそのまま後方に倒れ込むことで大腿部をクリアし，ズボンを深くはく。
⑧サイドレールに腕をかけ寝返りをして側臥位で安定し，もう片手で殿部，特に仙骨部をはく。

④更衣動作時の福祉用具の活用

●ベッド背上げ機能

　頸髄損傷者は体幹筋の麻痺により転倒のリスクが高いため，後方の安全があることは精神的な安心につながり，積極的な重心移動が可能になる動作の効率性を得ることができる。しかし，この背上げ機能は起こしすぎる［図3］と，上肢を前に出しただけで前方に倒れそうになってしまい，上着をかぶる動作が難しくなってしまう。また，下肢を持ち上げる際も，後方への重心移動が行われず，自重のかかった下肢はとても重いものとなってしまう。
　車いす上でも殿部の位置が奥に張りすぎていると［図3］のような現象になってしまう場合がある。このような現象を見て，上肢の筋力不足という評価の結果，筋力トレーニング中心の訓練メニューになるのは残念な話である。倒れすぎず，起こしすぎない適度なベッド背角度の調整や車いす上での殿部

[図3]　不適切な例

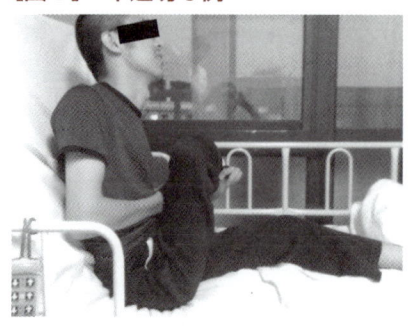

[図4]　適切な例

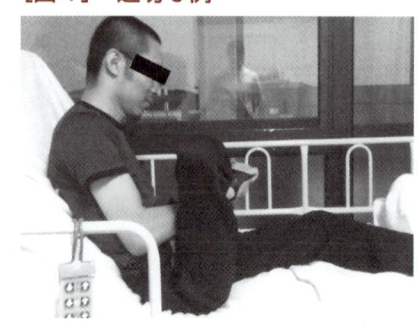

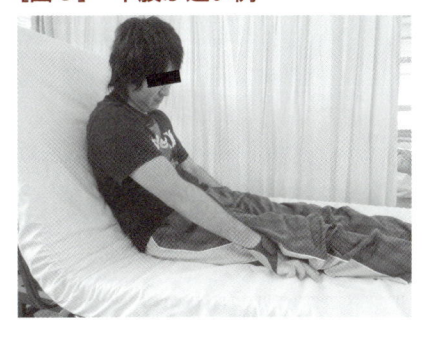

[図5] 下肢が遠い例　　　　[図6] 下肢が近く上げやすい例

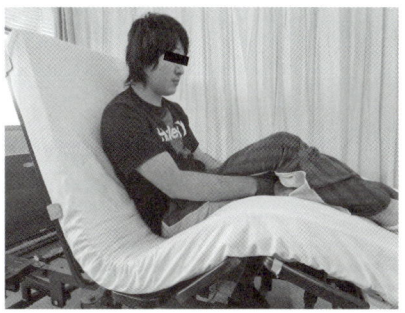

の位置を見直せば，パフォーマンスは大きく変わる場合がある［図4］。

● ベッド膝上げ機能

　下肢が麻痺していると，ズボンを足先に通す際，前述のような足上げ動作が必要となる。ベッドの膝上げ機能を駆使すれば，ベッド上動作時のずり落ちる姿勢の予防や，前屈，前屈からの起き上がり，下肢を持ち上げる際の距離の短縮などメリットがある［図5］［図6］。

● ベッドサイドレール（ベッド柵）

　姿勢を保持，修正，寝返りをするための手がかりとして多く使われるものである［図7］［図8］。ベッドもメーカーにより幅や背上げ機構の違いなどさまざまであるが，サイドレールの長さや，格子の向きや形状がその人の動き方に合った形状であるかどうかも，評価においては重要になってくる。車いすではハンドルやアームレストがそれにあたり，高さや長さにより動作は影響を受ける。

● 衣類への工夫

　つまむことが難しい場合，ボタンやジッパーを操作することが困難となるため，加工することが多い［図9］〜［図11］。その際，なるべくループやジッパー等を目立たないように加工したいし，もちろん当事者たちもそう考えている。衣類の素材に関しては，残存レベルに関係なく，最初はほど良い伸縮性があったり加工されたりしているような簡単な衣類から始まり，徐々にその加工が減っていくように段階づけて選択して，最終的にはジーンズやスーツの練習まで行う。

［図7］ ベッドサイドレール　　　［図8］ ベッドサイドレール

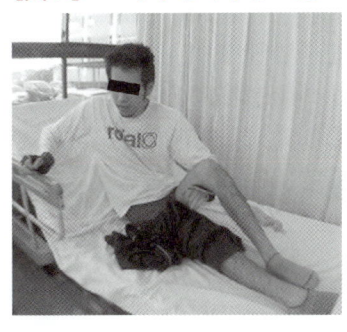

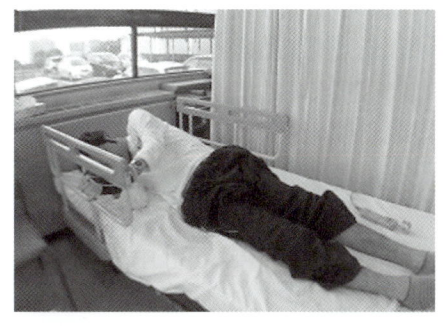

D-3　整容・更衣関連　脊髄損傷

131

[図9] ボタンエイド

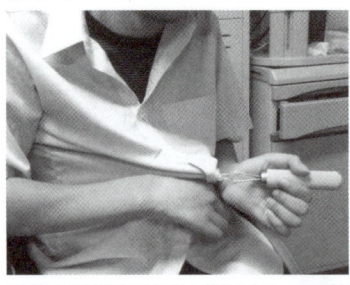

手首の背屈ができれば加工なしで可能な場合がある（写真はＣ６ｂ２者）。

[図10] ジッパー結束バンド

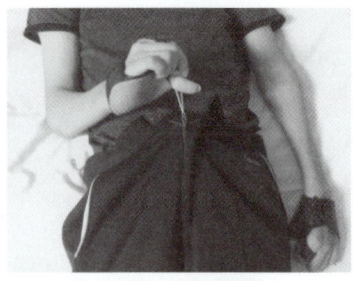

ファスナーは難しいため加工が必要な場合がある。服の色と同じような色にすればほとんど目立たない。

[図11] ズボンのループ

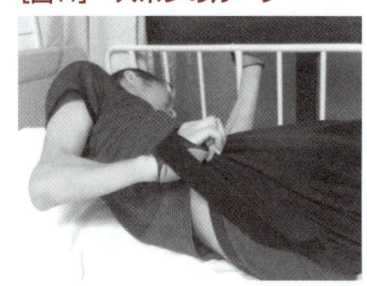

ズボンをつかめないため，縫いつけて行う。

(b)整容動作

①整容動作の評価の視点

脊髄損傷者において整容動作は食事と似た要素が多く，比較的早い段階で自立可能な動作である。対麻痺者では環境に対するアプローチが主となり，四肢麻痺者では上肢機能や姿勢保持，物品操作についてのアプローチが重要となる。

②分析と考察

●環境要因

整容動作の多くは「洗面所」で行われることが多い。化粧等も含め幅広く解釈して「机上課題」の１つといえる。大事なのは「その場所に行き，目的作業が完結できるか」である。つまり屋内の移動が確実に行えるのか，洗面台に正面から入れるのか，蛇口に手が届くのか，細かい道具に届くのかなど動作を一連で評価する必要がある。そのため，実際の家屋で評価することが重要である。

●上肢機能

四肢麻痺者は残存機能レベルにより方法が変わってくる。まずどのレベルの機能が残存し，どこから失われているのか，感覚障がいはどの程度か，目的動作に必要な道具操作ができるか，等を検討する。

●姿勢保持

車いすに張りついたような座り方では口はすすげないし顔も洗えない。目的動作を行う際の姿勢変換や求められる動作を「倒れないで」遂行できることが重要である。この場合，車いす上での除圧動作や前方リーチ動作等が倒れないでできるかが評価の目安になると考えられる。できない場合は車いすや周辺環境が適合しているか検討することも有効である。

③整容動作時の福祉用具の活用

[図12] に歯みがき，ひげ剃り，コンタクトレンズの着脱，爪切り，ブラ

[図12]　整容動作方法例（カッコ内はモデルの残存機能レベル）

歯みがき			
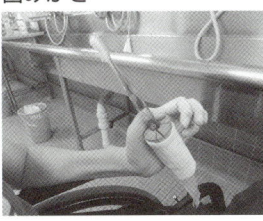 スポンジを差した筒をベルクロで手部に固定し使用（C6b3）	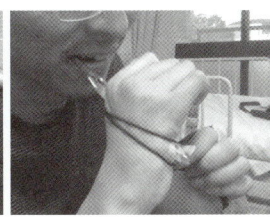 髪留めのゴムを利用した手部への固定方法（C6b2）	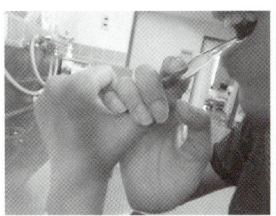 テノデーシスアクションを使い自助具不要の場合（C6b2）	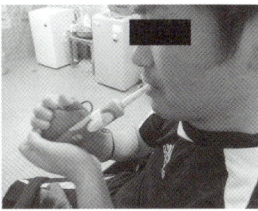 電動歯ブラシは持ち手やスイッチを押しやすく加工（C6b2）

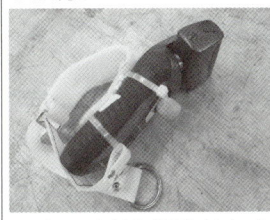

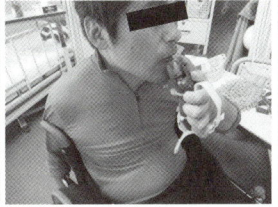

ひげ剃り		コンタクトレンズ	
スプリント材を曲げ，結束バンドで固定すれば片手でひげを剃ることができる。スイッチの加工が必要な場合もある（C6b2）。		コツと練習が必要だがコンタクトレンズの着脱は環境設定でできる人もいる（C6b2）。	

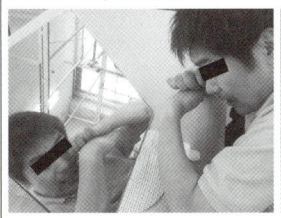

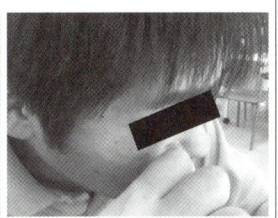

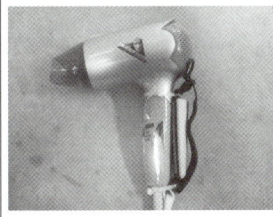

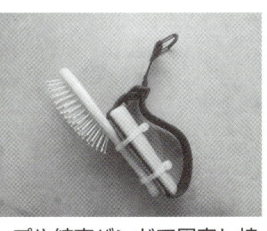

爪切り（ウカイ利器）	ブラシ，ドライヤー		
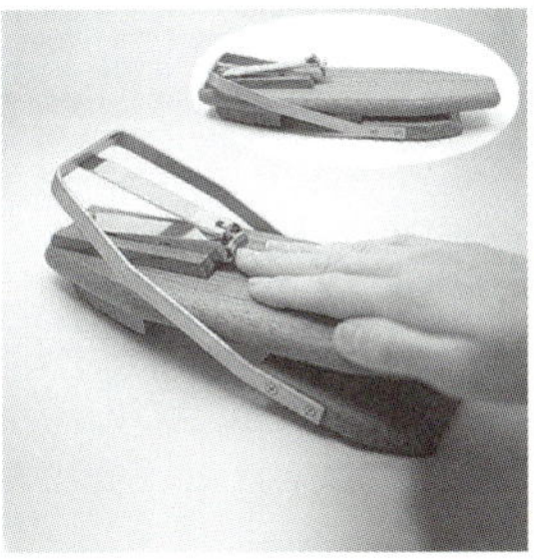 市販のワンハンド爪切り。指の位置を調整しながら使える。	万能カフやスプリント材をテープや結束バンドで固定し持てるように工夫する。		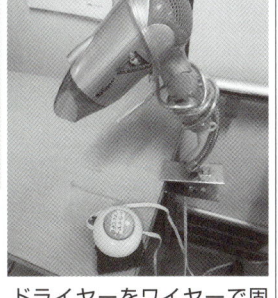 ドライヤーをワイヤーで固定し，外部スイッチ（孫の手フットスイッチ）でon/off操作を行う。

化粧
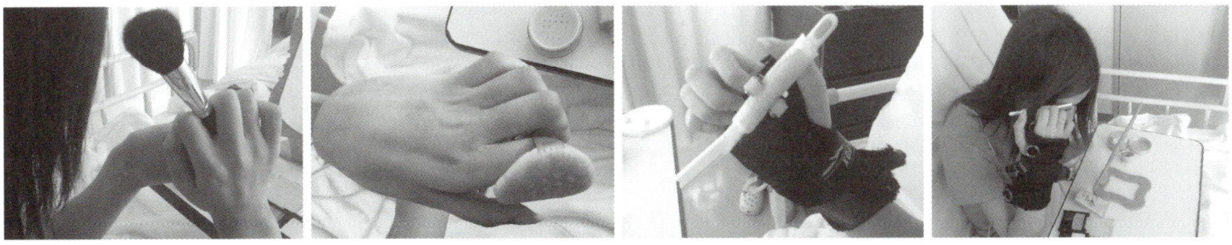 パフや筆は手指の指間にはさみ，引っ掛ける形で使用することもできる。手関節安定のためのニューカフキャッチャーを取り付けたローラースケート用グローブが有効（C6a）。

シ・ドライヤーの使用，化粧にあたっての動作についての福祉用具の活用例を示す。

　[図13]に環境設定，姿勢保持方法例として，洗面台，テーブル，車いすの調整例を示す。

D-3　整容・更衣関連　脊髄損傷

133

[図13] 環境設定，姿勢保持方法例

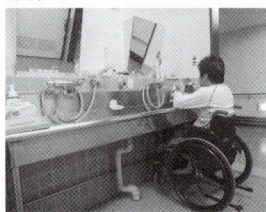

洗面台，テーブル
当施設の洗面台は車いすで入れるタイプで，肘を置くスペース，車いす者用の鏡が設置されている。

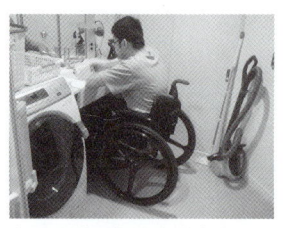

市販の洗面台は水洗金具やノズル，シャワーなどの位置や形状の選定ができる。

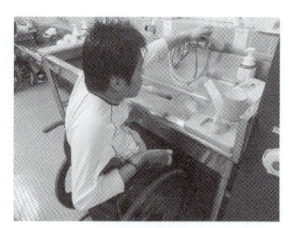

車いす
主に身体を支える位置にハンドル，アームレスト，ホイール（ハンドリム）等がある。動作を見ながらその高さや長さを調整し検討していくことは重要である。

(2) まとめ

　頸髄損傷者の整容動作は手指機能が主な問題となる。しかし一見，上肢の問題と見えるが，やはりそこには姿勢の安定性の問題があることが多い。例えば車いす上の歯みがきでも，倒れないように片手で車いすにしがみつきながら，もう片手で肩関節を外転させ歯をみがくのでは後に肩の痛みが生じるケースがある。このような動作になる原因は，道具や環境による場合が多い。つまり把持具や衣類だけでなく，その作業を行う土台となる環境となっている車いすやベッド，洗面台まで視野を広げる必要がある。

　そして，このような福祉用具はその人の機能を最大限発揮するための環境面からの補助ととらえるべきである。リハビリテーションと福祉用具選定，環境調整は，別物ではなく同時進行的に考えていくものであり，それが在宅生活に生かされ，また可能な限り特殊な用具に頼らなくても「できる」ことを目指せればと考えている。

(中川翔次)

文献
○松本琢磨：把持具．OTジャーナル37（2）：131－136，2003．
○玉垣努：臨床動作分析を用いるとADL動作訓練はどこまでかわるか．OTジャーナル37（6）：488－494，2003．
○松本琢磨：頸髄損傷の急性期と回復期のADL支援．OTジャーナル37（6）：531－537，2003．
○脊髄損傷・頸髄損傷者に役立つ福祉用具ガイドブック（http://nrcd.jp/ito/h_catalog/index.html）

D 整容・更衣関連

4. 神経筋疾患（筋ジストロフィー）

- 整容動作は食事摂取動作が困難となる時期まで可能な活動で，更衣動作は座位保持が困難になると介助へ移行する。
- 関節変形が強い場合は，脱臼骨折に注意し，余裕のある衣服や関節に負担をかけない介護手技が求められる。

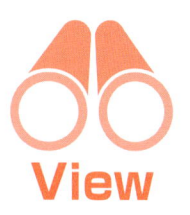

View

（1）障がいの特徴

①整容動作 ［図1］

歯磨き，洗面，ひげ剃り，整髪などの整容動作は，頭部に手部を近づける動作である。デュシェンヌ型筋ジストロフィー（DMD）では，歩行消失時期に，肩周囲筋がMMT 3以下となるため，整容動作に必要な空間位置で上肢を保持しておく動作が困難となる。

そのため，テーブルを利用して，腕を固定させ体幹を前傾して，頭部と手部を近づけるリーチを補う代償動作が観察される。

整容動作では，食事での自力摂取が困難になる頃に，リーチ範囲を補う座

［図1］ 上肢操作の代償動作例

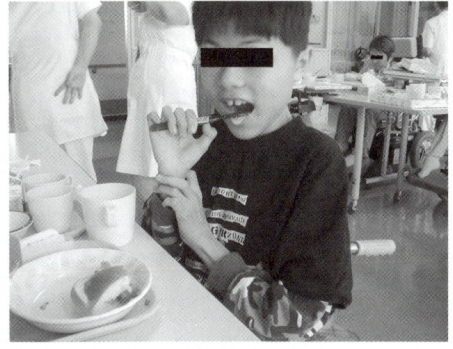

歯ブラシを固定し，頭部を左右前後に動かし歯みがき動作を代償。

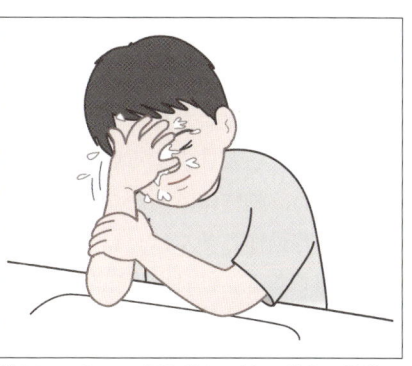

前屈みになり，顔を動かし洗面動作を代償。

[図2] 衣服着脱例

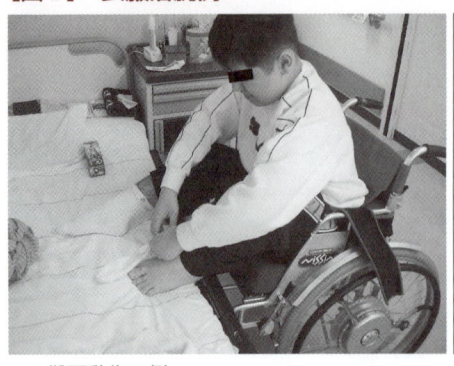

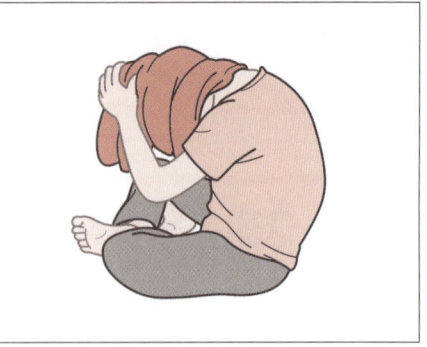

a：靴下動作の例　　　　　　　　　　　　b：上着を脱ぐ動作の例

位バランスの低下と，手関節の関節拘縮が重なり介助へと移行する。

②更衣動作 [図2]

更衣動作でも整容と同様に，リーチ範囲が低下すると，身体を丸めて体幹のバランスで上肢操作を代償する動作が観察される。座位保持が困難になると介助へ移行する。

(2)福祉用具導入の流れ

①評価
・運動機能の特徴を把握：脊柱変形，各関節拘縮と姿勢の関係
・代償動作分析：整容・更衣関連動作観察（姿勢保持，衣服の着脱，洗面・ひげ剃り・整容・歯磨き）
・一般情報の変動（呼吸機能，心機能など）
・現在導入されている支援機器の評価（整容動作では，机の高さも支援機器の1つ）
・各動作時における介護のしやすさを評価

②分析・考察

座位が不安定な時期の更衣動作では，左右片側の体幹筋を優位に利用するような動作をとりやすく，こうした努力性の代償動作が頻繁に起こるようになると，筋変性による筋短縮を強め，脊柱や骨盤の左右差の原因となる。このため，動作に時間がかかるようであれば早期の介助移行が望ましい。

整容動作の多くは，自力での食事摂取が可能な20歳前後の時期まで可能な活動である。終日の人工呼吸器を利用している場合では，鼻マスク装着部位で不衛生による皮膚トラブルが起こりやすいので洗面で清潔に努める。

DMDでは，運動機能障がいのほか，心機能や呼吸機能，消化管機能の障がいが起こるが，心機能が早期に障がいされやすいタイプでは，心負荷を軽減

させる治療が行われるため，更衣動作に限らず，多くの活動で介助移行や機器利用で全体の運動負荷量を制限する。

(3)福祉用具の活用

①衣服の工夫

　脱ぎ着しやすいように，袖口・襟口が広い，伸縮性のある素材が選ばれる[図3a]。頸部・股関節・膝関節など，大きい関節に強い変形があるため，窮屈な衣類では介助がしづらく，無理をすると脱臼したり関節を痛めたりするので，衣類の工夫が必要である。靴は，短下肢装具[図3b]の代わりに尖足・内反予防としても利用できる[図3c]。

[図3]　衣服工夫例

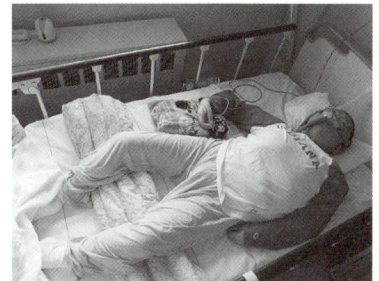

a：襟口・袖口が広く，ジャージのような伸縮性がある素材が選ばれる。

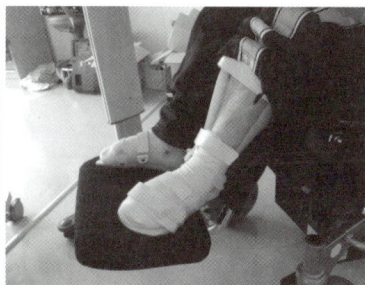

b：尖足・内反予防の短下肢装具

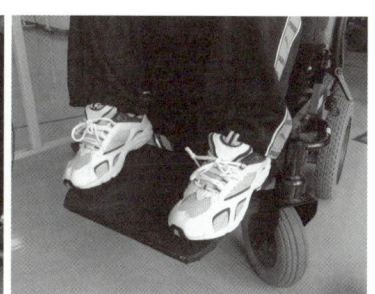

c：靴による短下肢装具代用

②電動歯ブラシの利用

　歯みがき動作は，通常は，歯ブラシを前後に動かしながら磨いていくが，肘関節の屈伸動作が困難な場合では，歯ブラシを動かさずに固定し，頭部を左右前後に揺すりながら歯みがきを行っている。そこで，電動歯ブラシを利用することで，頭部の動きを最小限にして歯みがき動作が行える[図4]。

[図4]　電動歯ブラシの活用

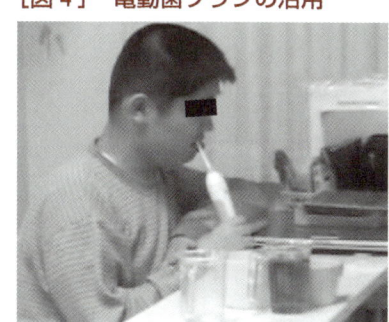

D-4　整容・更衣関連　神経筋疾患（筋ジストロフィー）

[図5] 上着・ズボン介助例

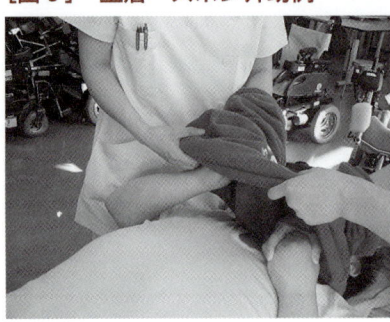

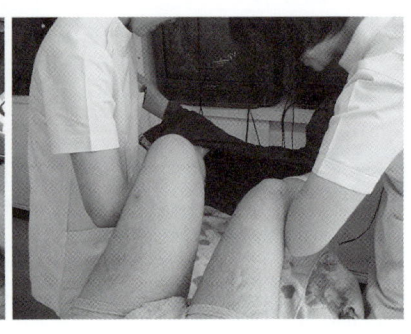

③衣服着脱の介助の工夫

　衣服着脱の際に，脱臼骨折に注意し，関節に過度な負荷かかからずに介助が行えるサポートが必要である。

　袖・ズボンを通す際は，袖口やズボンの裾より介護者が手を入れ，患者の手部・足部を支えながらくぐらせる［図5］。

（田中栄一）

D 整容・更衣関連

5. 関節リウマチ(RA)

- 整容および更衣動作は上肢のリーチ機能が動作の可否に影響する。
- 整容動作は各種の道具（歯ブラシ，櫛など）が持てるか，持った状態で操作できるかが問題となる。
- 更衣動作は衣服の素材や形態により着脱に差が生じる場合がある。
- RA患者ではリーチ機能を補う目的の福祉用具が導入される。

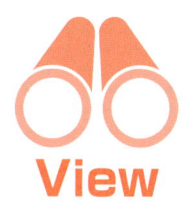

(1) 関節リウマチ患者の整容・更衣動作の特徴

　整容動作では食事動作と同様に，道具を持つおよび操作する能力とリーチ機能が，動作の可否に影響する。特に，整容動作は顔面および頭部への身体上方へのリーチ範囲が重要である。また，更衣動作も身体各部位へのリーチ機能が動作の可否に影響する。整容動作とは異なり，身体の上方・下方，前面・後面など近位から遠位までの広範囲なリーチが必要となる。さらに，上肢のみでなく，体幹の可動性・柔軟性も動作の可否に影響する。

(2) 福祉用具導入の流れ

①評価

●整容動作
- 道具（歯ブラシ，櫛，爪切り，タオルなど）を持つことができるか？
- 道具を持った状態で操作が可能か？（例えば，歯ブラシを持って，歯に当て，磨くことが可能か？　など）

●更衣動作
- 衣服を持つことができるか？
- 着ることができるか？　脱ぐことができるか？

- ボタンやジッパーの操作ができるか？
- 素材や形態（前開き，かぶりなど），サイズ（ゆるめ，きつめ）により着脱に差があるか？

②分析と解釈

●整容動作

整容動作は主に道具を使うので，手指の変形，疼痛，関節可動域や筋力の問題で，持つ機能やつまむ機能，操作する機能が阻害される。また，整容動作は顔面，頭部など身体上方へのリーチが特に重要である。

●更衣動作

更衣動作は上衣，下衣の操作が主体となるので，身体の遠位へのリーチ（足先～頭部）が重要である。また，四肢の関節可動域のほか，体幹の可動性，柔軟性も多く要求される。また，ボタンやジッパーの操作は指先でつまむ能力が要求される。

(3)福祉用具の活用

①整容動作に活用できる福祉用具

[図1] はリーチを補う自助具の例である。顔面，頭部へのリーチができず，洗顔や整髪が困難であったので，各々の道具に長柄を取り付け，動作を可能とした。また，[図2a] 左は台付き爪切りである。爪切りは指先の力と操作性が必要な動作で，手指の変形などがある場合は非常に困難な動作である。台に爪切りを固定することで指先で行っていた動作を手掌で押して切ることが可能となった。このような台付き爪切りは市販品も多数あるので，利用す

[図1] 整容動作に使用する自助具

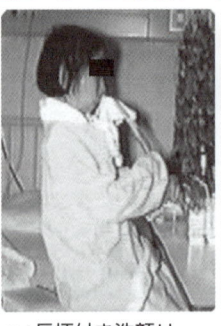

a：長柄付き洗顔リーチャー
リーチャーの先端にタオルを置き，顔を拭く。

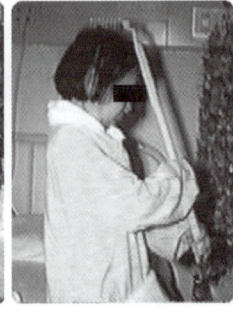

b：長柄付き整髪ブラシ
市販の折り畳みブラシの柄にアクリル棒を取り付け，長柄に変更した。

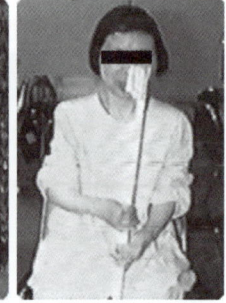

c：長柄付き化粧水ブラシ
棒の先端にスポンジを取り付け，その上に化粧水をつける。パフを取り外し可能なように工夫した。

[図2] 整容動作に使用する自助具

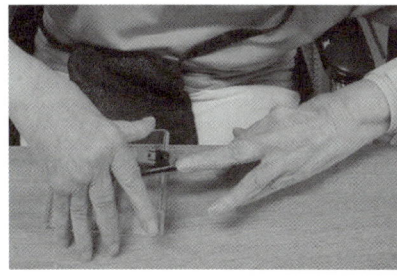

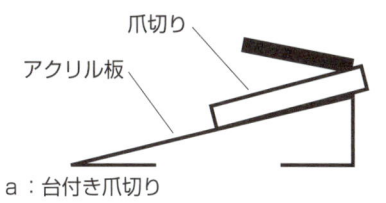

爪切り
アクリル板
a：台付き爪切り

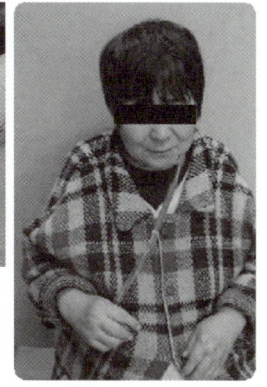

b：長柄付き歯ブラシ
アクリル棒に歯ブラシの柄を取り付ける。

る対象者の機能に合わせ選択するとよい。

②更衣動作に活用できる福祉用具

更衣動作では[図3]にあるリーチャー，ソックスエイド，ボタンエイドが利用される。これらは市販品もあれば，個人の機能に合わせ自作もする。リーチャーの代用としてよく用いられる道具に[図3 c]に示す孫の手がある。軽量で非常に操作がしやすく，リーチャーを導入する前に患者自ら考え活用している場合が多い。

リーチャーは着衣と脱衣で用いられる。[図4]に例を示すが，着衣と脱衣では肩口を通すことが特に難しく，ここではリーチャーの先端に衣服を引っかけ，肩の部分を外している。また，下方へのリーチが制限されている場合，靴や靴下の着脱が問題となる。靴下の脱衣ではリーチャーを靴下の縁に当て，押し下げることで可能となる。

その他の使用方法としては靴を履くときに，踵部を押さえたり，ベルトやジッパーを止めたりとさまざまな方法がある。

[図3] 更衣動作に使用する自助具

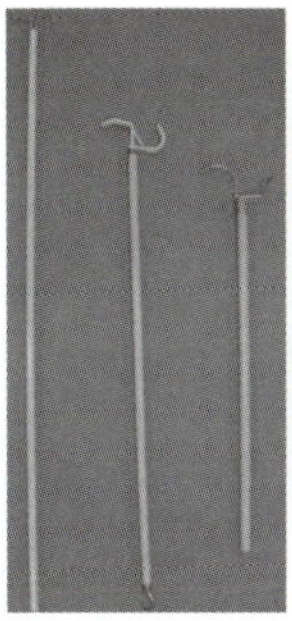

a：リーチャー
b：ソックスエイド（左），ボタンエイド（右） 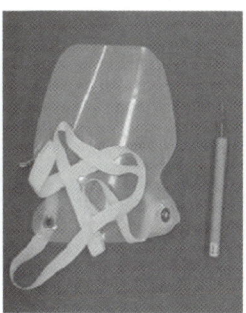
c：孫の手　リーチャーの代用。軽量で安価。

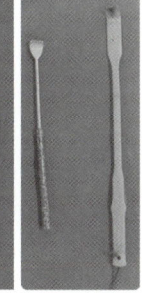

[図4] 更衣動作に使用する自助具の例

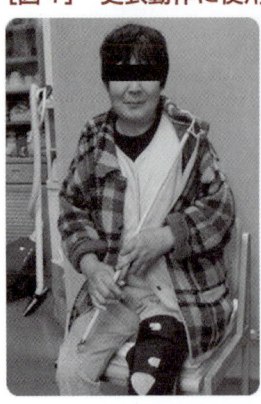

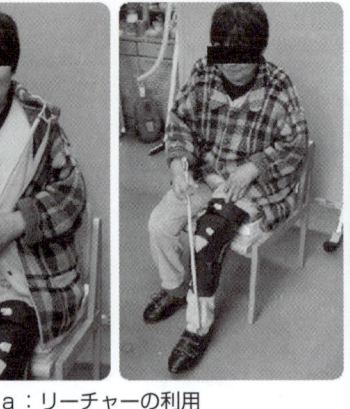

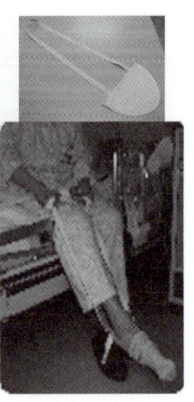

a：リーチャーの利用
上着の肩の部分を外す。　靴を履く。
　　　　　　　　　　　　靴下を脱ぐ。

b：ソックスエイド
の利用
靴下を履く。

　[図4b]は靴下を履くためのソックスエイドである。筒状にしたソックスエイドに靴下をかぶせ，足元に置き，両手でソックスエイドのベルトを操作しながら足を通していく。

（坂本安令）

文献

○岩倉博光・岩谷力・土肥信行編：臨床リハビリテーション　慢性関節リウマチ．pp 1 −15，医歯薬出版，1990．
○山野克明・小野敏子：関節リウマチの評価．岩崎テル子他編：標準作業療法学　作業療法評価学，第2版．pp389−419，医学書院，2011．
○長尾徹：関節リウマチ．金子翼・鈴木明子編：リハビリテーション医学全書10　作業療法各論，第2版．pp153−191，2003．
○Melvin JL，木村信子他監訳：リウマチ性疾患─小児と成人のためのリハビリテーション居宅訪問，第3版．協同医書出版社，1993．

D 整容・更衣関連

6. 切断

- 上肢切断の場合，切断レベルがADL遂行に影響する。
- 上肢切断のADLを考える場合，義手の使用の有無，義手の種類によって変化することを留意しておく。
- 福祉用具の基本は義手だが，必要に応じて自助具の工夫，衣服改良が必要となる。

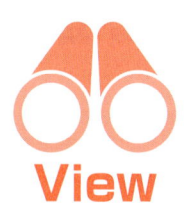

(1) 疾患・障がいの特徴

　上肢切断とは疾病，外傷など何らかの要因で上肢を後天的に切断および先天的に欠損した状態である。日常生活活動（ADL）の中で，移動以外のすべての活動には上肢の関与は必須であり，切断による上肢の物理的欠損はADLに何らかの影響をもたらす。しかし，上肢切断者はほかの障がいを合併していない場合，認知機能やほかの身体機能には問題がないので，残存機能を活用し，質の高い生活を送ることも可能である。特に片側切断の場合，切断レベルにかかわらず健側上肢での片手動作でADLのほとんどが自立できる。しかし，両側切断では把持機能は失われ，また，切断レベルが高位になるほどリーチ機能や上肢の関節機能が失われ，代償動作にも影響が現れる。

　上肢切断の場合，福祉用具導入としては義手★1導入が基本となる。どの義手を選択するかは本人のニーズによるところが大きいが，ADL上の利便性を考えるならば，体内力源能動義手（能動義手）・筋電義手★2を導入することが望ましい。片側切断において義手は対象物の保持という補助手としての役割をもつ。また，両側切断の場合は義手による把持機能はとても有効な代償手段となる。義手を用いても困難な動作の場合，義手を用いずに動作を行う場合は自助具を工夫することで，より動作を容易にすることができる。

Key Word

★1　義手の分類
義手は使用目的，機能によって分類される。失われた上肢の形態を補填する目的とする装飾用義手，外観は考慮せず特定の作業に適するように工夫された作業用義手，そして，上肢の把持機能を主に代償する能動義手がある。能動義手には，肩甲帯や残存上肢の動きをハーネスおよびコントロールケーブルを介し手先具を開閉する体内力源能動義手と，バッテリーからエネルギーを供給しモーターで手先具を開閉する体外力源能動義手がある。その開閉のコントロールを筋電信号で行うものが筋電義手である。

> **Column**
> 筋電義手と水
>
> 筋電義手はハンド内にプロセッサーやモーターなどが設置されている精密機械でもある。ハンドにはカバーとその上に塩化ビニール製の装飾グローブが装着されているが，電極部分やソケット部分の防水性は低いため，水に対しては注意が必要である。

(2) 福祉用具導入の流れ

Key Word

★2 筋電義手
体外力源能動義手で手先具の開閉を筋電信号で制御している。わが国では前腕義手で用いられることが多く，手先具の開大は手関節背屈筋，閉じは掌屈筋を用いることが一般的である。

洗顔など直接身体に触れる動作や水を触る場面では，硬い金属製のフックで触れるより，健側上肢や残存している断端を使うことが好まれている。

更衣動作においては，服をつかむ・つまむ・引っ張る・引っ張り上げるなどの動作が含まれるため，能動義手および筋電義手の適応となり，場合によっては自助具が必要となることがある。

義手を用いない場合，断端の利用と身体のほかの部分（下肢，口など）も考慮した評価が必要である。

①評価

切断側上肢の残存部分の筋力，および関節可動域を評価する。片側上肢切断の場合は健側上肢，両側上肢切断の場合は脊柱および下肢の可動性と筋力をスクリーニング的に評価する。さらに，断端長と更衣，整容動作に必要な身体各部分へのリーチ範囲の確認を行う。義手操作能力として，手先具の開閉と肘離断以上は肘継手の操作，筋電義手の場合はさまざまな位置でのハンドの開閉を確認する。

②分析と考察

整容，更衣動作とも身体各部位へのリーチがポイントになる。身体前面より後面のほうがリーチが難しく，また切断レベルが高位になるほどリーチが難しくなる。整容，更衣動作における手のリーチ範囲を把握し，到達不可能な範囲，部位については代償動作で補えるのか，義手を利用するのか，自助具を利用するのかを検討する。

- 前腕切断は肘関節と肩関節，肩甲帯，上腕切断では肩関節と肩甲帯それぞれの関節可動域を確認する。特に肩関節の可動域制限はリーチ範囲に影響する。
- 上腕切断では，代償として口や下肢を利用する場面が多い。頸椎を含めた脊柱や股関節周囲の柔軟性と運動性を高めることは自助具の使用をより効果的にする。

Column
体内力源能動義手と筋電義手の利点・欠点

　体内力源能動義手の利点は義手本体が比較的軽いこと，コントロールケーブルを介した力が手先具にダイレクトに伝わるため，瞬時に開閉ができることである。また，一般的に使われているフック型手先具は先端がぴったりと閉じるため，かなり細かい物でも把持することができる。欠点は，コントロールケーブルの張力が適切でないと手先具が操作できないため，身体の背面，足先など遠いリーチ，頭上などでは使うことが困難であること，また十分な把持力を得ようとすると身体にかかる負担が大きくなることである。筋電義手の利点はコントロールケーブルが必要ないので，リーチ範囲に制限がなく，身体の背面，足先でも自由に使うことができる。また，把持力はモーターの強さに依存するため，一般的なハンドで約9kg，重作業用では約15kgと強く，生活で困ることはない。欠点はほかの義手に比べて重いこと，ハンド型の手先具は指先に隙間ができるため，細かい物の把持が困難なことである［図1］［図2］。

［図1］　筋電義手のハンド型手先具　　［図2］　能動義手フック型手先具の形状

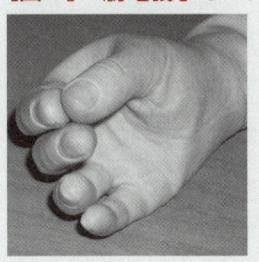

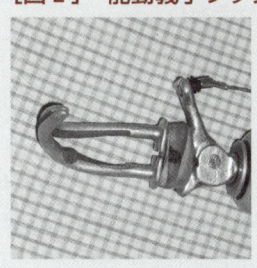

・両側上腕切断では足先を器用に使いこなすことも求められるので，下肢全体の柔軟性と足先の運動性を確認し，器用さを増す訓練が必要である。

(3)福祉用具の活用

①整容動作
●片側切断
●義手なし

　前述のように，顔を洗うなど身体に触れる動作では義手を直接使うことは好まれないが，ほとんどの整容動作は片手で可能である。健側上肢の爪を切る動作は片手用爪切りを用いるなど，必要に応じて自助具の工夫をする。

●義手あり

　片手で可能な動作でも義手を用いて両手のほうが効率的に行えるものがある。例えば歯みがきペーストの蓋を開け，歯ブラシにつける動作では，歯み

[図3] 前腕切断,筋電義手使用例（電動歯ブラシの把持）

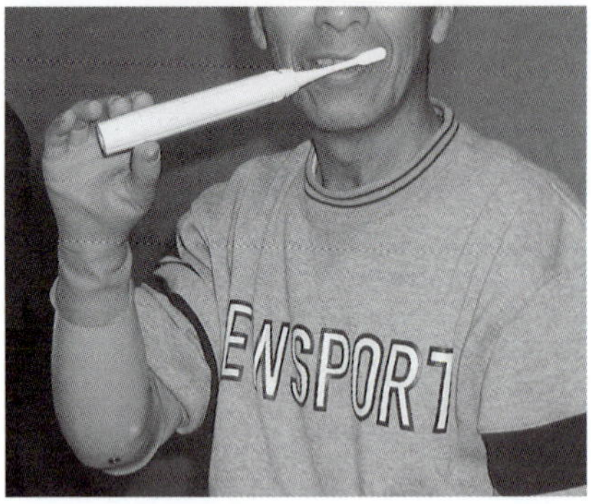

がきペーストや歯ブラシを義手で把持できたほうが手間は少ない[図3]。歯ブラシなどの柄が細くて固定性が悪い場合は,柄にスポンジチューブを巻くなどの工夫をするとよい。

◉両側切断
●義手なし

　前腕部分が残存していると断端が顔や頭に届くため,リーチが足りない分は体を前かがみにし,頭部へは肩の屈曲で代償し利用することが可能である。ただし,水をすくう動作や把持動作は困難なため,スポンジを両側断端にはさむなどの工夫が必要である。断端に装着することができるカフにスポンジなどを取り付けた自助具などを利用する方法もある[図4]。

　上腕以上の高位切断では断端が顔や頭には届かないため,自助具の工夫や下肢の利用などが考えられるが,身体の柔軟性を必要とし,水濡れなどの問題から洗面台の位置を低くするなどの環境整備も必要となる。介助を要する可能性も高い。

●義手あり

　両側前腕切断,または片側が前腕切断の場合は義手を装着することで把持動作が可能となるため,爪切り以外の整容動作は可能となる。しかし,フック型の手先具を使用している場合はフックが固いため,気をつけて使う。タオルやスポンジを利用するとよい。

　上腕切断でも肘関節の動きがないためリーチ範囲に制限があるものの,肘継手を屈曲位に固定し,手先具に歯ブラシなどの道具を把持させて肩関節の動きや顔,頭を動かすなどの代償動作を加えることで歯みがき,洗顔,整髪は可能である。

　肩離断以上の義手では肩関節の動きがないうえ,肩継手は任意の角度で固定ができないものがほとんどであるため,義手だけでは動作が困難となる。自助具でリーチを補うことも考えられるが,動作の効率性からも実用性は期待できない。

[図4] 洗顔の自助具例

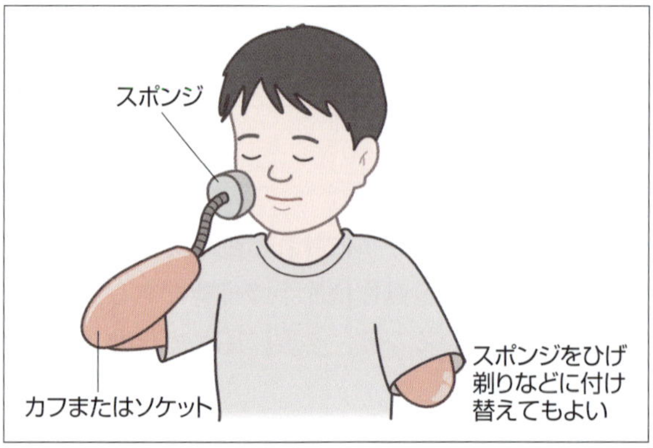

スポンジ
カフまたはソケット
スポンジをひげ剃りなどに付け替えてもよい

②更衣動作

◉片側切断

●義手なし

更衣動作は義手装着も含め，手順を変更する，衣服を改良するなど工夫をすることで切断高位にかかわらず片手動作でおおむね自立して行える。

●義手あり

義手そのものは下着の上に装着する。前腕切断では能動義手で服をつかむ，引っかける，引き上げるという動作に使うことができる。しかし，手先具開閉のためのケーブル張力を維持するために，ケーブルが緩んでしまう身体背面での使用は困難である。反対に張力がかかりすぎる足先などでは手先具が閉じなくなるため体幹をかがめる，下肢を屈曲するなどで手先具が開かない張力を保つ必要がある。

また，手先具の把持力は手先具ゴムの枚数で決まるが，更衣動作相応の把持力，例えば「ズボンを引き上げる」が可能な把持力を得るには，手先具ゴム3枚以上が必要と考えられる。この状態の手先具を開くには肩関節屈曲や肩甲骨外転の筋力を要するため，女性や高齢切断者には負担が大きくなる。そこで，ズボンや靴下など引っ張る必要がある衣服にループをつけ，フックを引っかけるようにすると良い。

上腕切断の能動義手では，肘継手は任意の屈曲角度での固定しかできないため，肘関節屈曲・伸展運動として利用できないので衣服を引き上げるという動作は困難である。しかし，前腕義手同様に引っかける，つかむ，押さえるという動作は可能である。

筋電義手では手先具の開閉にケーブルを用いないため，身体の背面，足先などでも問題なく使うことができる。また，把持力は約9kgであり，身体の力源に依存しないため女性や高齢者でも十分に使うことができる。

◉両側切断

●義手なし

[図5] 更衣自助具例

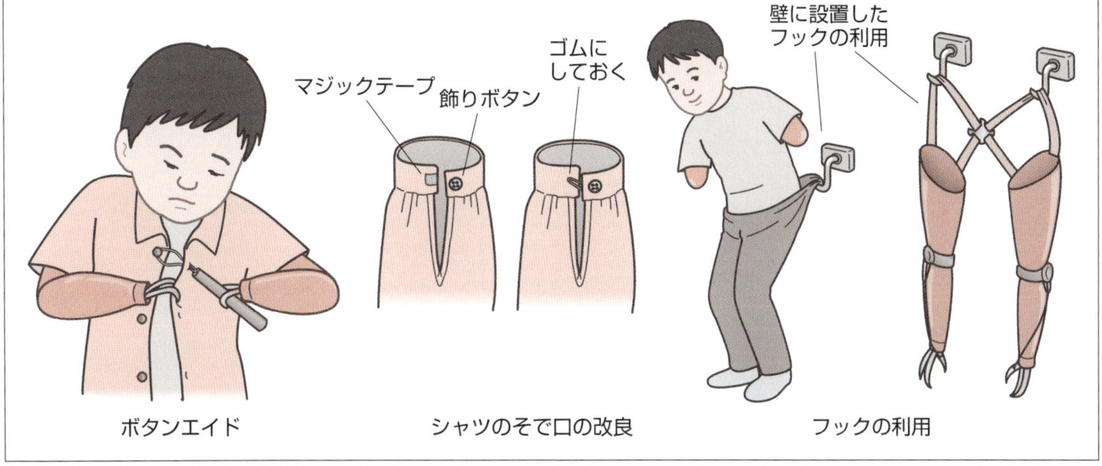

ボタンエイド　　シャツのそで口の改良（マジックテープ／飾りボタン／ゴムにしておく）　　フックの利用（壁に設置したフックの利用）

両側切断では切断高位が断端利用に影響する．両側が前腕切断の場合は両断端ではさむことで衣服を持ち上げたり，引っ張ることができる．また，肘関節が残存し，屈曲が可能な場合は肘を曲げて引っかけることができる．上腕切断以上になると，断端が短く実用的ではなくなるため，自助具や衣服の改良などの工夫が必要となる．

●**義手あり**

　両側上肢切断者にとって切断高位にかかわらず，義手は重要な役割をもつ．特に前腕義手は把持動作を補うものとして実用的に利用できる．上腕以上の義手でも到達範囲に制限はあるものの把持は可能であり，さらに上肢の長さを補うことだけでも利用価値は高い．ただし，義手だけでは更衣動作すべてを行うことは困難であるため，自助具の利用，衣服の改良は必須となる［図5］．

（森田千晶）

文献

○伊藤利之・鎌倉矩子編著：ADLとその周辺評価・指導・介護の実際，第2版．pp163-184，医学書院，2008．
○澤村誠志：切断と義肢．pp106-109，医歯薬出版，2007．

E 入浴関連

1. 定義・基礎知識

- 入浴は清潔保持の要素のみでなく，疲労回復のための心身のリラックスや銭湯文化の裸の付き合いとしてのコミュニケーションの場の提供という要素ももっている。
- 入浴は，住んでいる地域の文化に大きく影響される。浴槽にゆったりとつかったり，シャワーのみなど入浴形態の違いによる入浴用具の違いなど，文化の差が現れる。
- 入浴は最もプライベートな生活の分野の1つであり，安全を図りつつ自立を可能とする環境の設定が求められる。

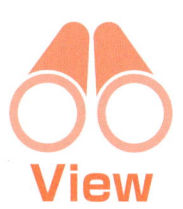

(1) 入浴文化の理解

　入浴の方法は，生活している文化圏によって大きく異なるものであるが，時代によっても変化する生活項目の1つである。

　日本での入浴の歴史においては銭湯の存在は大きく，並んで洗体しながらコミュニケーションの場をもつなど入浴は多岐に及ぶ意味をもっていた。生

[図1] 洗体のみでなく隣合わせで会話のできる施設の入浴環境

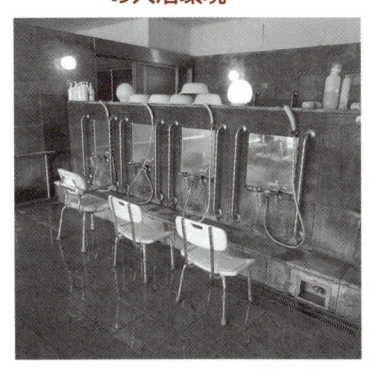

[図2] コペンハーゲン郊外のグループホーム（シャワーコーナーはカーテンで仕切られている）

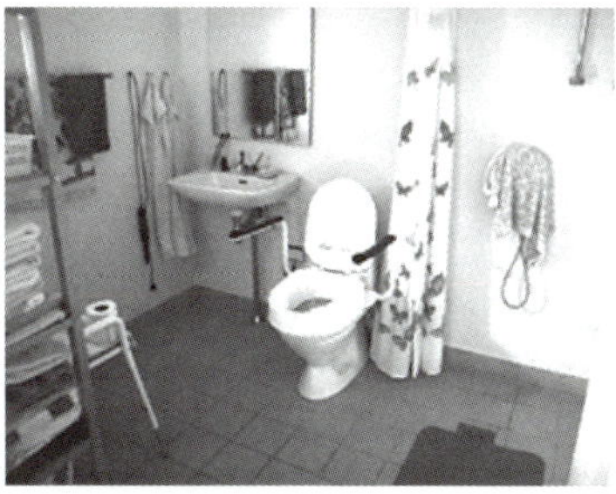

[図3] エグモントホイスコーレン（デンマーク）の宿舎のバスルームの天井走行リフト

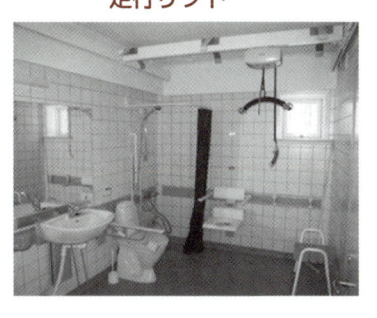

活支援の視点の中にも清潔以外の文化的な位置づけをもっておくべきである［図1］。

［図2］のデンマークのコペンハーゲン郊外にあるグループホームのバスルームでは，シャワーコーナーとトイレ洗面コーナーはカーテンで仕切られているだけである。入浴支援がその文化によって異なることを示している。

また，個別の用具のみでなく天井走行型リフトと壁付け入浴用いすとの連携など建物の設計による対応までの検討が必要である［図3］。

(2)入浴の形態

退院へ向けたリハビリテーション施設等での課題の1つが入浴訓練である。

都市部で各家庭に浴室が整備され始めたのはバランス釜の普及した昭和40年代頃からで，4，5階建ての高層住宅でも使えたが当初シャワーの使える機種は少なかった。その後に給湯式が普及しシャワーの普及が進むが，都市部の一般家屋へ浴室が普及し始めてまだ40年程度であり★1，その間に家庭における入浴形態は，シャワー浴・ミスト浴等の形も取り込みつつ変化している時期であるといえる。

入浴支援には，個別の入浴環境と運動能力に応じて安全性に配慮して適切な用具が提案される。一方で安らぎの意味を強くもつ生活行為であり快適性への配慮の視点を忘れてはならない支援テーマである。また，プライバシーへの配慮が求められる入浴は可能な限り自立への支援を工夫すべきであるが，市販器具等は介護者による操作を前提としているものが多い。

在宅介護においては，狭隘な環境のために介護者による支援そのものが制限される場合が多く，用具と人的支援を合理的に配分・配置することも必要となる。一方，退院・退所後にデイサービス等の入浴サービスを利用してい

One Point

★1 一般家屋への浴室普及前
昭和30年代までは，主として銭湯が利用されており，地域のコミュニケーションの場として入浴の場が機能していた。また，大きな浴槽でゆったりと湯につかり，洗い場では隣の人と会話することが普通であった。

[図4] 浴室内での死亡事故の月別死亡件数

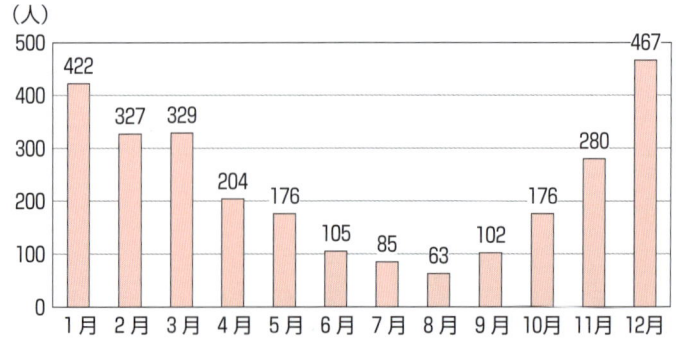

（人）

月	死亡件数
1月	422
2月	327
3月	329
4月	204
5月	176
6月	105
7月	85
8月	63
9月	102
10月	176
11月	280
12月	467

京都監察医務院，大阪府監察医事務所，兵庫県監察医の3機関が，1993年から1997年までに扱った浴室内での死亡事故2736件を分析したもの。
（国民生活センター：冬の夜中は要注意！ 高齢者の入浴中突然死が増えている．消費者被害注意情報（事故情報分析報告書から），1998．（http://www.kokusen.go.jp/pdf/n-19981119_2.pdf．））

[図5] 浴室内の動きを見守り，家族に警報を発する見守りシステムの例

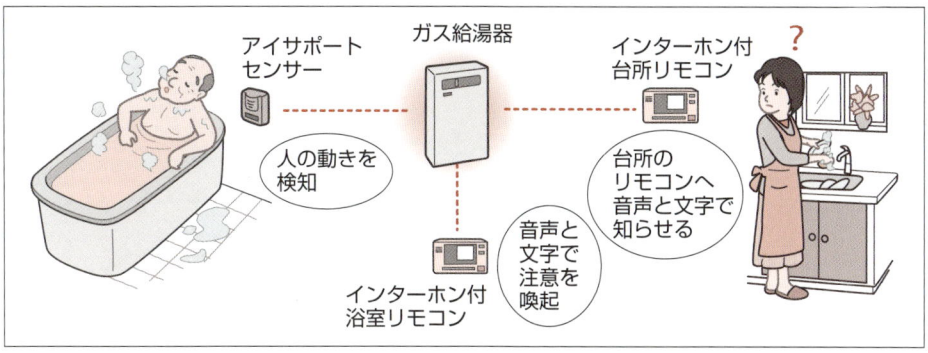

（リビングセンター㈱HP：http://www.ofuro-reform.net/kyutouki/option_a.html#aより改変）

る場合もあり，入浴支援において家屋環境の評価によっては利用者・介護者双方の安全のために施設サービスの利用を勧めることも選択肢に入れる必要がある。

さらに，ヒートショックによる事故防止のために，冬期の脱衣室・浴室の暖房も忘れてはならない配慮項目である[★2]。

介助なしで入浴が可能な場合には，浴室からの呼び出し装置があることが望ましい。また，入浴中の異状監視装置の導入なども状況に応じて設置することが必要である。三洋電機の「風呂用心」®や日本信号の「見守り上手」®等があったがともに発売終了しており，現在は㈱ノーリツの「アイサポートセンサー」®がその機能をもっている［図5］。

また，本来は更衣のテーマではあるが，安全な入浴のためには脱着しやすい衣料の選択・更衣の方法等についての配慮も必要である。

One Point

★2
国民生活センターが高齢者の入浴中突然死を月単位で分類した［図4］から，季節により大きく変わることがわかる。

(3) 入浴にかかわる動作と用具

入浴動作には，①浴室への出入り，②浴槽への出入り，③浴槽内での湯へのつかり方，④洗体・洗髪，⑤拭き取り等の手順がある。前後に脱衣室までの移動や更衣が必要である。

①浴室への出入り

浴室への出入りでまたぎ越える場合は，集合住宅でユニット式の浴室を組み込んでいる場合である。浴室内外の段差は大きくないことが多いが，ドア枠の厚みがあり，手前の手すりでは着床が不安定となる可能性がある。出入りに際して使える適切な手すりの設置や家具の配置等が必要である。

戸建て住宅では，水回りへの対応としてこれまで20cm程度低くなっていることが多かった。この場合は低くなった床への着床時に不安定となるので浴室内側に手すりがあることが好ましい。また，湿気や飛び散った水で濡れていることも多いので，手すりにはローレット加工や凹凸等の滑り止めの対策がしてある部材を使うことが必要である。

[図6] 腕木の折れ曲がる固定式リフト

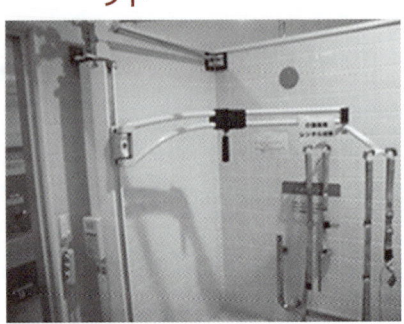

[図7] 入浴用リフト椅子兼用シャワー用車いす

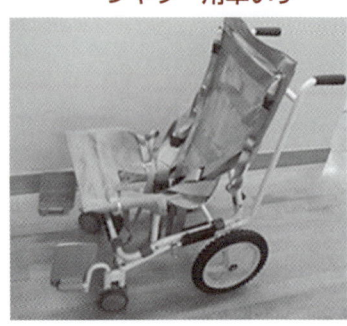

　このような不安定な移動をしなくてすむように，浴室内の床全体をかさ上げする方法がある。借家等で改修ができない場合には，分割できる大型のすのこ様の台を利用する。ただし，簡単には移動ができないので，日々のメンテナンスには手間がかかる。

　リフトは，使う場所に段差がある場合には天井走行型，段差がない場合には床走行式が利用できる。床走行リフト・車いす・入浴用車いす等で移動する場合には，水切りのためのグレーチングは車輪の移動に対応できる隙間の狭いものが必要である。

　狭い浴室内での移動には腕木式のリフトがあり，吊り上げるスリングが使いづらい場合にはキャリータイプのものがある [図6][図7]。

②浴槽への出入り

　全介助での出入りは，浴室移動用のリフトを利用する。移動型のリフトでそのまま入る場合と浴室内の固定型リフトを使う場合がある。動力別に油圧式・電動式・水圧式などがある。

　また，浴槽の壁を扉にすることにより，開閉してまたぐ動作を不要とした特殊な浴槽もある。立位で浴槽をまたいで出入りする場合には，壁面の手すりや浴槽壁に簡易型手すりを取り付ける [図9]★3。

　浴槽への出入りを座って行う場合には，各種のバスボードが必要に応じて使われる。バスボードがそのまま浴槽内リフトになり，湯につかることがで

One Point

★3　簡易手すりの文化による違い

　[図8 a]は，家族が湯を共用するため風呂蓋を利用できるようになっている日本のタイプ。[図8 b]は，主としてシャワー浴中心のヨーロッパタイプ。

[図8] 簡易手すり

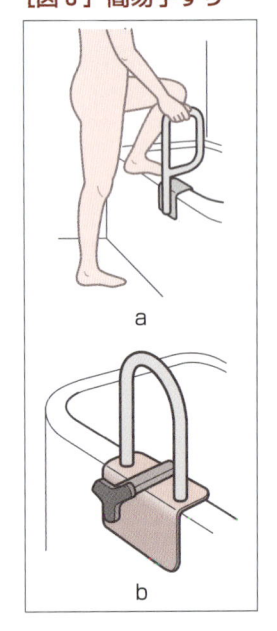

a

b

[図9] 浴槽用手すり

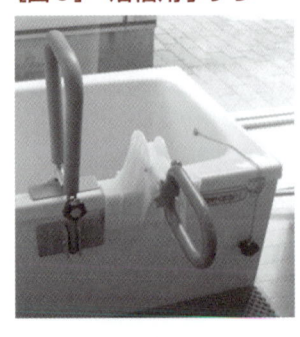

[図10] 浴槽内リフト

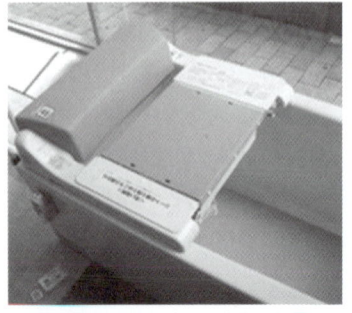

座板は紐によるつり下げ式である。

きるバスリフトも利用できる［図10］。

③浴槽内での湯へのつかり方

　またいで入る場合は，しゃがむ動作の前に位置決めする移動動作が入るが，この時の安全のためには手すりや床の滑り止めが必要である。

　また，位置決めが困難な場合には，握る部分を選べる格子状の手すりを壁面に固定する方法もある［図11］。

　安定した移動が可能で，手を壁に沿わせておくだけでよい場合には，凹凸のある滑り止めシートを壁面に貼っておくと安定した支えとなる。

　浴槽底に設置する滑り止めマットは，吸盤の形状や数によって表面の凹凸に差があり，選択時に注意が必要である［図12］。その刺激が好ましくない場合には，滑り止めシートを貼り付けるほうが良い場合もある。浴槽底面に凹凸の加工がされている場合には，幅の狭い滑り止めテープを複数貼ったほうが安定する。

　しゃがむことが可能でも底に座るのが危険な場合には，浴槽内に設置できる椅子を使うと安全である［図13］。

　自力で立ち上がってしゃがむ動作が困難な場合は，浴槽内での昇降装置がある。前述のバスボードのほか，水道と直結して人工筋のように水筒を膨らませて昇降するもの，油圧で昇降するもの，手動の巻き上げ機を組み合わせて座板を昇降するもの等があるが，いずれもやや大がかりとなる。

　また，浴槽への出入りにリフトを使っている場合には，そのまま浴槽内に身体を沈めることとなるが，リフトそれぞれの構造上の特性のほかに，湯につかる過程で変化する浮力の影響に対する介助者の配慮が必要となる。

④洗体・洗髪

　洗体にはまず安定した作業姿勢をとれることが必要であり，入浴椅子・シャワー椅子・シャワーチェア等と呼ばれる入浴用いすが必要である。一般の風呂用椅子よりも高さが高いもの，肘掛けが付いているもの等，立ち座りを楽にするものが用いられる。より安定した重さのものや足が台形に開いていて転倒しにくいものを選ぶ必要がある。肘掛けが付いているものは立ち座り時

［図11］　握り位置の自由度が高い壁取り付けの手すり

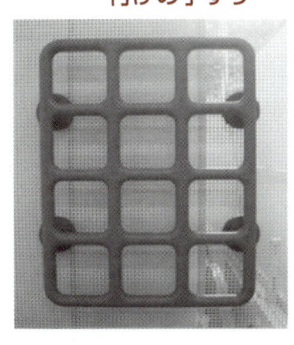

［図12］　浴槽内滑り止めマット

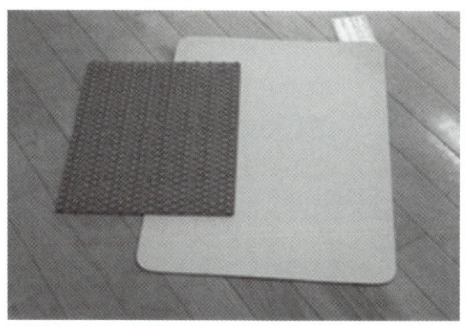

吸盤タイプにも異なるものがある。

［図13］　浴槽内いす

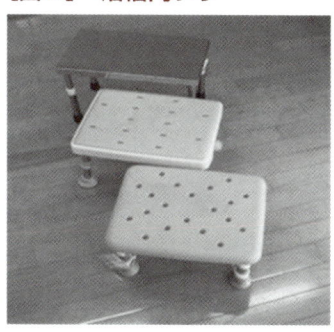

[図14] 座面の回転する入浴用いす

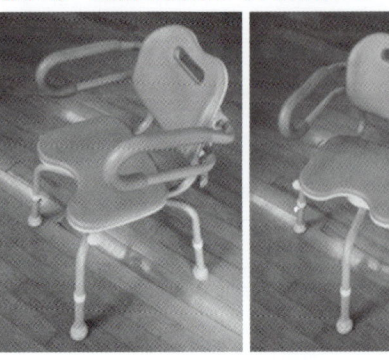

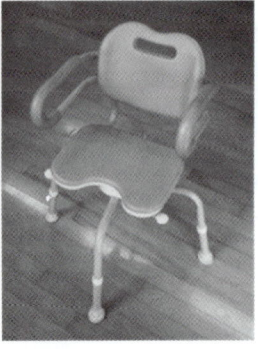

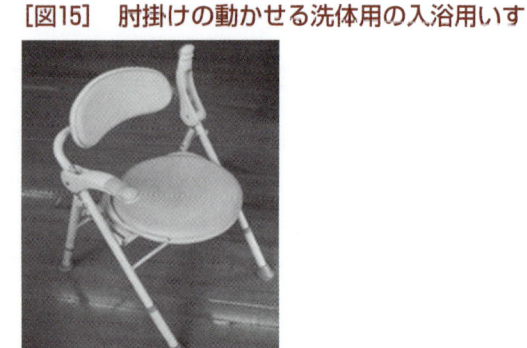

[図15] 肘掛けの動かせる洗体用の入浴用いす

[図16] 入浴用いすを使用するときの多様な高さの洗面台

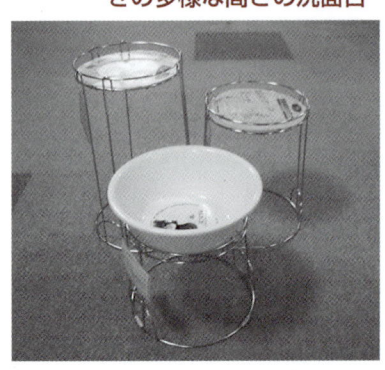

[図17] 長柄の洗体用具

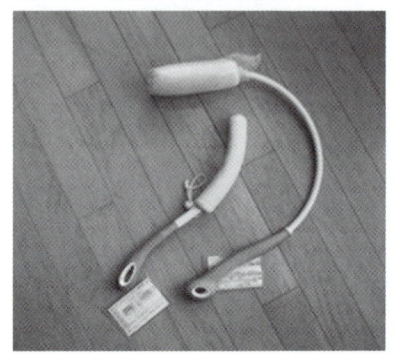

にもつかみがちになるので，つかんで荷重しても転倒しにくいように肘掛けが底面への投影位置の内側に収まっているものが好ましい。また，立ち上がり時の姿勢誘導のためには肘掛けが長めのものを選択したほうが良い場合もある。座った後に座面が回転するものや移乗時に肘掛けを跳ね上げられるものなどもある［図14］［図15］。

椅子座位で洗体・洗髪をするためには，洗面器や物品を置く台が必要である。簡易な洗面器台も市販されているので適切な高さのものを選択する［図16］。

浴槽からの湯のくみ上げや利用可能な位置へのシャワーの設置等も作業環境の準備として必要である。

洗体時には，石けんで滑りやすくなる。そのため，座位のバランス保持が不十分な場合には，浴室椅子や入浴用いすには滑り止め対策のしてあるものを選ぶか，滑り止めテープ貼付等の対応が必要である。

洗体には，それぞれの身体の障がいに特徴的な運動機能の障がいに対応したミトン，［図17］のような長柄ブラシ，輪付きタオル等の用具が必要となる。また，それらの操作や洗顔・洗体用の石けんの取り扱い等のための台の利用等を行う必要がある。

全介助で行う場合は，本人が身体を支えられるように手すりの利用や，つかむことのできる肘掛けの付いた入浴用いすの利用等により，当事者も洗体や洗い流し等の一連の動作に参加できるような配慮が必要である。

洗髪のための前傾姿勢がとれない場合や呼吸のコントロールがうまくできないときは，シャンプーハットの利用も有効である．

⑤拭き取り

自分で行う場合には洗体と同様に身体の水分を拭うが，皮膚が潤っているためにこすると抵抗が大きくなるので大きめのバスタオル等で柔らかく吸い取ったり，移乗時にバスタオルを敷いておくなど無理のない対応が必要である．

（長尾哲男）

文献

○マリベス・リッグス，島田香訳：香りのバスタイム—贅沢なひと時のために．TOTO出版，1991．
○八尾師誠：銭湯へ行こう・イスラム編—お風呂のルーツを求めて．TOTO出版，1993．
○長尾哲男他：介護保険における生活支援の視点—入浴の支援．OTジャーナル（2008年増刊号）42（7）：608-612，2008．
○竹内久美：あきらめている入浴の理解とセラピストの役割．OTジャーナル46（7）：750-757，2012．

E 入浴関連

2. 高齢者・脳血管疾患（片麻痺）

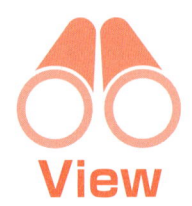

View
- 片麻痺の入浴動作は，日常生活活動の中でも裸体で，また滑りやすい状況下でさまざまな活動や姿勢を強いられる難易度の高い動作で，立位や座位のバランス，歩行，立ち上がりなどの複合した能力によって成り立つ。
- 上記の能力が十分でない場合には，特に浴槽のまたぎ動作や浴槽内での立ち上がり動作において介助が必要となり，介助者に負担がかかる。
- 浴槽のまたぎ動作や浴槽内での立ち上がり動作の能力は，入浴動作の自立の可否に影響する。

(1) 脳血管疾患（片麻痺）の特徴

片麻痺における浴槽内での立ち上がり動作と浴槽のまたぎ動作とは，健側および患側の運動機能やバランス能力などにより動作パターンが異なり，以下に分類できる[1]。

●立ち上がり動作の分類 [図1]
- 両下肢型：健側上肢で手すりを持ち，両下肢で立ち上がる。

［図1］ 浴槽の立ち上がり動作の分類

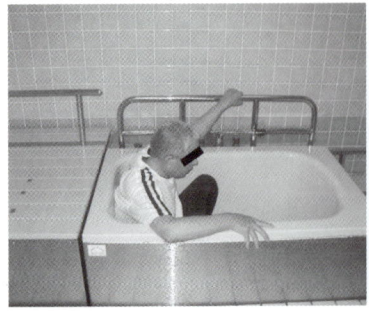

①両下肢型　　②健側下肢型　　③背部上肢型

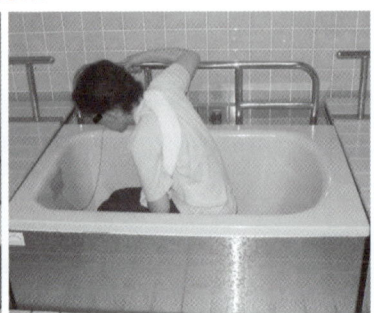

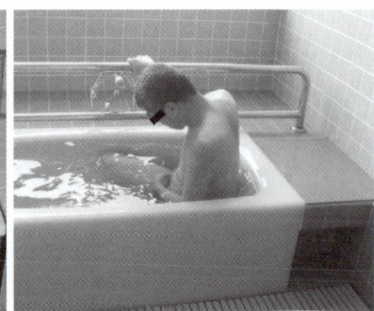

- 健側下肢型：健側上肢で手すりを持ち，健側下肢で立ち上がる。
- 背部上肢型：健側上肢で手すりを持ち，背部を浴槽内側面に押しつけながら健側下肢で立ち上がる。

◉**またぎ動作の分類**［図2］
- 立位型：立ってまたぐ。
- 患側独力型：浴槽縁に座り，健側下肢，患側下肢の順にまたぐ。
- 健側利用型：浴槽縁に座り，健側上肢，あるいは下肢を利用して患側下肢をまたがせる。

　立ち上がり動作においては，背部上肢型，健側下肢型，両下肢型の順に，またぎ動作においては，健側利用型，患側独力型，立位型の順に，患側下肢のBrunnstrom Recovery Stage（Br.Stage）や移動手段，さらにFIM（機能的自立度評価表，Functional Independence Measure）の入浴および入浴移乗項目の得点が良く，立ち上がり能力も良好となる傾向にあることから，各動作パターンをとる者の特徴は以下のように考察される[2]。

- 両下肢型と立位型：麻痺が軽く独歩可能で立ち上がりに問題がなく，入浴動作が自立している。
- 健側下肢型と患側独力型：中等度の麻痺を有し，移動手段は車いすか杖歩行で，立ち上がりは主に健側下肢筋力を利用して可能であり，入浴動作は自立か軽介助である。
- 背部上肢型と健側利用型：麻痺が重く，移動手段は車いすを利用し，立ち上がりが困難で入浴動作に見守りか一部介助を要している。下肢Br.StageがⅡ，Ⅲであっても浴槽の内壁に背中を押しつけて健側で立ち上がり（背部上肢型），浴槽の縁に座って患側下肢を健側で引き上げる（健側利用型）ことが可能になれば，家庭用浴槽での入浴が可能である。

　患側下肢による体重支持が可能で，立位バランスが安定している者は立位型になり，患側下肢による体重支持が困難で立位バランスが不良な者は，患側独力型や健側利用型になる。患側下肢を挙上できる場合は患側独力型，挙上できない場合は健側利用型に分類される。

［図2］　浴槽のまたぎ動作の分類

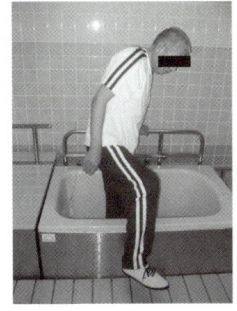

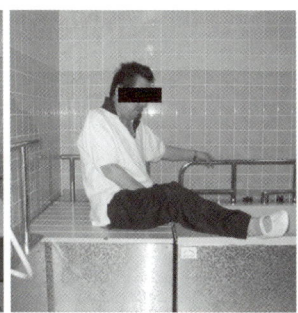

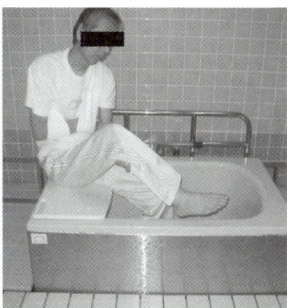

①立位型　　②患側独力型　　③健側利用型　健側上肢を用いてまたぐ。　　③健側利用型　健側下肢を用いてまたぐ。

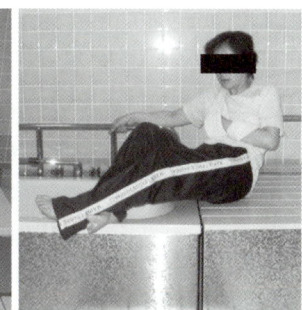

(2) 福祉用具導入の流れ

①評価
　障がい特性に応じた入浴動作パターンを習得するための訓練プログラムの立案と福祉用具の選定を目的に，以下の動作能力を評価し分析する。

●浴槽内立ち上がり動作と浴槽またぎ動作能力
・健側と患側下肢の運動機能，および立位，および座位でのバランス能力の評価

●移動能力
・移動手段の評価（歩行や移乗の安定性，つえや歩行器，車いすなどの使用の有無）
・転倒リスク（濡れた路面を裸足で移動する場合）

●姿勢保持能力
・浴槽内での姿勢保持能力（浮力によって体幹や麻痺肢が浮いて浴槽内で溺れる可能性など）
・洗体動作での姿勢保持能力（背中や殿部を洗う際の座位バランスなど）

②分析と考察
　前述の評価結果から，達成可能な入浴動作パターンを予測し，自立の可否を検討する。入浴動作を安全に，かつ確実に実施できるようにするには，健側の筋力やバランス保持能力を十分強化することが，障がいレベルが重度な場合には特に重要である。背部上肢型や健側上肢型に属する人は，障がいレベルが重度であるため，入浴動作の習得には比較的多くの時間を要する傾向にある。

　入浴動作が自立する可能性がある場合には，各動作パターンの訓練プログラムを実施するとともに，後述する自立を支援するための福祉用具の選定や浴室環境の調整を行う。

　入浴動作が自立困難で以下の動作に介助を要する場合には，より自立度を高め，また介護者の負担を軽減する目的として，後述する福祉用具の導入や浴室環境の整備を検討する。

❶浴槽での立ち上がりに介助が必要な場合
❷浴槽でのまたぎ動作に介助が必要な場合
❸脱衣場から洗い場への移動に介助が必要な場合
❹身体を洗う際に介助が必要な場合

(3) 入浴動作の自立を支援する福祉用具の活用

①両下肢型や立位型の場合

　両下肢型と立位型の入浴動作パターンをとる者は，入浴動作が自立する傾向が高いことから，より安全に入浴することを主眼において環境や道具を調整する。

　浴槽縁を立ってまたぐ場合には，洗い場と浴槽の間に縦型に手すりを設置すると，またぐ際にバランスが安定する。立ち上がりやまたぎの動作を補助するために，浴槽の側や洗い場に手すりを設置する。また，浴槽内や洗い場に滑り止めマットを敷き，より安全に動作が遂行できるようにする。浴槽の壁に手すりを設置しにくい場合は，浴槽縁に手すり［図3］を取り付ける方法もある。

　床にしゃがむ，床から立ち上がる際にバランスを崩して転倒するリスクがある場合は，入浴用いすを利用し，立ち上がり動作を安定させる。

　洗い場と脱衣場の入口に段差がある場合でも，この動作パターンをとるケースは洗い場と脱衣場に手すりがあれば，段差を昇降できる可能性が高い。

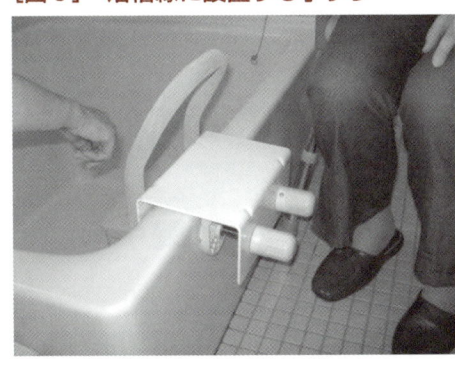

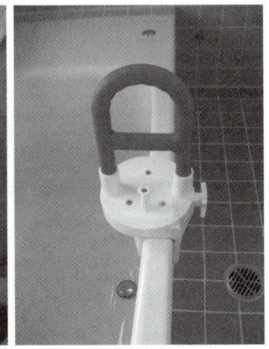

［図3］　浴槽縁に設置する手すり

②健側下肢型と患側独力型の場合

　健側下肢型と患側独力型の入浴動作パターンをとる者は，入浴動作は自立か軽介助の傾向がある。洗い場の床から立ち上がることが困難な場合には入浴用いすを利用するが，立位や座位のバランスが安定していれば背もたれや肘掛けを必要としない［図10a］参照。

　浴槽の深さや浴槽縁の高さが立ち上がりやまたぎ動作に影響することから，浴槽が深すぎる場合には浴槽内にすのこ［図4］などを敷き，深さを調整する。

　日常生活では下肢装具を使用していても，入浴場面では着用できないことから患側下肢の支持性が低いため，洗い場と脱衣場の間は段差を解消し，連続した手すりを設置する［図5］。

[図4] 浴槽の深さを調整するためのすのこ

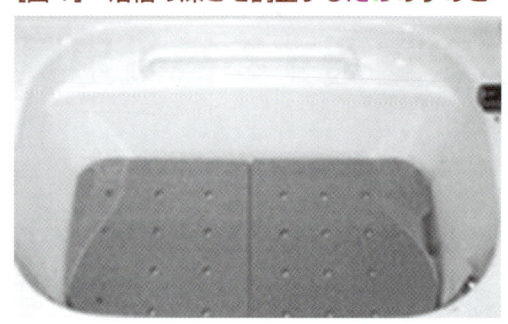

[図5] 洗い場と脱衣場を連続する手すり

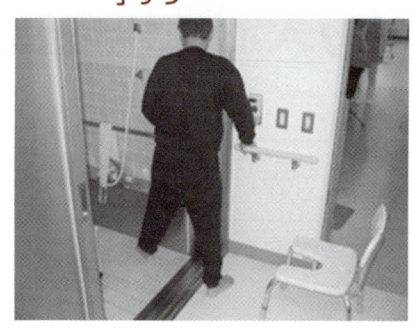

③背部上肢型と健側利用型の場合

　背部上肢型と健側利用型の入浴動作パターンをとる者は，麻痺が重く，移動手段は車いすを利用し，立ち上がりが困難で入浴動作に見守りか一部介助を要することから，入浴動作をより安全に遂行するためと介助者の負担を軽減するための環境と用具を調整する。

　このパターンをとるケースでは，浴槽横のスペースから立ったり座ったりする際には手すりが必要になるが，患側下肢の麻痺が重度であるために随意的に保持できず股関節が外旋してしまい，立ち上がりにくい。そこで，患側の股関節が外旋しないように，自ら患側下肢の位置を設定する必要がある[図6]。また，健側下肢を患側より少し後方に引き，体幹を屈曲させて健側下肢で体重支持し立ち上がるような動作の指導が必要である[図7]。逆に，浴槽横のスペースに座るときは浴槽をまたぎやすくするため，あらかじめ浴槽近くに腰かけるとよい[図8]。

　浴槽からの立ち上がりが困難な場合は，浴槽内に椅子を置いて立ち上がり動作を補助する工夫がある。浮力で椅子が浮いてこないように脚底に吸盤が付いたものを利用する[図9]。

[図6] 浴槽縁からの立ち上がり（右片麻痺，下肢Br.stage Ⅰ）

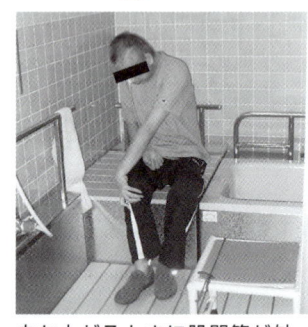

立ち上がるときに股関節が外旋しないように自ら患側下肢の位置を設定する。

[図7] 浴槽横の台から手すりを用いて立ち上がる様子（左片麻痺，下肢Br.stage Ⅲ）

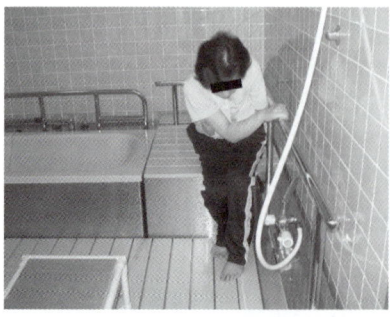

立ち上がる際に健側下肢を患側より後方に引いて体重支持し，体幹を屈曲させる。

[図8] 浴槽横の台に手すりにつかまりながら座る様子（左片麻痺，下肢Br.stageⅢ）

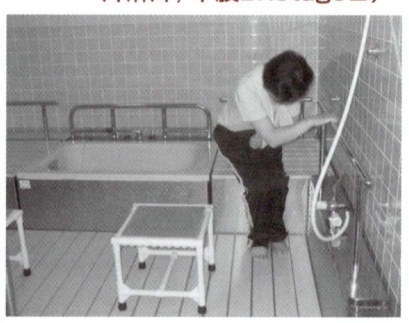

座って浴槽をまたぐために浴槽近くに腰かける。

[図9] 浴槽内で使用する脚底に吸盤の付いた椅子

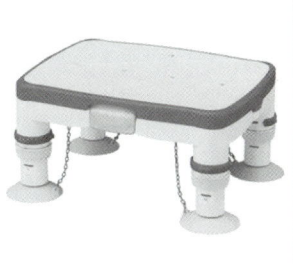

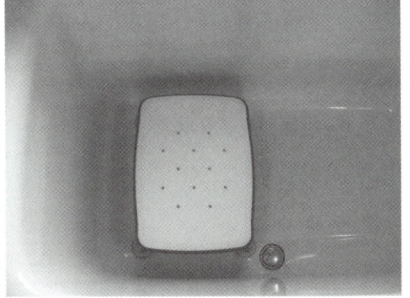

(㈱アロン化成HPより)

[図10] 入浴用いす

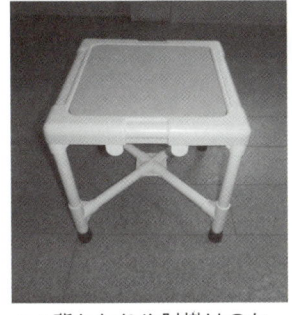

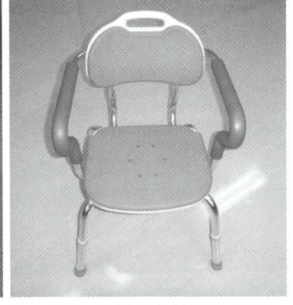

a：背もたれや肘掛けのないもの　　b：背もたれや肘掛けのあるもの

　座位バランスは，患側に重心が移るとバランスを崩すことがあるため，入浴いすは背もたれや肘掛けのあるものを利用し安全に体を洗う動作ができるようにする［図10b］。患側下肢の支持性はほとんどないため，健側下肢のみで手すりをつたって移動する特殊な方法をとることが多い。そのため，転倒への十分な配慮が必要で，洗い場に滑り止めマットを敷き，洗い場と脱衣場の間は段差を解消し連続した手すりを設置する[3]。

(4) 入浴動作の介助負担を軽減する福祉用具の活用

　上記のような動作パターンをとることができず，浴槽での立ち上がりやまたぎ動作，脱衣場から洗い場への移動，身体を洗う動作などに介助を要する場合に，本人の自立度を高め，介助者の負担を軽減する目的で下記の福祉用具を検討する。

①浴槽での立ち上がりに介助が必要な場合
◉浴槽内いす

　浴槽内に浮力で浮いてこない椅子を設置し，浴槽内での立ち上がりを補助する。

[図11] 浴槽内を電動昇降する椅子　[図12] 入浴用介助ベルト

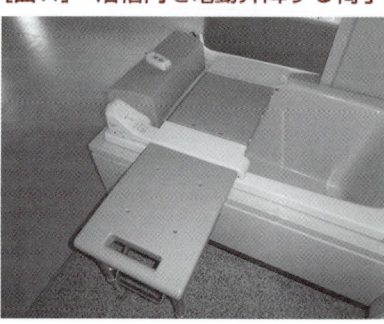

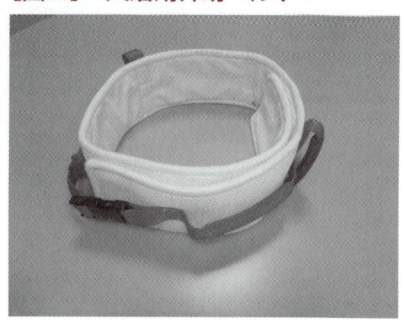

●浴槽内を昇降する椅子
　股関節に関節可動域の制限がなく，背もたれなどの支えがあれば，座位がとれる場合には浴槽内を昇降する椅子[図11]の使用を検討する。ただし，家族と共同で浴室を利用する場合には，本人以外の者が入浴する際に邪魔になるなどの理由から設置に消極的になりやすく，取り外しが容易なものが良い。

●すのこ
　浴槽内にすのこを敷き浴槽の深さを調整することで，立ち上がりや浴槽縁をまたぐ動作が安定する場合がある。高さ・奥行・間口の寸法がオーダーで注文できる商品がある。

●入浴用介助ベルト
　浴槽から裸体を抱え上げる介助を容易にするため，持ち手のついた介助ベルトを使用する[図12]。

②浴槽でのまたぎ動作に介助が必要な場合

　浴槽横にスペースがある場合には，そのスペースに座ってまたぐ動作を行う。ただし，浴槽縁より低くなっていると殿部を滑らせる際に不便なため，バスマットなどで補高して縁と高さを合わせる。

●バスボード，入浴用いす
　浴槽に入る際に，座ってまたぐ動作を遂行するため，バスボード[図13]や浴槽縁と同じ高さに設定した入浴用いす[図14]の使用を検討する。ただし，

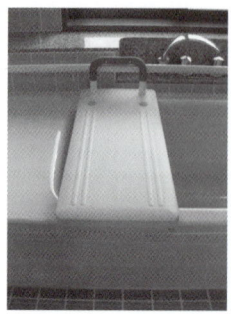

[図13] バスボード　[図14] 浴槽縁と同じ高さに設定した入浴用いす

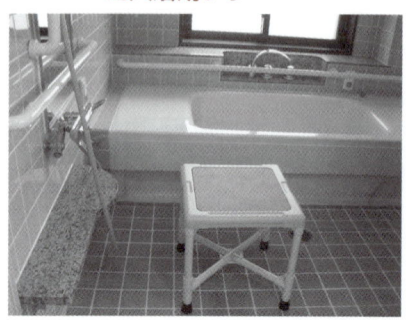

バスボードは浴槽縁よりボードの厚み分だけ，浴槽深さより座面が高くなることから，浴槽から立ち上がりバスボードに座ったときに座位を安定させて浴槽を出入りできるか，確認する必要がある。

● **手すり（バスグリップ）**

浴槽の縁に取り付けるタイプがあり，浴槽をまたぐ際に姿勢を安定させる，または浴槽内で座位を安定させるときに使用する。浴槽の縁の厚さによって設置できない商品があるので留意する。座って浴槽をまたぐ場合には移動の妨げになるので，立ってまたぐ場合に使用することが多い。

③脱衣場から洗い場への移動に介助が必要な場合

● **シャワー用車いす**

脱衣場から洗い場までの移動が困難で転倒の危険性がある場合には，入浴用いすにキャスターが付属したシャワー用車いすを使用すると移動介助の負担が軽減できる。ただし，シャワー用車いすを使用する際には，洗い場と脱衣場の段差を解消する必要がある。脚を載せる台が折りたためるものを選ぶと，立ち上がりや移乗のときに妨げにならない。キャスターの大きさは，脱衣場や洗い場の広さによる小回り性や，洗い場のグレーチングの溝にはまらない寸法を考慮し選択するが，大きい車輪ほど移動はしやすい。身体を洗う際に椅子が動かないようにブレーキがかかるものを選ぶ。肘掛けは高さが調整できるものや跳ね上げ式，脱着式などがあり，姿勢保持と移乗時の利便性を考慮して選択する。

座位姿勢が不安定な場合には背もたれがリクライニングするタイプを使用し姿勢保持を考慮する［図15］。ただし，リクライニング式を使用する場合は，介助者の立つスペースも含めた洗い場の広さを確保する必要がある。洋式便器にシャワー用車いすを後方からはめこむタイプ［図16］は排泄介助量の軽減にも役立つため，本人や家族の意向を聞いてシャワー用車いすの形状を検討する。

E-2 入浴関連 高齢者・脳血管疾患（片麻痺）

[図15]　リクライニング式シャワー用車いす

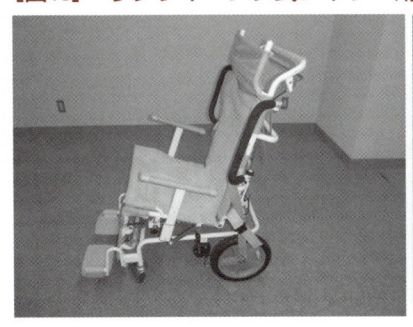

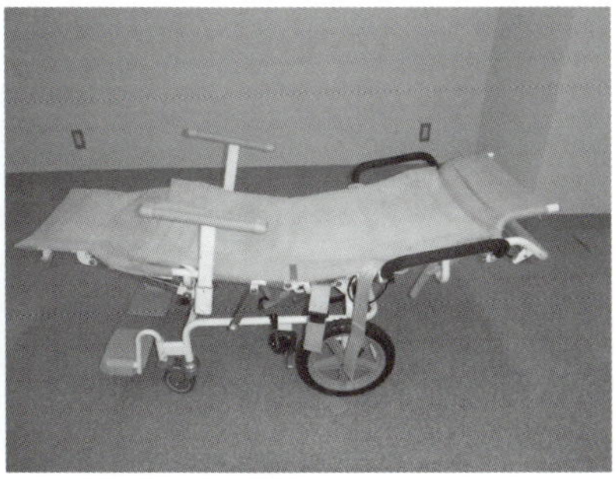

[図16]　洋式便器にはめ込むタイプのシャワー用車いす

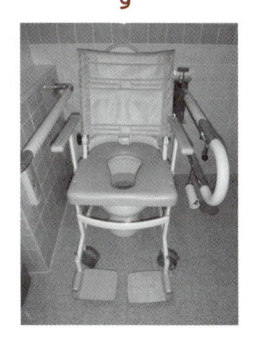

④身体を洗う際に介助が必要な場合

●体を洗うための用具

麻痺した側の手首をはめ込んで使用するリング付きタオルや，輪タオル，柄の長い洗体ブラシなどの使用を検討する［図17］。片麻痺の場合には健側の上腕部や前腕部，脇の下などが洗いにくいため［図18］のような洗う工夫を指導する。

●入浴用いす

座位バランスが良好な場合には，背もたれや肘掛けは必要なく，立ち上がりやすい高さで転倒しにくい椅子を選ぶ。座位はとれるものの動的座位バランスが不良な場合には，背もたれや肘掛けのあるものを利用すると安全である。ただし，背中を洗う際に邪魔になるため，背中を部分的に覆うものが使いやすい。車いすや浴槽への移乗を容易にするため，肘掛けは脱着式か，跳ね上げ式が使いやすい。U型やO型の穴が開いたシートを使用することで陰部が洗いやすくなる。

●シャワーの工夫

シャワー水栓が操作しやすいように，ワンタッチで水の出し止めができるものや，大きなレバーが付いた水栓金具や，シャワーの持ち手にボタンの付いたものがある。

［図17］　身体を洗うための福祉用具

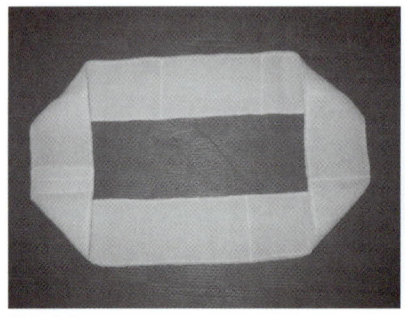

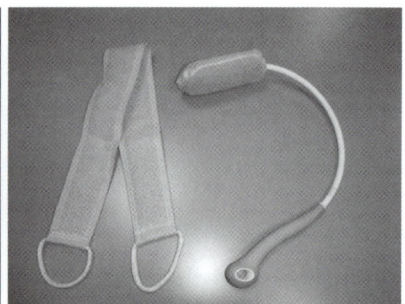

輪タオル　　　　　　　　　　リング付きタオル，長柄ブラシ

［図18］　片麻痺の場合の身体の洗い方

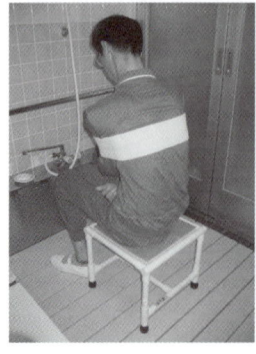

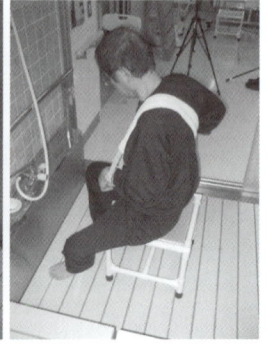

⑤立ち上がり，またぎ動作，移動，姿勢保持などすべての動作に介助が必要な場合

●リフト

　立ち上がる動作，またぐ動作，移動，座位姿勢の保持などすべての動作に介助が必要，あるいは股関節に可動域制限があり，背もたれなどの支えがあっても座位姿勢がとれない場合には，リフトの導入を検討する。

　リフトの種類には，支柱式［図19］，壁固定式［図20］，天井走行式リフト［図21］などがある[4]。

　支柱式は，浴槽と洗い場間にのみ利用するものと，脱衣場から利用できるものがある。本体部分を持ち運んで別の場所に設置した支柱のアームに取り付けることができるポータブルのものがある。

　壁固定式リフトは直接アームを壁に固定するため，スペースが狭い場合には介助がしやすい。ただし，取り付ける壁面に規定の強度が必要となるので留意する。

　天井走行式には脱衣場と洗い場の天井にレールを直接埋め込むものと，部屋の4隅に支柱を設置して天井面の縦と横を自在にレールが動く「面レール」がある。「面レール」は吊り上げたり降ろしたりする場所を自由自在にできるため，介助が最もしやすい。

　身体を吊るための吊り具は，身体機能や使用場面を考慮して素材（メッシュ，合成ムートン，キャンバスなど）や形状（脚分離型，シート型，シャワー用車いす型など）［図22］を選択する。吊り具の形状によって着脱の方法が違うため，使い方の習熟が必要である。

　吊り具を選ぶポイントとしては，以下のとおりである。

- 対象者の状況をよくみて選ぶ（症状，体型，快適感，心理状態，知的能力）。
- 吊り具のサイズは対象者の身体の大きさに合わせて選ぶ。身体のサイズに合っていないと，ホイストからの転落事故や，吊り上げられたときに窮屈となり痛みが生じることがある。
- 股関節の固定力（股関節周囲筋の緊張や短縮，股関節の拘縮など）に応じ

［図19］ 支柱式リフト 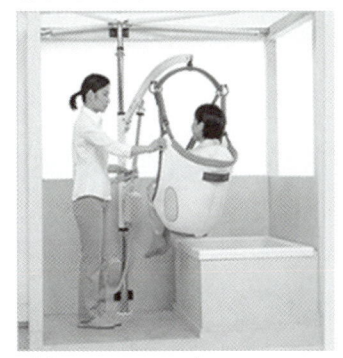
（㈱モリトーHPより）

［図20］ 壁固定式リフト 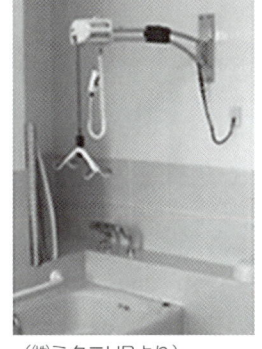
（㈱ミクニHPより）

［図21］ 天井走行式リフト 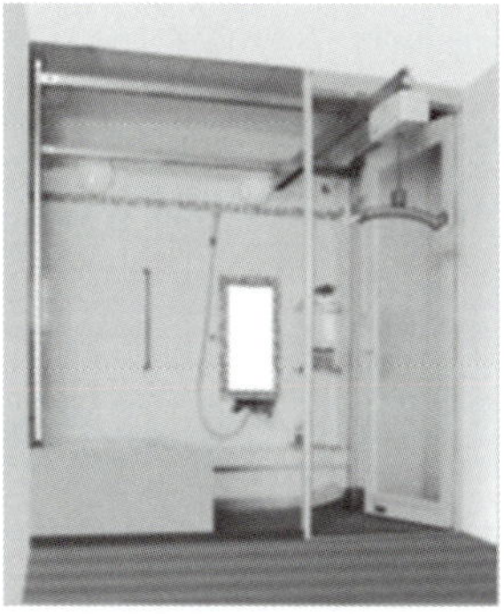
（明電興産㈱HPより）

[図22] 吊り具の形状

● 脚分離型

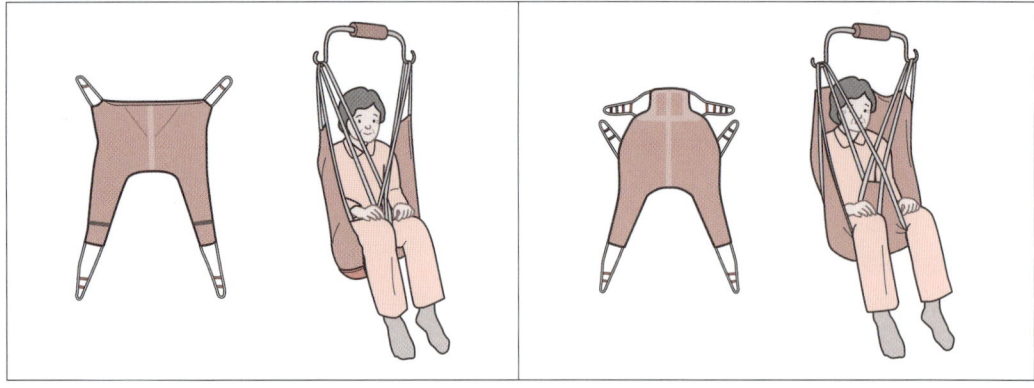

| ハーフサイズ | フルサイズ |

● シート型

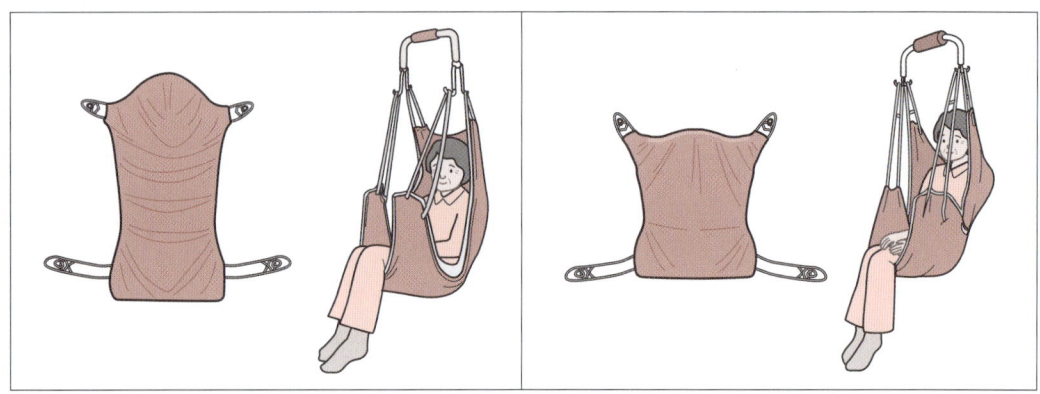

| フルサイズ | ハーフサイズ |

● ベルト型

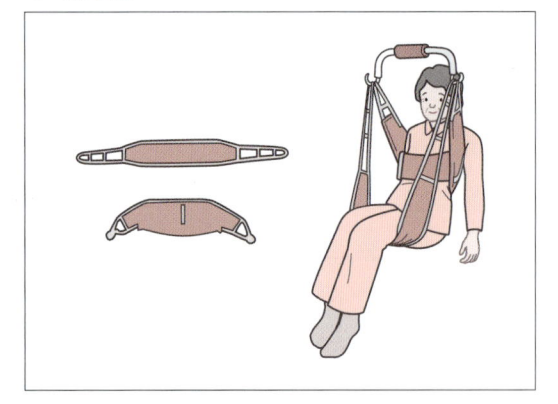

[表] 吊り具の形状による特徴

形状	脚分離型	シート型	ベルト型
特徴	・車いす上で着脱が可能。 ・対象者の適応範囲は最も広い。 ・ローバックタイプとハイバックタイプ（頭頸部支持型）がある。 ・着脱に要する労力は比較的少ない。 ・殿部が広く開いたトイレ用がある。	・車いす上では着脱できない。 ・ほとんどの対象者に適応できる。 ・ローバックタイプとハイバックタイプ（頭頸部支持型）がある。 ・着脱に要する労力は最も大きい。	・車いす上でもベッド上でも容易に着脱できる。 ・適応範囲は狭い（特に肩周囲の力が弱い人は抜け落ちる可能性があり適さない）。 ・着脱に要する労力は最も少ない（対象者自身が着脱することも可能）。 ・使用場面の制限を受けることなく着脱できる。

て選ぶ。
・移乗場面を明確にして選ぶ。入浴場面では水はけの良いメッシュタイプが使いやすい。入浴後，車いすに移乗するときは，乾いた吊り具が必要になるため，2つ準備する。
　吊り具の形状による特徴は［表］に示す。

（濱　昌代）

文献

1) 濱昌代他：脳卒中片麻痺者の入浴動作と障害の程度との関係．作業療法23：45-54, 2004.
2) 同上
3) 濱昌代：入浴の動作パターン．ADL作業療法の戦略・戦術・技術，第2版．pp225-234, 三輪書店，2005.
4) テクノエイド協会：リフトリーダー養成研修テキスト，改訂版．テクノエイド協会，2011.

E 入浴関連

3. 脊髄損傷

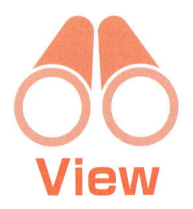

View
- 入浴関連用具は，残存機能や動作レベルによる影響は大きいが，自宅などの環境因子や経済面もまた大きく影響する。
- 入浴関連動作には，更衣動作，移動・移乗動作が含まれ，座位バランス，上肢機能などが影響する。
- 福祉用具を利用することで，「介助が楽になる」から「自立できる」まで幅広く影響を及ぼすので，利用のためのシミュレーションを可能な限り実施する。

(1) 疾患・障がいの特徴

　脊髄損傷者の入浴関連の福祉用具の適応を考える場合，特徴として脊髄損傷の髄節レベルの残存機能や動作レベルの評価によって，大まかな予測ができる。もちろん年齢や合併症，痛みやしびれの有無などの身体的因子や経済状態，家屋環境，家族構成などの外的環境因子の影響も重要な決定因子となる。多くの場合，認知面での障がいは少ないため，最終段階での判断や決定を対象者や家族を含めた当事者にゆだね，リハビリテーションスタッフは情報提供や実物の体験およびシミュレーションの体験を実施することで，判断

［図1］　可変式の浴室シミュレーション　　［図2］　訓練室でのシミュレーション場面

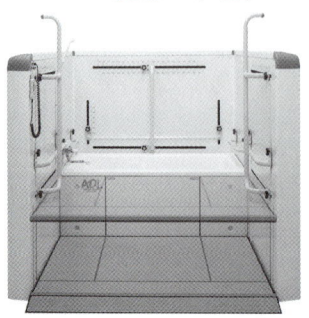

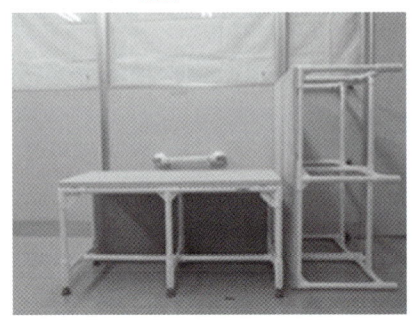

材料を提供することが主たる仕事になる。

　家族に構造を聞き取り，および設計図や写真を用意していただき，施設内のADL室などに可変式の浴室［図1］があれば有効に利用できる。このような設備がない場合は，家屋調査などの情報を参照して，机や椅子や台などを利用し，シミュレーションを行い［図2］，イメージを共有することが有効である。

　入浴関連の決定は，身体的特徴はもとより，家屋状況，介護力，経済的側面などの多くの内因や外因を含むため，作業療法士（OT）の個人的判断を押しつけることのないように慎重に進めていくべきである。

(2)福祉用具導入の流れ

①評価

　残存機能を筋力や動作レベルと感覚障がいの程度に分けて評価しておく。特に動作レベルで考えたとき，❶移動・移乗動作の可否，❷更衣動作の可否，❸洗体動作の可否，❹入浴動作の可否がチェックポイントとなり，重要である。それぞれの動作項目において，「自立」か「自立可能」か「介助」の見極めが重要となる。特に，自立可能群においては，その後の訓練プログラムにかかわってくるため，本人や家族の意思を確認しつつ進めていくべきである。

　加えて，経済面や家屋などの調査は，可能ならば当事者も含めてリハビリテーションチームにて家庭訪問し，実地調査をするほうが望ましい。

②分析と考察

●移動・移乗動作の可否

　居室からの移動，浴室への進入，浴槽への出入りなどで評価を行う。車いす（車いすの種類も含めた）の駆動能力や不全麻痺に関しては歩行能力やまたぎ動作の評価が必要である。移乗動作に関しては，横移乗でどの程度殿部が挙上できるか，安定性があるのかなどのプッシュアップ動作の評価が基本となる。水回りであることに加えて，洗体にて滑りやすくなっているため，前方への転倒の危険性を配慮して，福祉用具を用意しておくべきである。

　胸腰髄損傷者やC7以上の頸髄損傷者の場合は，車いす・床間の移乗動作のチェックも必要である。不可の場合でも直角移乗が可能ならば，高床式の洗い場などの浴室改修にて可能性がある。殿部をこすって移動しないように，浴室マットを利用して平面移動を行う人もいる。

　家屋調査においては，廊下から浴室への回転半径やドアの形状や間口広さ，加えて，脱衣室から浴室への段差，浴室の構造（在来工法かユニットバスの違いなど）や広さや材質，洗い場から浴槽の高さ，浴槽の広さなどの影響が大きく，計測評価が必要である。

● 更衣動作の可否

　現実的な対応を考え，車いす上での更衣が可能か評価する。ベッド上で着替えて，裸もしくは羽織るものを着て，車いすに移乗することも可能である。また，入浴後は車いす上にバスタオルを敷き込んでおく必要がある。

● 洗体動作の可否

　姿勢保持をどのようにするかが重要になる。介助で行う場合は，負担のかからない介助方法を検討すべきである。

　洗い場にて実施する場合，手放しで座位保持ができる人は問題ないが，不可の場合は壁や浴槽の側壁，背もたれの利用などが考えられる。加えて，背中や殿部の洗体においては，ダイナミックな姿勢変換能力が必要となる。股関節や体幹，肩関節の可動域や筋力も重要である。これらは，更衣動作と共有する動作が多いため，そちらを参照するとよい。洗体道具も頸髄損傷者の場合は，洗髪ブラシやループ付きタオルや手巻きタオル，洗体ブラシなどの自助具が必要である。

● 入浴動作

　洗い場から浴槽への進入は非常に難易度の高い動作であるため，浴室構造が大きく影響する。介助の場合は人的介助かリフトの利用が必要となる。人的介助においては，介助トランスファー時に体が滑りやすいため，一時的対応以外はなるべく実施しない方向で指導すべきである。継続的な在宅生活を支援するために，できるだけリフトなどの移乗機器を利用することで，介助量を軽減することが重要である。自立の場合は，身体機能のみならず浴室改修を含め，家族構成や福祉用具によっても大きく変化する。多くの場合は，高床式にして浴槽と洗い場の高さをほぼ均等にするような改修を行う。

(3) 福祉用具の活用

　先に述べたように，脊髄損傷者の場合は動作能力と環境因子が大きくかかわるため，どのような生活スタイルをとるかで対応が多様になってくる。動作は可能だが，就労や就学が生活の中心ならば，入浴は疲労と時間がかかるため，介助で行う場合がある。効率よく合理的に達成できるよう支援しなければ，生活の中では継続して実施できない。そのために，福祉用具を用いることが可能ならば，できるだけ活用すべきである。なお，活用に関しては更衣動作を除いて移乗・移動動作（含む入浴動作）と洗体動作に関することとする。

①移乗・移動動作

● 介助の場合

　前述したように，介助入浴の場合はリフト，シャワー用車いすの利用が有用である。リフト利用時は，持ち家や借家マンションなど，改修の可否や経済的側面に配慮して情報提供をする。例えば，アパートや賃貸マンションの

[図3] スライドして出てくる入浴用リフト

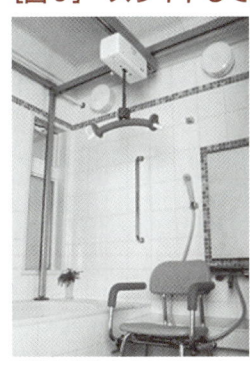

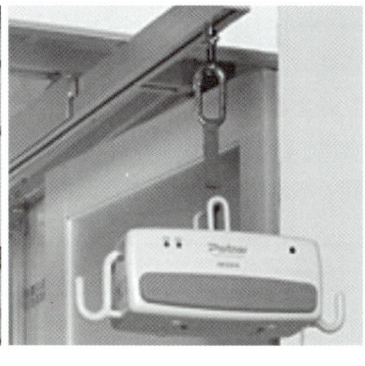

[図4] 入浴用のスリング

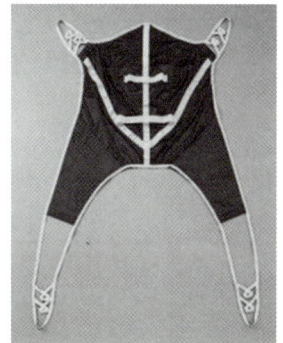

[図5] 座面が分離して吊り上げられるシャワー用車いす

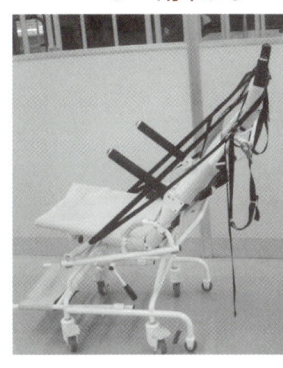

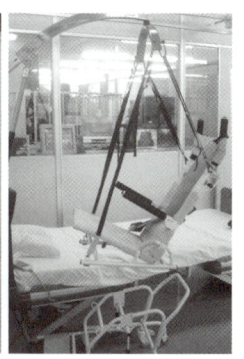

場合は，工事が必要なく脱衣場にスライドアウトできる，組み立て式入浴用リフト［図3］などの利用が必要となる。

また，スリングの選定も重要な事項となる。基本的には，浴室用のスリングシート［図4］やツーピースベルトなどを利用するが，対象者の筋力や関節可動域，痛みの有無によって，適したスリング選びが必要である。

また，シャワー用車いすの利用時には，シャワー用車いすのまま吊り上げが可能なもの［図5］を選択することも考慮が必要である。

● 自立可能の場合

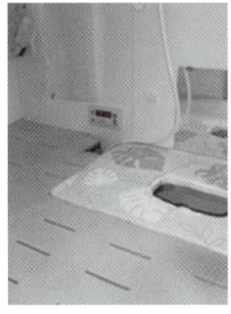

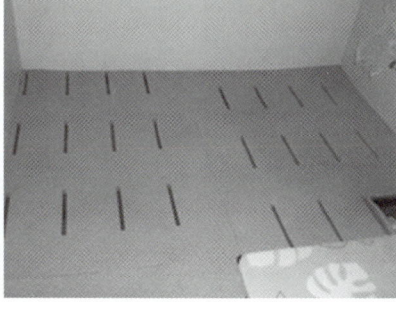

● 高床式，自走式シャワー用車いすの利用

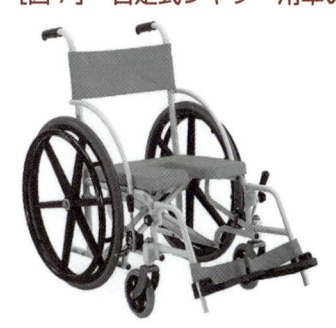

　直角移乗が可能なレベルで，本人専用の浴室の場合，浴槽横，場合によっ

[図6] 高床式洗い場

[図7] 自走式シャワー用車いす

E-3 入浴関連 脊髄損傷

171

ては浴槽上にも洗い台となるものを作成し，車いすと同じ高さに設定し高床式［図6］にする。横移乗が可能なレベルで，座位バランスが高い場合は，端座位で動作が行える洗い台を設置する。座位バランスが不安定な場合は長座位できる洗い台を設置する。

家族との共用の場合は，自走式のシャワー用車いす［図7］で，移乗はベッドを介して行う。可能であれば，車いすから直接横移乗で行う。

②洗体動作

●介助の場合

重度な頸髄損傷者の場合などは，背もたれの高いシャワー用車いすを利用し，できるだけ安定した姿勢を保障するような設定を考慮する。介助を簡便化するために，体幹の前屈を保障し，殿部が開放しているシャワー用車いすを使用することも，福祉用具の選定の一助となる［図8］。

[図8] 前受けがあるシャワー用車いす

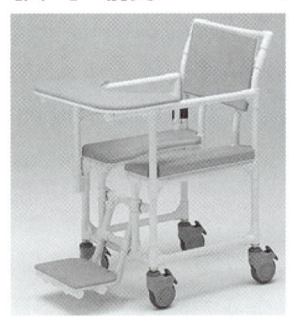

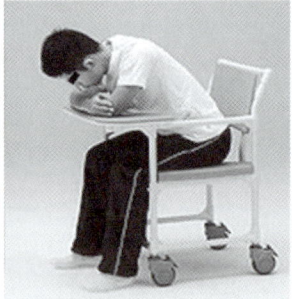

（シャワーキャリーフロントレストタイプ：矢崎化工㈱HPより）

●自立の場合

洗体動作は床上での足上げ動作や前屈位からの起き上がり，片肘姿勢での上肢操作など，多様な姿勢変換を伴いながら行う動作である。上腕三頭筋が利かない高位の頸髄損傷者の場合，殿部や大腿部後面を洗う際の片肘姿勢の保持や前屈位保持の補助のために，頭受け台を使用し行う［図9］。また，お湯や石けんなどにより滑りやすい環境条件であるため，手部が滑らないよう

[図9] 頭受け台利用の殿部洗体

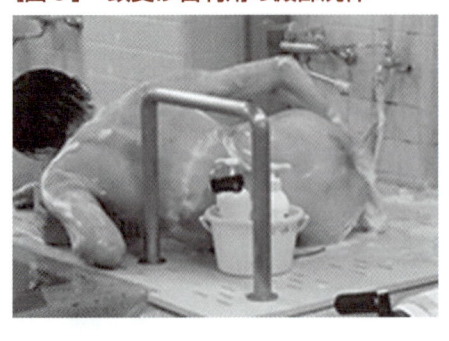

[図10] ループ付きタオルと手袋タイプタオル

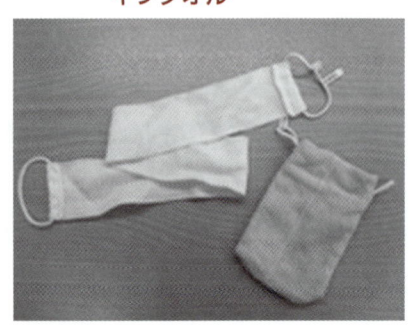

[図11] 自助具を利用した洗体動作

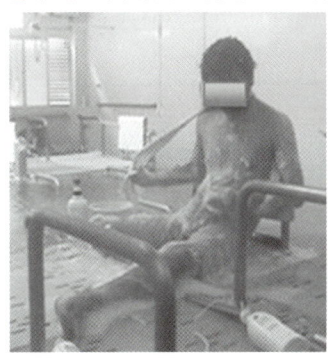

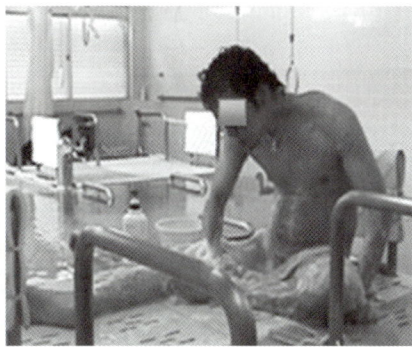

にスポンジなどを置く工夫をする。
　加えて，座位姿勢保持が困難なため，壁など寄りかかることができる環境設定が必要となる。洗体や洗髪は手指機能に障がいがあるため，洗体はループ付きタオルや手袋タイプタオル［図10］を使用し，手部に巻いたり，ループを手指にかけたりしながら握りを代償し動作［図11］を行い，洗髪は，手部に固定ができるよう改良したブラシを使用し動作を行う。使用する道具は，市販品，またはOTが作成する。

（玉垣　努・一木愛子）

E 入浴関連

4. 神経筋疾患（筋ジストロフィー）

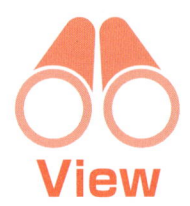

View
- 入浴関連動作は，階段昇降が困難となる頃，低学年には介助で行われていることが多い。
- 終日の人工呼吸器を利用した患者でも，入浴は可能である。
- 作業療法には，介護者の負担や転倒リスクなどに留意した，安全に配慮したアドバイスが求められている。

(1) 障がいの特徴

①浴槽への移乗動作

小学校入学時頃，股関節周囲筋の筋力低下により，階段昇降など足を持ち上げ，段差をまたぐ動作が困難となる。

このため，入浴動作では，脱衣所から洗い場，浴槽の出入りで介助が必要となる。低学年で体重も軽いことから，抱っこでの移乗介助が行われることが多いが，車いすからベッドへの移乗動作と同様に，年齢が高くなり体重が増加しても，リフトなどの移乗機器の利用が行われないことで介護負担になる場合が多い。

また，浴室内での移乗介助では，足場が滑りやすく不安定なため，転倒に留意しつつ，複数介助が望ましい。

②洗体動作

9歳から12歳頃の歩行不能時で，車いすが多用される時期では，徐々に股関節・膝関節の屈曲拘縮が目立つようになる。そのため，座位不良となりやすく，シャワー用車いすなどの座位姿勢からの転倒に注意する。

歩行不能時には，肩周囲筋力の低下も強く，頭部や背中など広いリーチ範囲を必要とする洗体動作は困難となるため，これら入浴関連動作の多くが早い時期から介助で行われることが多い。

③終日人工呼吸器利用者への対応

　人工呼吸器を終日利用している場合に，浴室に機器を持ち込むことでの故障トラブルを避ける，または明確な理由もなく，清拭のみで入浴行為を行わない例が在宅・施設入所を問わずみられる場合がある。適切な換気補助など，体調に留意することで入浴は可能である。

(2)福祉用具導入の流れ

①評価
・運動機能の特徴を把握：脊柱変形，各関節拘縮と姿勢の関係
・代償動作分析：入浴関連動作観察（姿勢保持，衣服の着脱，浴槽・洗い場への移乗動作）
・一般情報の変動（呼吸機能，心機能など）
・現在導入されている支援機器の評価
・各動作時における介助のしやすさを評価

②分析・考察

　入浴動作では，小学校低学年頃より，すでに介助で行われていることが多いので，作業療法では，介護負担や転倒などのリスクがないか，介助への負担軽減へのアドバイスを行うことになる。

　入浴では，日中に呼吸器を利用していなくても，疲労度をみて換気補助の対応が必要な場合もある。また入浴後には，体力を消耗しやすいので，安静や人工呼吸器の装着など，活動に合わせて体調を整えていく視点が必要となる。

(3)福祉用具の活用

①洗体動作の工夫

　強い関節拘縮や脊柱変形がある状態では，市販のシャワー用車いすが適応しないことがある。端座位よりも，あぐら座位が安定する場合には，床にバスマットを敷き，座位姿勢をつくる。また，高い年齢では，頭部の支持性が不安定なため，臥位姿勢で介助される［図1］。

[図1] 洗体介助の例

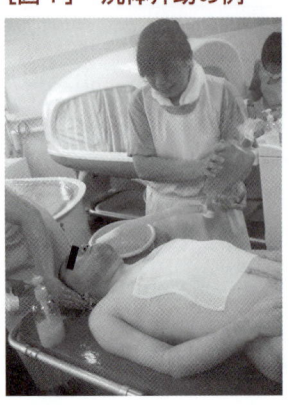

②移乗動作の工夫

　低年齢から介助が行われるので，リフト等の移乗機器が導入されていないケースが多い。その場合，転倒などのリスクに十分に留意しながら，複数介助で移乗動作を行う［図2］。また，関節が不安定でしっかりと固定できないため，上体の介助では肩がすり抜けやすく，転倒・骨折に注意する。

[図2] 移乗作業の介助例

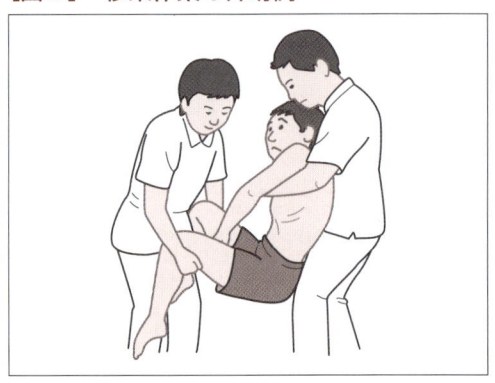

③終日人工呼吸器利用者への対応

　機器故障などが予測されるため，浴室内への呼吸器の持ち込みは避ける。換気補助では，救急蘇生用バッグ（アンビューバッグ）が用いられる［図3］。インタフェースは，マスクのほか，マウスピースタイプもある。洗顔の際には，鼻にあてたマスクを外し，石けんをつけて洗い流す。鼻根部は，皮脂等で汚れやすいので清潔に保つ。

[図3] アンビューバッグによる換気補助の例

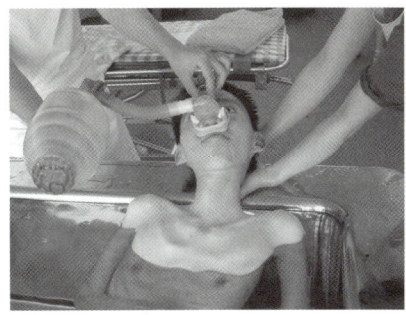

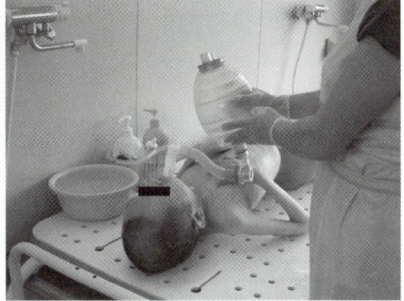

(田中栄一)

E-4 入浴関連 神経筋疾患（筋ジストロフィー）

Column
適時にマスクの交換を！

　デュシェンヌ型筋ジストロフィー（DMD）の国際ガイドラインでは，気管切開を回避し，非侵襲的陽圧換気療法（NPPV）が可能であると勧められている。しかし，「鼻マスクだと，メガネをしづらい」「鼻根部が褥瘡になって痛いので，気管切開にする」などの意見が聞かれることがある。これは，1種類のマスクしか知らないためである。カニューレタイプのものであると，通常のメガネを利用できる。また，複数の形状のマスクを適時交換し，洗顔をきちんとして清潔が保たれていると，マスクによる褥瘡は回避できる。対象者に合ったマスクフィッティングが必要なのである。

E 入浴関連

5. 関節リウマチ（RA）

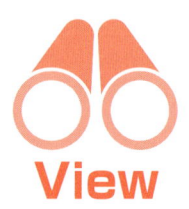

View
- 入浴動作はADLで最も困難な，自立度が低い動作である。
- RA患者では下肢の機能障がいなどで浴槽をまたぐ動作が，上肢の機能障がいで洗髪や洗体動作が困難となる。
- 浴槽への出入りでは天井走行式リフターを設置する方法もあるが，現実的にはシャワー浴ですませる場合が多い。
- 入浴用いすは簡単に導入できる福祉用具である。

（1）関節リウマチ患者の入浴動作の特徴

　RA患者に限らないが，入浴動作はADLで最も困難な，自立度が低い動作である。そのため，在宅では介助量が多く，入浴サービスなど社会的資源を活用する場合が多い。入浴動作の問題として，❶浴槽への出入り時，浴槽をまたぐ動作が困難，❷洗体や洗髪動作が困難，などが考えられる。これ以外にも，浴室まで移動，脱衣所から浴室内への出入り，衣服の着脱，入浴後の清拭など，入浴には多くの工程があり，問題となる段階が多い。

（2）福祉用具導入の流れ

①評価
- 浴槽をまたぎ，湯につかること，浴槽から出ることが可能か？
- 身体や髪を洗えるか？
- シャワーや給湯の操作ができるか？
- 浴室まで移動できるか？
- 脱衣所から浴室内へ移動できるか？
- 入浴前後に衣服の着脱ができるか？

・身体や髪を拭けるか？

②分析と解釈

入浴動作の自立度が低い理由は，またぎ動作や洗体動作において四肢体幹の可動性や柔軟性を更衣や排泄動作よりもかなり必要とすること，それと同時に浴槽への出入り，湯につかる過程では上下方向へ体幹をコントロールする高度なバランス能力が必須となることが考えられる。

(3)福祉用具の活用

①入浴関連動作に対する福祉用具の活用

●**すのこの利用**［図1a］

脱衣所と浴室内の間に段差がある場合，脱衣所や浴室内の高さを埋めるためにすのこを利用する。

●**バスボードの利用**［図1b］

浴槽への出入りでまたぎ動作が困難な場合，バスボードを利用する。バスボードの端に着座し，足を交互に浴槽内に入れ，その後バスボードから立ち上がる。介助者にバスボードを外してもらい，浴槽に入る。その他，脱衣所から浴室内へ天井走行式リフトを設置し，浴槽まで運ぶという方法もある。しかし，現実的には浴槽の大きさや浴室内の環境により，湯につかることはせずにシャワー浴のみで行うことが多い。

●**入浴用いすの利用**［図1c］

通常，浴室内で使われる椅子は低く，立ち座りに難渋する。入浴用いすは軽量であり持ち運びが楽であること，高さを自由に変えられることなど利点が多く，対象者のみでなく，家族も利用できるので，簡単に導入できる福祉

[図1] 入浴動作に対する福祉用具の活用

a：浴室への出入り（段差）
脱衣所　　浴室
すのこの設置

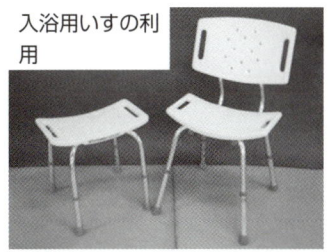

b：浴槽内への出入り
バスボードの利用

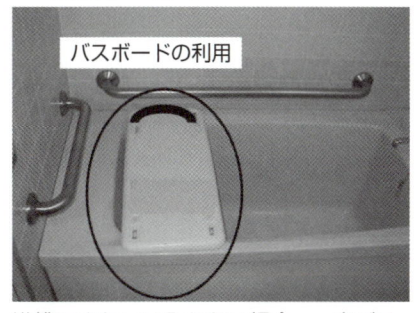

浴槽にまたいで入れない場合，一度バスボードに腰かけ，立ち上がる。
介助者にバスボードを外してもらい，浴槽内に入る。

c：洗体時の姿勢
入浴用いすの利用

用具の1つである。

②洗体動作に関する福祉用具

RA患者は，身体の前面（胸部，腹部，陰部，大腿部，上肢など）は洗体可能な場合が多い。一方，身体の末端（下腿，足，足指，頸部，頭部，頭髪など）や背面（背中など）はリーチの問題で洗体が困難な場合が多い。[図2 a・b]に身体背面の洗体動作を補助する自助具を示す。[図2 c]は足指を洗う自助具である。

（坂本安令）

[図2] 洗体に関する福祉用具の活用

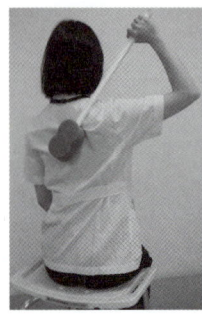

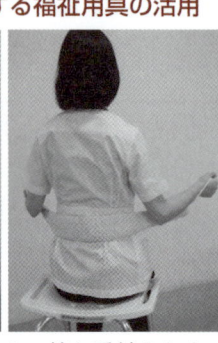

a：長柄付き洗体スポンジ　　b：持ち手付きタオル　　c：長柄付き足指洗いブラシ

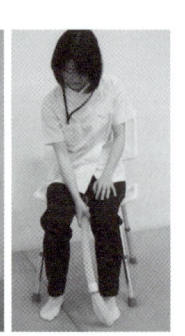

文献

○林正春：関節リウマチ．作業療法学全書　4身体障害，第3版．pp185-210，協同医書出版社，2008．
○石原義恕他編：これでできるリウマチの作業療法．南江堂，1996．
○山野克明・小野敏子：関節リウマチの評価．岩崎テル子他編：標準作業療法学　作業療法評価学，第2版．pp389-419，医学書院，2011．
○長尾徹：関節リウマチ．金子翼・鈴木明子編：リハビリテーション医学全書　10作業療法各論，第2版．pp153-191，2003．

F 排泄関連

1. 定義・基礎知識

- 排泄動作は，人が生きるために欠かすことのできない，かつまた人としての尊厳にかかわる動作である。対象者や介助者のニーズを十分に考慮して，柔軟に支援する必要がある。
- 排泄動作の評価は，対象者（および介助者）の意向，ニーズ，身体・精神機能，動作が行われる環境，および対象となる排泄関連の福祉用具等を十分に検討する必要がある。
- 排泄関連の福祉用具は，実物を確認し，具体的な介入方法を考えていくことが望ましい。

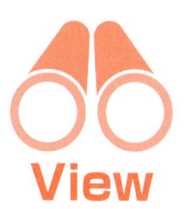

（1）排泄動作の重要性

　排泄動作は，人にとって究極のプライベートな行為である。排泄動作に介助が必要となった多くの人が「下の世話は他人にはしてほしくない」「こんなことをさせてしまって介助者に申し訳ない」としばしば話す。これらの発言は，いかに多くの人が排泄動作を特別に考えているかということを表しているだろう。

　排泄動作は，文化や宗教の影響を受ける。例えば，イスラム諸国やタイの人は水で洗い流す。中国の公衆トイレの話は有名であるが，都市部の高級ホテルや有料トイレでは洋式化が進む一方で，地域によっては扉や仕切りがないところ，手を洗う水道がないトイレも存在する。わが国では洋式トイレの普及に伴い，和式トイレの割合が減ってきている。また，温水洗浄便座の普及が進んでいる。

　このような文化や国による違いは極端な例であるが，排泄動作は基本的にデリケートかつ在宅生活にとって重要なADLであり，対象者および介助者の意向やニーズを十分に考慮し支援したい。なお，わが国も国際化が日に日に進んでおり，異なる文化背景をもつ人へも柔軟に対応できるよう備えておく必要性がある。

(2) 排泄動作について

排泄動作の支援は，対象者の意向を第一に考えるべきであり，身体・精神機能，物理的環境，人的環境を複合的に検討し，具体的な方法を対象者との協業により決定，支援していく。

● 座位

洋式便座の場合，いわゆる排泄しやすい姿勢，「トイレに座り前屈姿勢をとる」と，肛門直腸角が鈍角になるために排泄しやすくなる [図1]。多くの人がこの姿勢で排泄を行う習慣が身についているために，この方法での排泄を希望するかもしれない。また，和式トイレを長年使用してきた人の中には，しゃがんだ姿勢にこだわる可能性もあるが，障がいのある人にとってこの姿勢は困難である場合が多く，この場合には対象者と十分に話し合って，洋式便座の使用を勧めることになるだろう。

座位での排泄を可能とする便座にはポータブルトイレも含まれるが，座位が不安定な人も前かがみになれるように，前方にも手すりやクッションなど上体の支えになるものが必要な場合もある。

また，下衣の上げ下ろし，後始末などに介助が必要であっても，排泄中，介助者はトイレの外に出る，音が聞こえない場所まで離れるなどの配慮は原則として必要であろう。また，脊髄損傷者の場合など，車いす座位で自己導尿を行う場合もある。

● 臥位

何らかの原因で座位がとれない場合，臥位での排泄を選択することになる。臥位での用便の場合，上体を挙上し，膝を屈曲させた腹圧をかけやすい姿勢をとることが重要である。円背のある対象者の場合，円背の状況と肛門直腸角を考慮して姿勢を工夫する必要がある。また，頸髄損傷者はベッド上で導尿する場合があり，残存する上肢機能を考慮し，不足する機能を補完するための自助具の使用も検討する。

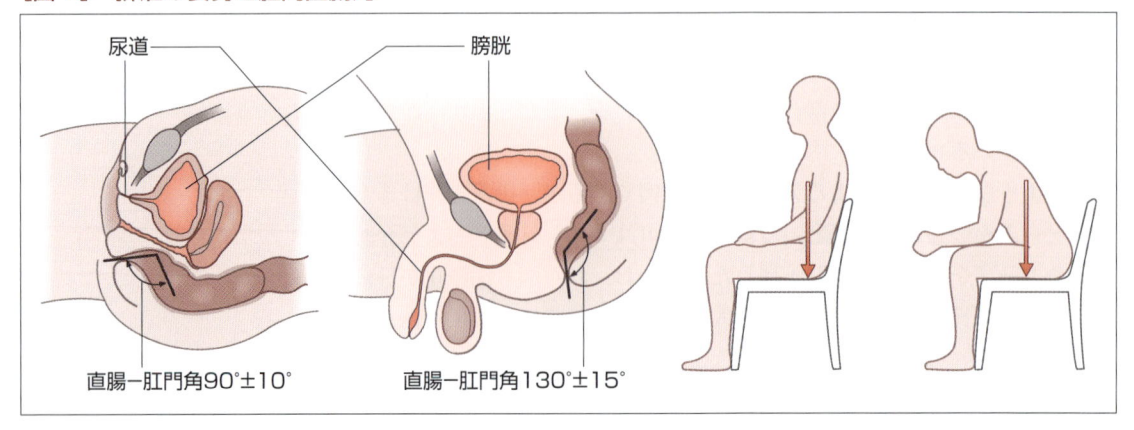

[図1] 排泄の姿勢と肛門直腸角

直腸−肛門角90°±10°　　直腸−肛門角130°±15°

● 立位

　主に男性の小用の場合が該当する。男性の場合，座って排尿する人もいるので対象者の意向，状況を確認するべきである。安定した立位がとれ，ペニスを取り出すことが可能であれば立位で用足しする方法を考えても良い。この場合も，寄りかかれるもの，手すりの有無も含め，安定性の確認が必要である。

(3) 介入と福祉用具

　便秘や下痢，失禁などの排泄障がいに対しては，医学的治療の効果を期待できる場合がある。例えば，排尿障がいには，多尿，頻尿，尿失禁，尿閉，乏尿，無尿などさまざまな状態があるので，本人に排尿障がいがあれば，その原因と医学的治療内容は知っておくべきである。また，排便を促進する目的で，下剤，座薬，浣腸，摘便などの方法が適用される場合がある。

　トイレは密室であるため，緊急用呼び出しのシステムは完備しておく必要がある。個人宅では対象者の状況に合わせて，公共用のトイレであればさまざまな対象者に対応できるようなシステムが必要となる。排泄動作は，排泄を行う環境，使用する福祉用具との関係性の中で評価，支援していくことが重要である。

　排泄支援用具もさまざまなものが販売されているが，カタログ上の数値のみを参考にしても現物は想像と異なる場合があるので，対象者の心身機能状況の評価以外に，事前に作業療法士（OT）が現物を確認しシミュレーションを行い，その上で対象者に試用していただくことが望ましい。また，対象者の機能面と福祉用具単体という直線的なとらえ方をするのではなく，居室，寝室からの導線，トイレへの移動，便器への移乗動作，排泄動作，対象者および家族の意向，心身の状況や介助者の有無，介助方法，トイレの手すりの有無および設置位置，介護スペース，使用する自助具など，また同じトイレを使用する同居者の意向などを複合的に考慮し，決定することが重要である。

　一般的には，障がいのある人のためのトイレは，引き戸が望ましく，段差をなくし，手すりをつけるということはよく知られている。新築や大規模な住宅改修の場合には本人に合わせてトイレも設計できるが，実際は小規模な改造や福祉用具で工夫せざるを得ない場合も多く，OTには臨機応変な対応が求められる。

①便器

●洋式便器・温水洗浄機能付き洋式便器

　洋式便座および温水洗浄便座はかなり普及している。排泄後の後始末のための肛門，陰部の洗浄や洗浄した後の水分を吹き飛ばす目的で活用できる。ただし，温水洗浄便座の温風機能は，原則として水分を大雑把に飛ばすためのものであり，完全に乾燥させるためのものではない。便秘の対象者の場合，

[図2] 洗浄機能用リモコン

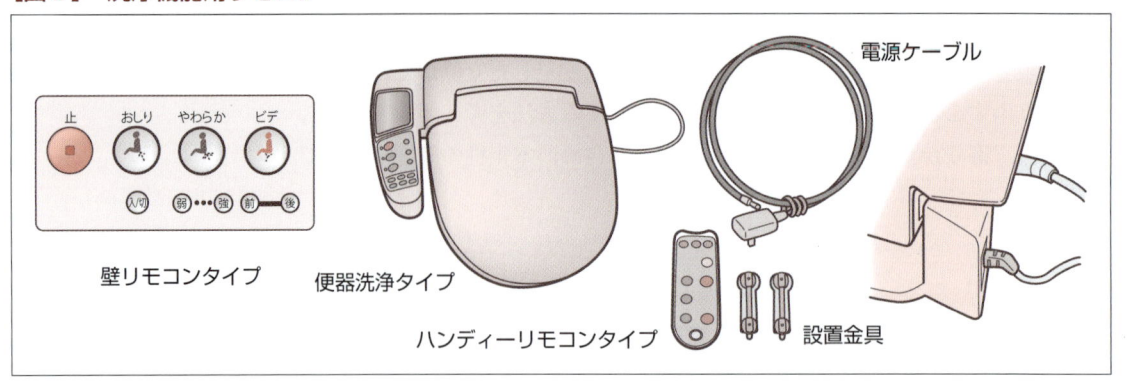

肛門周囲を先に温水で刺激すると肛門括約筋が緩みやすくなることに加え，浣腸と同様の効果により，排泄しやすくなるので，便秘の人には試してもよいだろう。

温水洗浄便座を使用する場合，その操作部やリモコンスイッチは，対象者によって操作しやすいタイプを検討すべきである。例えば壁設置用の大型のものが良いのか，手元で操作できる小型のものが良いか，などを考慮するべきである。また，機能，スイッチの種類，数，大きさや形状，また見やすい，あるいは押しやすい設置位置が異なるので，個別に評価を実施し，適用すべきである［図2］。

また，暖房機能付き便座の機能が付加されている製品も多いが，長時間座る可能性のある人には，低温やけどに注意するようアドバイスが必要である。

● 便座

補高便座は，座り動作，立ち上がり動作が困難な対象者が用いる。調整機能なしのタイプでは，補高可能な高さは，7cm，8cm，8.5cm，10cm，10.5cmなどがカタログ上で散見される［図3］。また，前方の高さ4cm，後方で6cmなど，前後で傾斜がつけられているものもある。対象者の身長，下腿長の考慮はもちろん，手すりを併用する場合もあり，さらに介助者が必要な場合もあるので，補高便座単体で考えず，トイレ環境全体として考えるべきであ

[図3] 補高便座

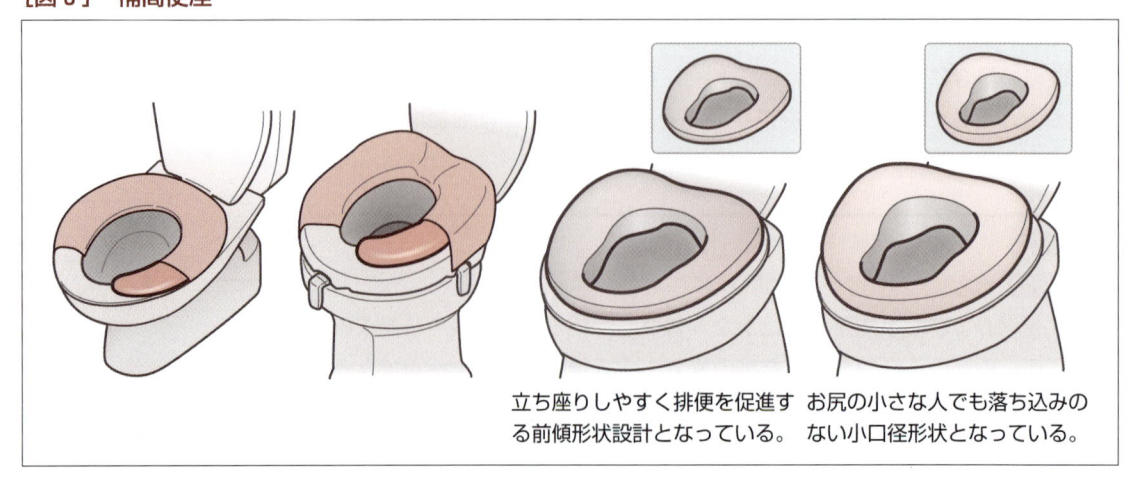

立ち座りしやすく排便を促進する前傾形状設計となっている。

お尻の小さな人でも落ち込みのない小口径形状となっている。

る。

　また，電動タイプの便座昇降機もあり，立ち上がり，座り動作が困難である対象者に適用されるが，本人も操作方法について理解できる必要がある［図4］。昇降便座には，垂直に昇降する機能，前方へ傾斜をつけて上昇し，下降はその逆方向へ動く機能をもつものもある。これらは本人の立ち上がり，座り動作も支援するが，介助が必要な場合，介助者への負担軽減の効果もある。

　ソフト便座は，発泡ウレタンなど柔らかい素材で皮膚に接する面がつくられており，便座の上に設置して使用する。高齢者や痩せている人など，殿部の筋肉や脂肪が少ない場合などに適用される。それなりの厚み（数cmほど）があるので，置くと便座の高さも高くなる。また，開口部も小さくできるので，痩せた人や小柄な人の落下を防ぐ効果も期待できる。また，下腿長が短い人の場合，立ち上がり動作は楽になっても，排泄時に床に足がつかず，力めなくなることがある。このような場合には，床上に移動可能な踏み台を置いて踏ん張れるように工夫するとよい。便座は直接皮膚に触れる部分であるため素材選びも重要である。

[図4] 電動便座昇降機

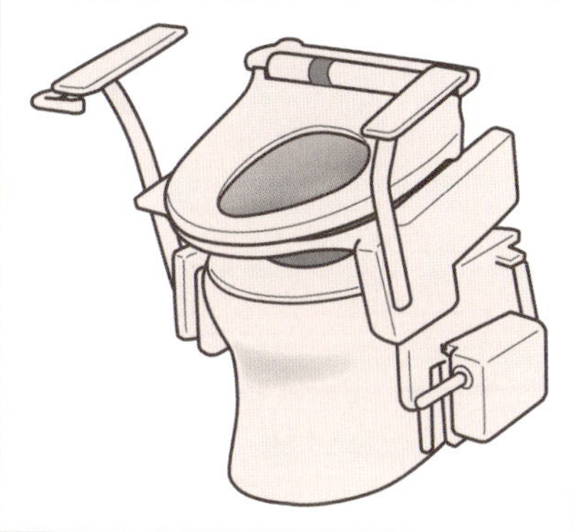

● **和式便器**

　近年，公共，個人宅ともに洋式便器の設置が増え，和式便器は減少傾向にあるが，依然として，家屋改造の際に和式を洋式へ変更する支援が必要な場合がある。洋式便器への交換が難しい場合，和式便器にかぶせて使用する便器（汽車式便所用，床設置式便所用など）の適用を考える。暖房便座，ソフト便座などの機能がついたものもあるので，本人の状況に合わせて選択できる。

　また，このかぶせ式便器の場合，床の広さなども影響するため，立ち上がり・しゃがみ動作のために必要なスペース，あるいは介助スペースが確保できるか，手すりの設置の可否，設置位置など排泄動作が可能か否かなど，検討する必要がある。

● **ポータブルトイレ**

　ポータブルトイレは，トイレまで移動することが難しい場合に使用される。日中はトイレを使用し，夜間のみポータブルトイレを使用する場合もある。多くの場合，ベッド脇に設置されるが，臭いや，音の問題，寝室にトイレを設置するという対象者の心理的負担を考慮しなければならない。臭いへの対応として，❶消臭剤，❷脱臭機能付き便器などを選択できる。

　コンパクトなものから家具調のものまで，幅や高さ，背もたれのサイズや形状や材質，手すりの有無および形態，トランスファーボード付きのもの，便座もソフト便座や暖房付き便座，温水洗浄機能付き便座，電動昇降機能付きのものも選択可能である。なお，ベッドからの移乗時に使用される手すりが併せて設置される場合もある。

　ポータブルトイレの手すりについても，ただ付いていれば良いというものではなく，本人の立ち上がり動作，座り動作などをよく検討して本人に適合

F-1　排泄関連　定義・基礎知識

[図5] 札幌式トイレ

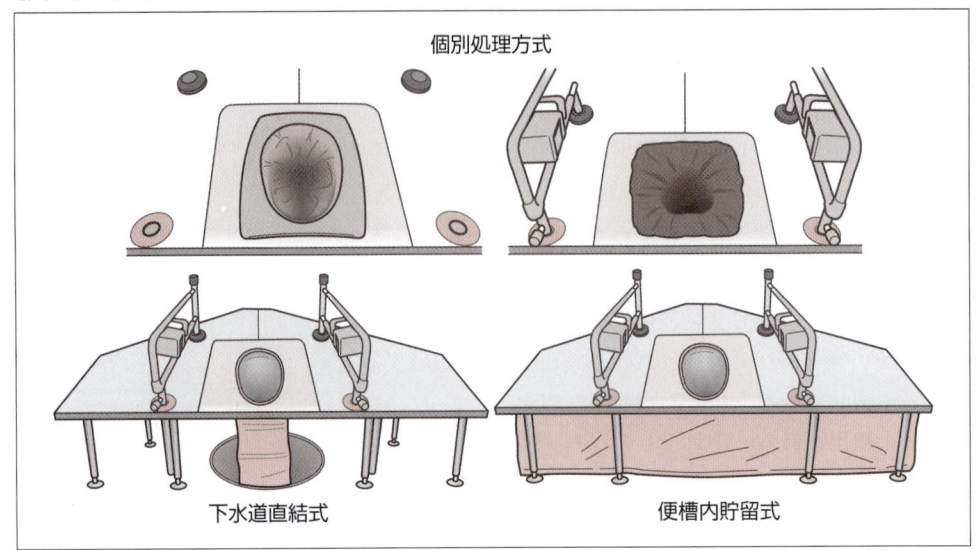

しているものを選択しなければならない。ポータブルトイレを使用する際の転倒の危険性なども含め，環境整備や使用状況，介助者の心身の状況なども加味して検討すべきである。

●札幌式トイレ［図5］

札幌式トイレとは，米木英雄氏の考案により，エムズジャパン㈱より販売されている，ユニバーサルデザインの理念の下に開発されたトイレである[1]。用途は個人宅ではなく，公共用施設への設置を考えて開発されたものであり，多くの人が使いやすい工夫がなされている。

②手すり

便器の項で述べたとおり，手すりはトイレを使用する本人の状況によって異なってくる。

トイレへの移動，移乗の方法，下衣の上げ下ろし，便座への座り動作，立ち上がり動作など一連の排泄動作をシミュレーションし，必要とされる手すりの握りの太さ，素材，設置位置を検討しなければならない。例えば，立位が不安定な片麻痺の対象者の場合には，立位で下衣の上げ下ろしを行うときに壁と縦手すりの間に寄りかかって行う方法がある。

ただし，立位バランスが極めて不良の場合や，認知機能の低下がある場合などには，転倒のおそれもあるため，この動作を勧める際には注意が必要である。また，手すりをつかんで方向転換する際などの転倒の危険性も考慮すべきである。

便座からの立ち上がりでは，横手すりをつかみ，前かがみになって立ち上がるため，便座に近いほうに横手すりの部分がくるようにL字型の手すりを設置することを考える［図6］。

[図6] 手すり

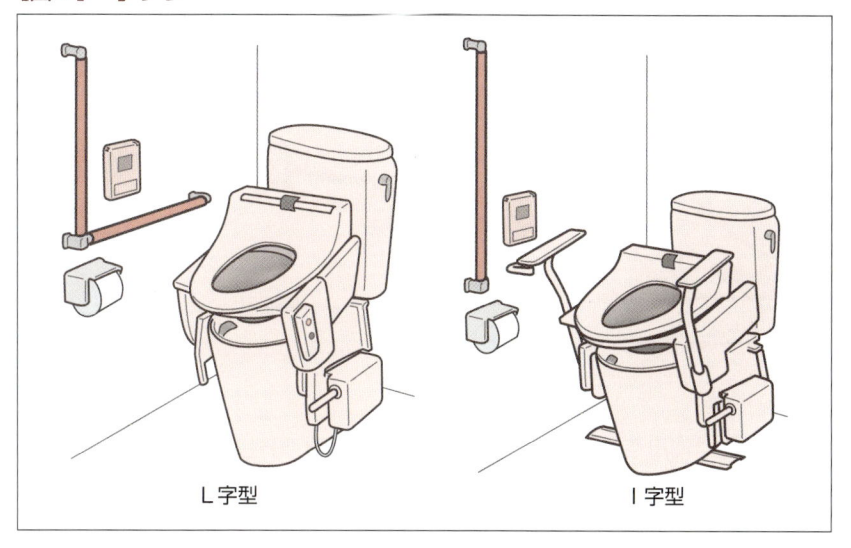

L字型　　　　　　　　I字型

③おむつ

　おむつには，腹部から腰，殿部までくるむように，❶テープで止めるタイプ，❷パンツタイプ，❸パンツの内部に当てて使用する尿を吸収するシートやパッドに分類され［図7］，対象者の生活スタイルに応じて選択する。大きくは，臥床傾向にある人は❶，歩行可能な人は❷が選択される。トイレを使用する対象者であってもパンツタイプのおむつを使用している場合がある。

　おむつは安易に選択されるべきではない。田中らによれば，対象者に合わせた排泄ケアを実施することにより，おむつ外しに成功したという興味深い例が実証されている[2]。おむつの適用を考える前に対象者，介助者の双方の立場からみたケアのあり方を評価する必要がある。ただし，在宅の場合などは特に介助者である家族の状況，負担も加味しなければならない。また，軽度の失禁者向けの尿取りパッド，失禁用パンツなども複数市販されているので適宜活用できる。

④収尿器

　手持ちタイプの収尿器は，トイレにおける排泄が困難である場合，臥位，

[図7] おむつ

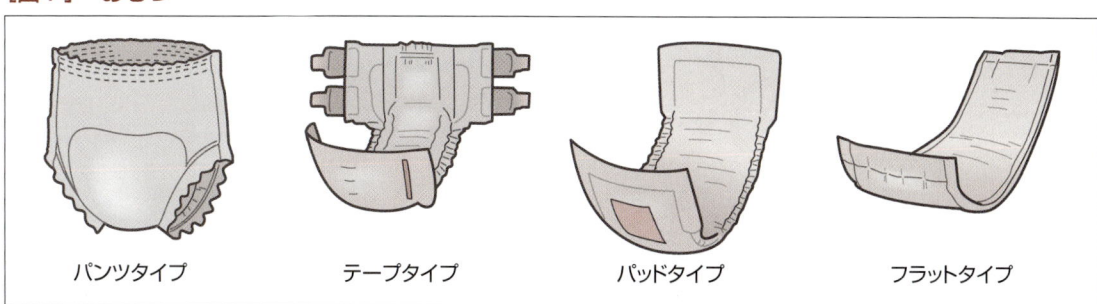

パンツタイプ　　　テープタイプ　　　パッドタイプ　　　フラットタイプ

F-1　排泄関連　定義・基礎知識

[図8] 収尿器

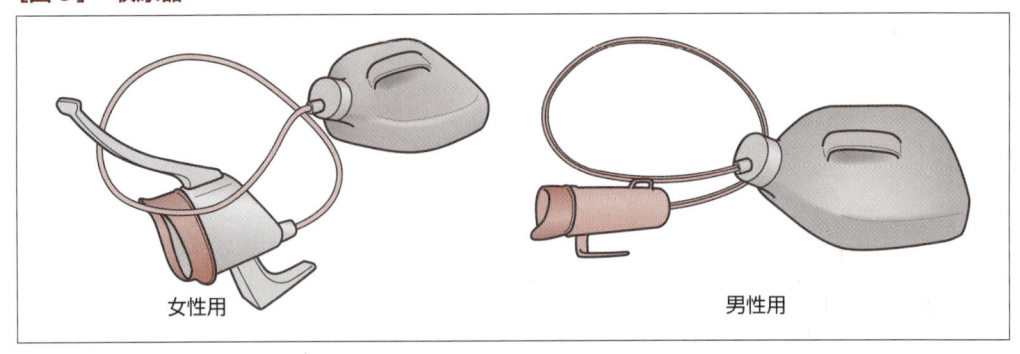

女性用　　男性用

　座位，立位で使用される。受け口の形状が女性用，男性用とで異なっており，色も透明あるいは不透明，受け口とタンクが一体になっているものから，受尿部別体型（受け口からチューブで本体へ接続しているタイプ），小型のものから大型のものまで，さまざまである［図8］。
　また，股関節外転制限により開脚が難しい場合に適用される形状のものもある。受尿部は女性用，男性用となってはいるが，男性の中にも女性用を使用したほうが，失敗が少ない人もいる。使用する環境，対象者や介助者の状態なども加味し，状況に合わせ選択すべきである。
　自動収尿装置については，製品の例をあげて説明したい。スカットクリーン（パラマウントベッド㈱）［図9左］[3]は，レシーバを当てて排尿するとセンサーが感知し，モーターが自動的に，あるいはスイッチを入れると吸引を開始する。タンク内の汚物は1日1回の廃棄ですむようになっている。尿意のない人，尿が常に出ている人には使用できず，尿意があり，対象者か介助者がレシーバを当てられる人が対象となる。
　一方，オートユリナイト（㈱介護機器開発）［図9右］[4]は，このようなスカットクリーンと同様の使い方も可能であるが，排尿の都度，レシーバを当てなくても，レシーバを装着したままで過ごすことが可能である点が異なり，対象者および介助者の負担を軽減できる点では有用である。寝たきりの人で尿意がない人にも適用可能であり，装着したまま多少の寝返りなども可能である。

[図9] 自動収尿装置

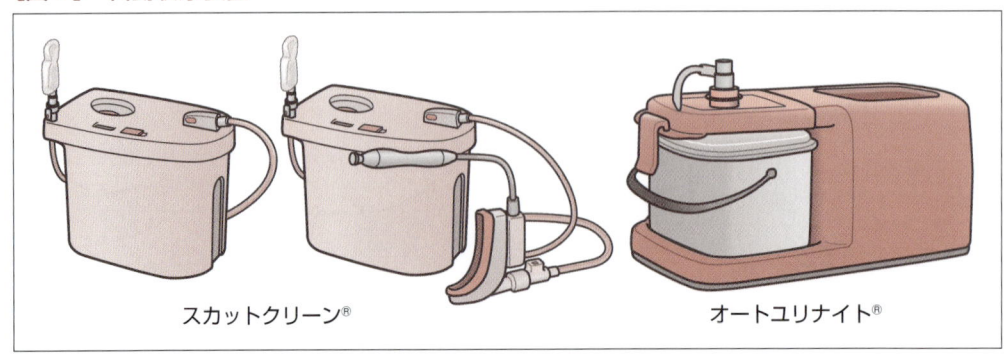

スカットクリーン®　　オートユリナイト®

また，尿吸引ロボヒューマニー（ユニチャームヒューマンケア㈱）[5]は，尿吸引パッドと内蔵センサーが排尿を検知し，尿を瞬時に自動吸引してタンクに溜めておくシステムを採用している。使い捨て尿吸引パッドは24時間まで使用可能であり，おむつ交換の回数を少なくできる。パッドなので装着感が比較的ソフトであり，女性の場合，尿が少量漏れてもパッドに吸収されるため，失敗なく使用しやすい利点がある。装着型の場合，対象者が製品の機能について理解し，使用に同意している場合に適用される。

　これらの自動排泄処理装置は，平成24年度より介護保険の福祉用具貸与の品目として追加され，交換可能部品は特定福祉用具として購入することになった。

　男性の場合はコンドーム型の収尿器も集尿袋と併せて使用されている。脊髄損傷のある人やおむつを使用する人などへの適用となる。性器に取りつけるため，装着動作，皮膚のトラブルなどの問題を確認する必要がある。成人だけでなく，小児が使用可能な製品もあり，動きが多い人，動きが少ない人など日常生活に合わせて選択が可能である。

⑤収便器

　差し込み式便器［図10］は，臥位で使用可能なもの，座位で使用可能なものがある。股関節外転に制限がある対象者の場合，大きく開脚しなくてよい形状のものが適用される。樹脂製のものが多いが，ゴム製のもの，空気圧で腰を持ち上げる機能をもつものもあり，対象者，介助者の状況に合わせて選択できる。ベッド上での排便には抵抗感をもつ人もおり，導入時には配慮が必要である。

　また，自動排泄処理装置の中には，排尿だけではなく排便にも適用可能な製品があり，マインレット爽（㈱エヌウィック）[6]，エバケア（㈱パーソンライフ）[7]，スマイレット安寝（㈱日本シューター）[8]が平成24年7月末日時点で，介護保険の対象となっている。

⑥自己導尿関連用品

　自己導尿を行うとき，基本的には，セルフカテーテル［図11］，カテーテルを収納するケース，ケースの中を満たしておく消毒液，清拭綿など外陰部を消毒するもの，女性が自分で行う場合には尿道が見えやすいよう鏡を使用する。対象者，あるいは介助者が行う場合もあるが，尿路感染の危険性もあり，

［図10］　収便器

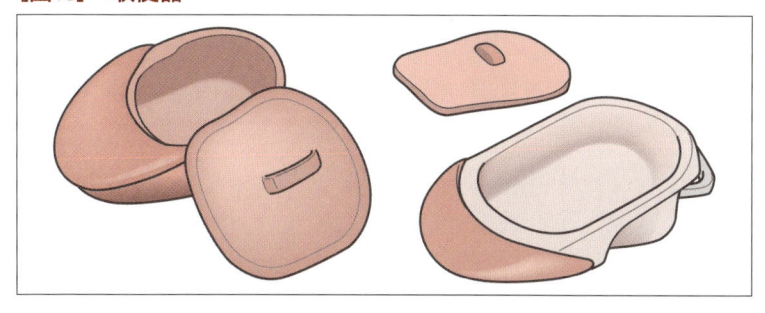

［図11］　自己導尿器

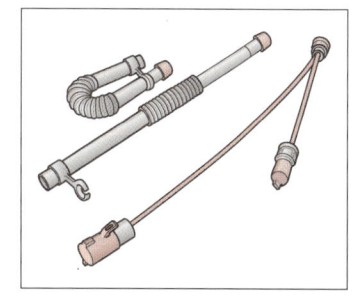

カテーテルの操作および衛生管理などは医師，看護師の指導を受けて行う必要がある。再利用可能タイプのセットを使用した場合，手を洗い，尿道口およびその周囲を消毒，カテーテルを挿入，カテーテルのキャップを外して尿を捨てる。排泄した尿はトイレに直接流すか，尿器に尿を捨て，尿器から廃棄する。使用後，カテーテルを水道水で洗い，ケースへ収納する。約1か月程度使用可能である。カテーテルの先端に潤滑剤を塗布して使用する場合もある。

なお，携帯用に便利な使い捨てタイプ，再利用型のもので留置カテーテルとしての使用が可能なタイプもある。

⑦その他・排泄に関する福祉用具

●座薬挿入器

座薬挿入器は，頸髄損傷，関節リウマチなどにより，関節可動域制限や，巧緻性の障がいがある人が座薬を挿入する際に使用する。手指の機能を補完するための手掌に固定するタイプからアームの先端に挿入部がついているリーチ補完型，てこの原理を応用して挿入するタイプなどから選択できる［図12］。

●用便後の後始末用自助具

脊髄損傷の人などが用便後の後始末をするための自助具［図13］である。

[図12] 座薬挿入器

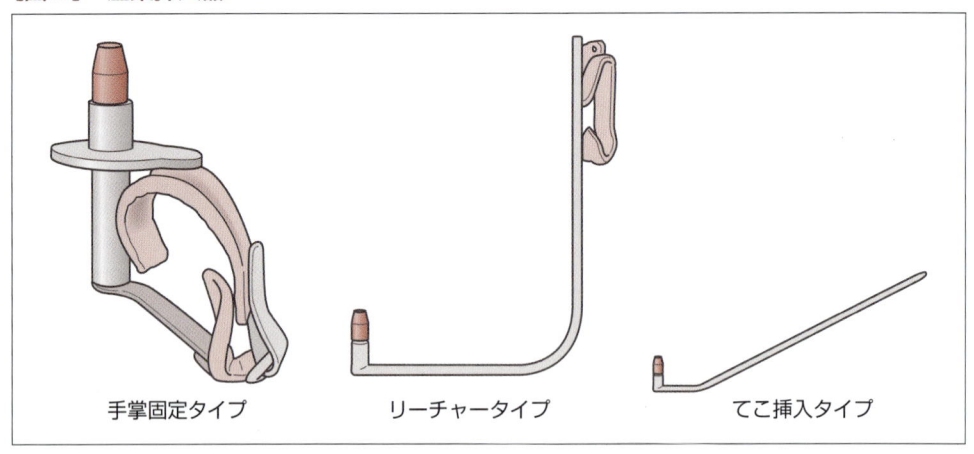

手掌固定タイプ　　リーチャータイプ　　てこ挿入タイプ

[図13] 用便後の後始末用自助具

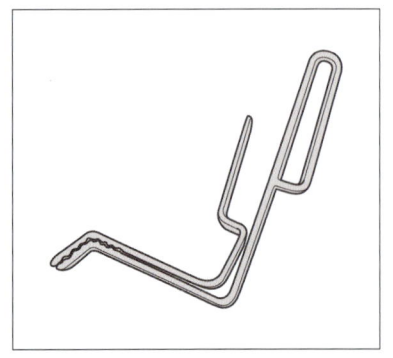

[図14] 便失禁予防用具

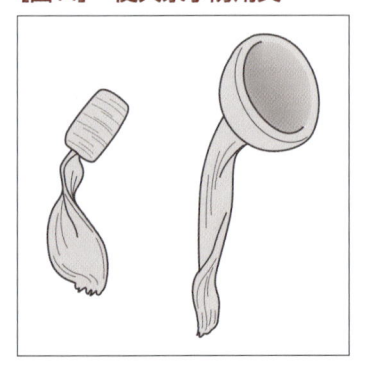

市販品もあるが，OTの手作り品を使っている場合もある。

●ストーマ装具

　ストーマとは，腹壁につくられた排泄口のことを指し，消化管ストーマ，尿路ストーマがあり，この排泄口には括約筋がないために常に便や尿を蓄えておく袋を装備することになる。ストーマ装具は，直腸・肛門または膀胱・尿道の機能を代償するものである。ストーマ用品には，ストーマ装具，皮膚保護剤・ストーマ袋（排泄物の収納袋）・洗腸用器具や関連商品など多数販売されている。

●便失禁予防用具

　便失禁予防用具に，アナルプラグ［図14］がある。肛門に挿入して使う使い捨ての肛門用装具をいい，ストーマをもつ人などが便失禁を防ぐ，あるいは汚染を軽減する目的で使用する。

（井上　薫）

文献

1) エムズジャパン㈱HP（http://www.msjapan-inc.com/sapporo-toilet/）
2) 田中とも江監：オムツからケアの改善点が見えてきた！DVD．特定非営利活動法人シルバー総合研究所，2012．
3) パラマウント㈱HP（http://www.paramount.co.jp/contents/5648）
4) ㈱介護機器開発HP（http://www.auto-uri.com/a02seihin.html）
5) ユニチャームヒューマンケア㈱HP（http://www.humany.jp/productinfo/index.html）
6) ㈱エヌウィックHP（http://www.minelet.com/lineup.html）
7) ㈱パーソンライフHP（http://www.evercare.co.jp/ebacare/index.html）
8) ㈱日本シューターHP（http://www.nippon-shooter.co.jp/prod/index.html）

F 排泄関連

2. 脳血管疾患（片麻痺）

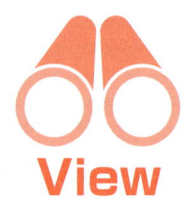

View
- 脳血管疾患者は個人差が大きいため，ブルンストロームステージだけで対応するのではなく，個々に合わせた評価とかかわりが必要である。
- 麻痺側のみでなく，非麻痺側もうまく利用できないため，スムーズで効率的な排泄動作ができなくなる。
- 道具の使用には特定の態度や姿勢，動きが求められる。脳血管疾患者は道具との相互関係を築けない本質的問題を抱えている。福祉用具を選択，設定するだけでなく，「使いこなせる」ように援助が必要である。

（1）疾患・障がいの特徴

　車いすのブレーキやフットサポートの操作などを繰り返し練習しても忘れてしまい，修正できない脳血管疾患者がいる。多くの場合，認知機能面の問題や学習障がいと評価される。その行為が脳血管疾患者にとって困難な行為であるために"行えない"状態にあるといえる。例えば麻痺側のブレーキに非麻痺側上肢をリーチすることは，車いすの中でその脳血管疾患者は倒れてしまっているために，何度練習を行っても麻痺側のブレーキ操作が学習されない。そのため，作業療法士（OT）は学習されない行為が脳血管疾患者にとって容易か再評価する必要がある。行為が困難な場合，脳血管疾患者自身の能力が高まることによって，容易な行為になるか判断する。脳血管疾患者自身の能力を高めることができないと判断されたとき，初めて福祉用具の選択，設定など，環境へOTとしてかかわっていく。

　多くの脳血管疾患者は排泄で失敗を経験している。排泄の失敗は情動系に強く影響を及ぼし，人としての尊厳や高次脳機能面を傷つけ，運動学習や運動制御に負の影響を与える。排泄での失敗経験と切迫した状況によって排泄動作はあわてて行われる。また，損傷を受けた脳半球の情報処理は遅れ，非損傷半球の過活性により損傷脳半球は抑制を受け，働きを失う。このため，

性急になりやすい排泄動作では，本来もっている能力を活用できないことが多い。

さらに，脳血管疾患者では痙性や共同運動等により非麻痺側を含めて定型的な運動に陥っている。そのため，わずかな環境の変化に対応できず，行為の失敗が起こる。このとき，環境や福祉用具の設定が重要となる。しかし，環境や福祉用具の設定をするだけでOTの仕事を終えてはならない。福祉用具や道具を十分に使いこなせるよう，相互関係性を改善・指導していく必要がある。

以上のことより，排泄動作へ直接的にかかわる必要がある。排泄が容易に成功するように援助を多くしてかかわる。常に成功するよう援助し，段階的に援助の量を減らし，部位を変えていく（このとき本来の問題やかかわりがみえてくる）。成功によって動作の性急さが減り，一部分に固執していた注意をほかへ向けられるようになる。定型的に構築化された姿勢や運動にも注意が向けられるようになり，気づきや修正が可能となる。排泄動作でも連続した排泄動作の立ち上がる，方向転換する，下衣を操作する，座る等の各行為を一時止め，修正することが可能となる。この過程で福祉用具の選択，設定を再検討でき，目標を達成するための具体的な修正を行う。

(2) 福祉用具導入の流れ

①評価
●対象者が望む排泄の手段と家族が望む手段

多くの対象者はトイレでの排泄を望む。他方で，家族は介護の都合からポータブルトイレやおむつでの排泄を希望する場合がある。対象者と家族が選ぶ排泄の手段が異なるとき，必ず双方から承諾を得られる排泄方法を模索する。福祉用具を活用することで，介助量を減らし，トイレでの排泄が可能となるかを第一に検討する。次にポータブルトイレ，尿器，おむつの順に検討を加えていく。

●トイレ

トイレでは床に設置された便器や壁，壁に設置された手すり等，周囲の環境がぐらついたりずれることがない，頑丈な構造物に囲われている。頑丈な構造物に頼れるので行為が容易になる。また，縦手すりの設置が可能である。縦手すりは横手すりより立ち上がりや立位保持を容易にする。

トイレは水を流すだけで後始末の手間が省ける。加えて個室であるから，羞恥心や遠慮を感じずに排泄の行為を行える。排泄という特別の行為を生活空間に持ち込まないですむ。

・まず対象者が日中過ごしている場所，もしくはベッドからトイレまでの動線を確認する。距離や段差等障害物の有無，方向転換，ドアは引き戸か開き戸か，開き戸ではどちら側に開くか，部屋や廊下の広さなどに着目し，

対象者にとって容易な移動か評価する。また，対象の脳血管疾患者がバランスを崩しやすい動きや方向を日頃から評価しておく。

- トイレ動作で介助が必要な場合はトイレの広さを評価し，対象者と介助者の2人が入れる空間があるか評価する。また，介助者が対象者に対して立つべき位置を，転倒しやすい動作や方向から特定する。トイレ内に手すりを設置する場合，手すりは壁から10cm程度，飛び出すことを考慮する。
- トイレ内の手すりの設置は移動用と移乗用に大別される。移動に利用する手すりはつえや歩行器等の高さと同じ高さに横手すりを設置する。移乗用にはＬ字手すりの設置が最も良い。Ｌ字の手すりは便器に座ったときの非麻痺側に設置する。Ｌ字手すりの縦の部分を活用することで，伸展位での立位や持続的な立位保持が容易になる。結果的に下衣操作が安全に行いやすくなる。一般的なＬ字手すりの設置位置は［図1］に示す。しかし，対象者の体型や姿勢によっては，一般的な手すりの位置は合わない。実際にトイレ内の動作を実施して位置を特定する。
- トイレ内では，ドアと便器の向きの関係から，方向転換する量や方向を評価する。対象者によっては，非麻痺側へ向かう動きは良いが，非麻痺側への方向転換が難しい人がいる。行って戻る場合に非麻痺側，麻痺側の両方向へ転換が必要である。非麻痺側への重心移動も不十分で，麻痺側下肢を前へ振り出せない場合は一方向のみの移乗で可能になるか環境設定や動作方法を検討する。

● ポータブルトイレ

これの使用により移動，移乗を減らすことができる。介助量を減らすため，または安全性を高めるために選択する。

また，尿器やおむつの使用を避けるために選択する。そもそも排泄を臥位で行うことは解剖学的，生理学的に困難である。尿器やおむつを使用せずに人としての尊厳を守り，能力を維持し，将来のために，ポータブルトイレの使用を検討する。

ポータブルトイレを使用する場合は排泄物の後始末の手間がかかること，排泄音や臭い等，羞恥心や遠慮について配慮が必要である。

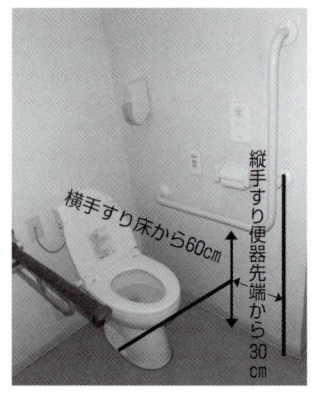

- 家具調のものや樹脂製のポータブルトイレ，安価なポータブルトイレにフレームをつけたものと選択肢がいくつもある。家具調のポータブルトイレは重さが約16kg以上あり簡単に移動できない（キャスターがついたものもある）。しかし安定感があり，トイレの雰囲気がなく部屋においても違和感がなく，常時の頭側設置でも許される場合がある。樹脂製のポータブルトイレ［図2］は10kg程度の重さで，掃除や手入れが簡単で臭いもつきにくい。昨今は家具調，樹脂製のポータブルトイレともに無段階の高さ調整が可能であるので，ベッドや車いすの高さにそろえる。肘掛け（移乗を助け，座位保持を容易にする），トランスファーボード，洗浄シャワー，消臭，柔らか，暖か便座などさまざまな機能をもったポータブ

[図1] 一般的なＬ字手すりの位置

横手すり床から60cm
縦手すり便器先端から30cm

[図2] 樹脂製のポータブルトイレ

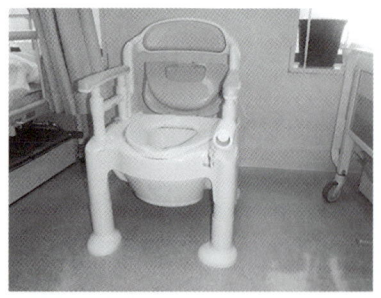

- 肘掛けは左右どちらも外せる。
- 肘掛けの代わりにトランスファーボードを設置できる。
- 下に空間があるために，立ち上がり時に下肢を後ろに引ける。

ルトイレが市販されている。脳血管疾患者や家族介助者の希望を十分に把握し必要な機能を選択する。

● 尿器

尿器は座位姿勢を保持できず，ポータブルトイレの使用を安全に行えない，または介助が困難なとき，介助量を減らすために検討する。しかし，尿器で排尿できる脳血管疾患者は尿意があり，排尿のタイミングを調整できる能力をもっている。リハビリテーションや環境設定によってはポータブルトイレを使用できる可能性を残している。慎重に利用したい。

・尿器には女性用と男性用があり，受け口の形が異なっている。女性用の場合，受尿口が体位に合わせて調節でき，身体に密着しやすいものもある。ガラス，プラスチック，ステンレスなどの素材がある。素材によって肌に当たったときの感触が異なり，重さや取り扱い方も違うので，よく比べる必要がある。一般的な尿器の使用では排尿後すぐに処理しなくてはならないが，逆流防止弁がついているもの，蓄尿できるもの，装着式自動吸引収尿器を使用することで，繰り返しの使用や装着したまま長時間過ごすことが可能になる。夜間の頻回の排尿があるとき，安眠を得るために有効である。

● おむつ

おむつの使用は尿意や便意がない脳血管疾患者に適応される。また，軟失禁がある人に有効である。しかし，尿意や便意がないと判断できるだけの確かな根拠を得るまで厳密に評価すべきである。多くの人が尿意や便意を取り戻すことができる。

・おむつの使用によりベッド上で過ごすことが多くなる。そのために起こる問題をかかわる人全員が具体的に把握できるよう努める。
・おむつによっては排尿3回分（450～500cc）吸収できる。しかし，排泄後時間が経過すると，冷たくなる。また，蒸れる，臭いがする等，不快になっていく。「定時交換」よりも「随時交換」ができるように整えたい。特に排便[★1]に対しておむつは固形物を吸収できない，「定時交換」では不快な状態が続くので，「随時交換」を進めたい。
・トイレやポータブルトイレで排泄している人は，パンツタイプのおむつの使用が良い。脳血管疾患者の活動を妨げず，おむつの上げ下げが容易で排泄を妨げない。また，下着と同じ形につくられているため，ズボンの下にはいても目立たない。あまり抵抗感がなく使える。
・パンツタイプとテープ止めタイプが一体になったおむつがある。一枚で昼は動きやすいパンツで，夜は漏れないテープ止めとして使える。
・常に寝たままの状態で，おむつを交換する人の場合は，テープで止めて組み立てるとパンツの形になるタイプを選択する。
・尿吸収パッドをパンツタイプ，テープタイプのおむつと一緒に使うと，おむつ交換が容易になり経済的になる。

◉ 排泄の頻度と時間帯

・排泄の頻度には個人差がある。日中4～5回，夜間は1回の排尿ですむ人から，30分ごとに尿意を訴え，夜間何回もトイレへ行く人もいる。現病歴

F-2 排泄関連 脳血管疾患（片麻痺）

One Point

★1 排便と排尿

食事により胃が活動すると胃腸反射によって腸も活動する。また，副交感神経系の支配にある消化器官は夜間の睡眠中によく活動する。よって脳血管疾患者で排便に努力しなくてはならない人に対しては朝食後が最適である。しかし朝食時，病棟の職員数は少ない場合がある。マンパワーを多くする検討や朝食の時間を少しずらすなどの対応が必要である。また，排尿が頻回になることをおそれ，水分摂取を避けるようになるが，水分摂取を避けても排尿の頻度はあまり変わらない。水分をよく摂取し一度の排尿量を多くし，膀胱の収縮と弛緩の差を大きくしたほうが良い結果が得られる。より良い排便にもつながる。再発の予防にも大切である。

や既往歴，入院前の習慣から蓄尿の能力や排泄機能を把握する。加えて，現在の対象者の排泄の頻度や排泄のおおよその時間帯を把握することで，今後の排泄の頻度を予測でき，問題点や対応が明確になる。

・日中と夜間で身体能力が異なる脳血管疾患者がいる。例えば，睡眠中の長時間の臥床が身体の筋緊張を低下させ，夜間ではふらつきが大きくなり，介助量が増える人や，睡眠導入剤によって覚醒が十分に高まらない人である。このような場合，睡眠導入剤の服用の有無と服用の量，また導入剤が何時まで続くか確認する必要がある。

・季節や室内温度によって排泄の頻度が異なり，留意が必要である。安眠や介護負担を減らすため，日中はトイレやポータブルトイレを使用し，夜間は尿器やおむつの使用を検討する場合がある。

●環境設定と福祉用具の選択

　排泄は毎日，数回繰り返される。そのため，対象者の能力を維持，向上するために最も良い方法と，安全に，なおかつ介護負担を最小限にとどめられる方法の両立できる手段を選択する必要がある。本来は家族，介助者も脳血管疾患者と同様にトイレでの排泄を望む。しかし，介護や生活の都合で尿器，おむつでの排泄を選択する場合がある。脳血管疾患者と家族，介助者の双方にとってより良い排泄方法を選択するために，実際に行ってみることが重要である。

　良いと判断された福祉用具と環境設定で脳血管疾患者，介助者ともに排泄のための一連の行為を行うとよいだろう。これにより福祉用具や環境設定が良いのか，その排泄方法で良いのか，脳血管疾患者が動作や手順を実践できるか，介助者は介助方法を理解し実践できるのか，介護力がどれくらいあるのか，脳血管疾患者本人と介助者が自ら直接経験し判断できる。

　OTは日頃から多くの脳血管疾患者の排泄動作にかかわり，評価と対応，再評価を繰り返しておく。その経験によって対応の幅をもてるようになり，適切な提案が可能となる。

②分析と考察

　トイレ動作は立ち上がり，移動，方向転換，下衣の操作，お尻や陰部の清拭，水を流す後始末等の一連の動作が必要で，室内でも転倒しやすい場所である。一般的には片足立ちが15秒以下の人，つぎ足歩行が10歩以下の人，歩行スピードが遅い人，視力が弱い人，過去1年以内に転倒の経験がある人，薬を3錠以上飲んでいる人は転倒の可能性があるとされている。手すり等の福祉用具による環境調整を検討する。

●トイレ

　トイレを使用される脳血管疾患者に対して，より良い日中の過ごし方も提案する。排泄は生活の一部でしかない。安全で豊かな生活が理想的な排泄を導く。

・障害者用トイレは最低1.6m四方以上の空間が必要である。一般家庭ではここまでの空間を確保することは難しい。一般の車いすがぎりぎり入れる70cm幅以下のトイレもある。その場合，介助者が適切な位置を得ることが

できない。また、廊下幅が狭く、一般的な車いすでは直角に曲がれず、入れない場合がある。ドアによっては、車いすが便器に近づくことを制限するときがある。車軸が重心の近くにあり小回りの効く6輪の車いすを検討するか、ドアの開く側を変える改修も検討する。

・ドアの近くに縦手すりを設置する。ドアの開閉で姿勢が崩れたとき、つかまり支持を得ることができる。また、この縦手すりを活用することで車いすからの立ち上がりを容易にし、段差の昇降やトイレ入り口付近の1～2歩を安全にする。

・トイレに入ってから数歩の移動と180°の方向転換が必要なときがある。このとき、数歩の移動のために横手すりを設置する。まず便器に座ったときの非麻痺側に設置する。非麻痺側から便器に向かい横歩きに近い移動を行う。この横歩きが困難なときは左右に横手すりを設置する。排泄前の移動はあわてて行われるときがあるので、転倒予防のために移動用の横手すりの設置が特に必要な場合がある。

・縦手すりの高さは脳血管疾患者の額より上まで設置する。バランスを崩したときに縦手すりの端に眼、鼻、口を打たないように配慮する。また、縦手すりに頭部をつけてバランス活動の補助として利用できる。

・一般的な縦手すりの設置位置は便器の先端から30cm離れたところだが、病前から器質的に円背がある人は、30cmよりも離れたところに設置する[図3]。器質的に円背がある人は立位時、上肢や頭部が前方に位置するためである。無理に伸展を促したり、重心を後方にもっていくと、膝が屈曲しやすくなる。円背がある人の立ち上がりでは、プッシュアップのように横手すりの利用を好む場合がある。

・トイレットペーパー、ペーパーホルダーは非麻痺側、L字手すりの横手すりのやや上に設置する。脳血管疾患者が便器に座り、トイレットペーパーをそのまま真っ直ぐに引き出したとき、非麻痺側大腿の上でたためるような位置に設置する。

・和式トイレから洋式トイレへの大改修は大きな経済的負担になるが、脳血管疾患者だけでなく家族にとっても有効である。脳血管疾患者、家族がより良く判断できるように利益、不利益ともに説明する。和式トイレに対してかぶせ式便器を利用することで、問題を解決できる場合がある。しかし、もともと和式トイレは便器をまたいで移動や排泄が行われ、また立ち便器も併設されていることが多く、空間が狭くつくられている。狭い和式トイレにかぶせ式便器を設置することでより空間が狭くなる。そのため、移動はほとんど必要なく、軸回転の方向転換をしなくてはならない。立ち上がりも前方への移動範囲が狭く、より垂直方向へ向かうため、横手すりより縦手すりの設置が重要になる。

●ポータブルトイレ

フレーム付きのポータブルトイレ[図4]はフレームの長さや

[図3] 円背がある人の手すりの位置

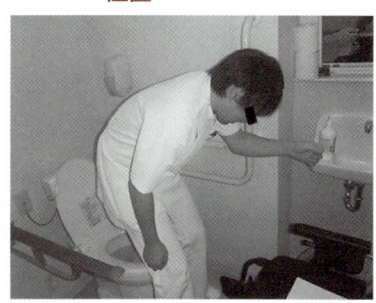

発症前から円背の人は縦手すりの位置を便器先端30cmより離す。

[図4] フレーム付きポータブルトイレとL字柵

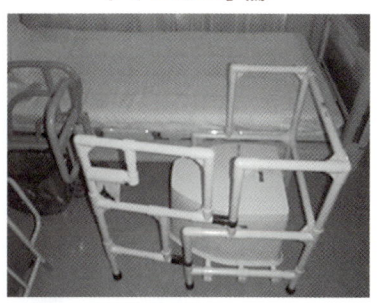

伸展位や立位保持が難しい人に対し、殿部がフレームにぶつからないようにベッド側のフレームを短くする。

高さを脳血管疾患者の体型や動作能力に合わせてつくる。利点は立ち上がりや移乗時，支持として使用する非麻痺側上肢が体幹から離れるようにすることで体幹の前傾や動きが促され，重心移動が楽に行える。バランスを崩したときに上肢が体幹から少し離れていたほうが，上肢の支持が効率よく使える。ベッドのL字柵と併用することで狭くつかまるところが多い環境を設定できる［図4］。よって，フレーム付きポータブルトイレは移乗や下衣操作時に不安定が目立つ人によく適応する。

- しかし逆に，フレームは介助者の立つ位置や動きを邪魔する。脳血管疾患者の動きをあまり期待できず，介助者の働きがより多く必要な場合は，フレームがはみ出さないようにする。もしくは樹脂製のポータブルトイレの使用を勧める。脳血管疾患者はベッドに設置されたL字手すりを利用できるように設定する。
- 基本的にポータブルトイレの設置位置は足側に設置するのが望ましい。トイレが顔の近くにあるのは不快だからである。車いすとポータブルトイレを併用し，ポータブルトイレを設置したまま環境設定するときは頭側へ設置する。また，頭側に設置すると下衣操作時，麻痺側がベッド側になる。多くの脳血管疾患者は麻痺側へ倒れやすい。バランス★2を崩したときに麻痺側にあるベッドに倒れこむことができるので大きな怪我を避けられる利点がある。
- ポータブルトイレでトランスファーボードを取り付けられるものがある。移乗に介助が多く必要な人や介助を望めない脳血管疾患者に対して利用できる。しかし，臥位か座位で下衣を上げ下ろしするための練習，もしくは浴衣様の服を使用するなど衣服や下着を検討する必要がある。
- 転倒が心配されるとき，マットをポータブルトイレや足元に敷いておくことも検討する。

●尿器

尿器は介助者にとって比較的扱いやすく，省ける手間がある。日中，トイレやポータブルトイレを使用していても，夜間は尿器を使用することで安全になおかつ安楽に暮らせる場合がある。自立して尿器を扱える脳血管疾患者もいる。多くの場合は男性で，座位か非麻痺側を上にした側臥位で採尿する。非麻痺側を上にすることで尿器を操作するための非麻痺側上肢の自由度を獲得できる。そのため，尿器は麻痺側に設置しておく。

- 装着式自動吸引収尿器は付けっ放しにできる。臭いもあまりしない。しかし，機械音がうるさく掃除に手間がかかる。

●おむつ

男性用のパッドは，「谷型あて」のしくみで袋状に成形されたものや，ろうと状に組み立てて使うものがある。カップ状の谷間に尿を溜めて吸収する。女性の場合，尿道口をふさぐように「山型」に当てる。

- 立体ギャザーは尿の量が多い場合，尿に勢いがある場合でも，流れた尿が脇の立体ギャザーでせき止められ，再び内部へ吸収される。
- 尿漏れがあった場合，パッドの吸収力が足りなかったと評価し，漏れを防ぐ目的で，何枚ものパッドを重ねて使うことがある。しかし，パッドを重

One Point

★2　便器蓋の開閉

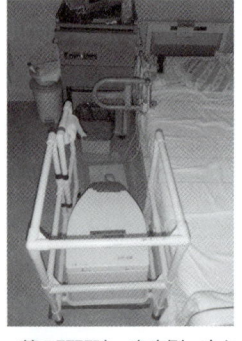

- 蓋の開閉時，麻痺側へ向かうため，座位バランスを崩す場合がある。
- 延長するものを付けるだけで安全に行える。

ねても吸収機能や保水機能の補強にはほとんどならない。逆に，紙おむつの中で，パッドの重なりによる隙間をつくり，かえって漏れやすくなる。おむつがずれたり緩んで装着されていないか確認する。腰部や大腿部に隙間をつくらないようにする。また，立体ギャザーが折れたり倒れていないか確認する。おむつやパッドの型やサイズが合っているか確認する。

(3)福祉用具の活用

　脳血管疾患者で立ち上がりの前屈姿勢をとったとき，麻痺側下肢が屈曲し後方へ引かれる人は股関節，膝関節屈筋群に過緊張と短縮があり，麻痺側下肢の伸展支持が困難である。立ち上がりや立位保持に福祉用具の活用や動作指導が必要である。また，このような人は非対称姿勢が強く座位も不安定な可能性がある。麻痺側前方へ倒れやすく，お尻等の清拭においても困難なことが多い。座位保持にも配慮が必要である。

　屈曲固定が強く，麻痺側骨盤帯が後下方に落ち，立位での移動や方向転換において麻痺側下肢を振り出せない脳血管疾患者は非麻痺側へ重心を十分に移すことができない。体重の一部が麻痺側下肢に残っているために振り出すことが困難になっている。

　このような排泄にかかる一連の動作に問題を抱えている人は以下のことを検討されたい。

①座位でお尻をずらす

　座位時，脳血管疾患者の麻痺側殿筋は弛緩している。便器への移乗における立ち上がりや立位時に麻痺側殿部は後方に引かれ下に落ちる。非麻痺側は屈曲挙上し，便座の非麻痺側に偏って座る。それらの結果，麻痺側坐骨は便座の内側に入り込みやすい。座面の縁に坐骨が当たり痛みを訴えることもある。両側坐骨が座面の上に乗っていないと，不安定な座位になり，排泄を困難にする。また排便時，お尻の肉が肛門近くによられて集まるため，汚れる範囲が広がってしまう。

　そのため，座位でお尻をずらせるよう練習する。また，車いすやベッドから便器へ移乗するとき〔図5〕に，よりお尻の位置をずらし便器へ近づけることで立ち上がりや方向転換が安楽になる。

　夜間，筋緊張が低下しふらつきが大きくなる脳血管疾患者に対しても，移乗前にお尻の位置を変える準備を促すことで，筋緊張を若干高めることができる。

　シャワー[3]の機能を使用する場合，シャワーの当たる位置へずらせることにもつながる。

②座ってからの方向転換

　移乗時に方向転換が難しい場合，L字手すりの横手すりにて横移動し，そ

> **One Point**
>
> ★3　シャワーの使用
> 毎日入浴できない脳血管疾患者には洗浄シャワーを活用することを勧めたい。清潔が保たれ，感染症を予防でき，後始末が簡単になる。お年寄りは洗浄シャワーに慣れていないことが多いが，使用し慣れることで有効性を直ちに実感できる。

［図5］　車いすから便器への移乗

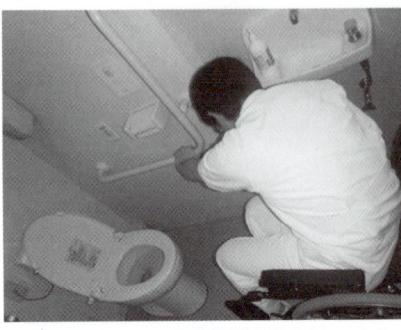

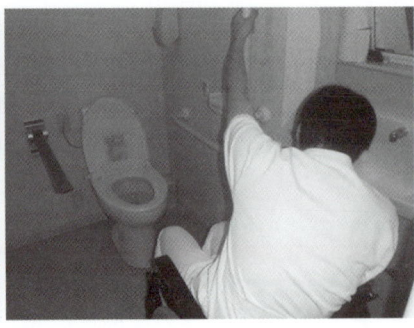

麻痺側の手すりへ非麻痺側上肢をリーチすると体幹が麻痺側へ崩れてしまう。

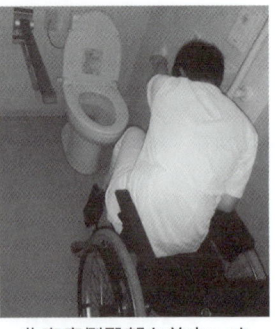

縦手すりを利用してもより麻痺側へ崩れる。

・非麻痺側殿部を前方へずらし斜めに向かう。
・横手すりのなるべく遠いところを把持する。
・立ち上がってから，方向転換とともに手すりを持つ位置をずらす。

［図6］　立位保持や180°の方向転換が難しい人

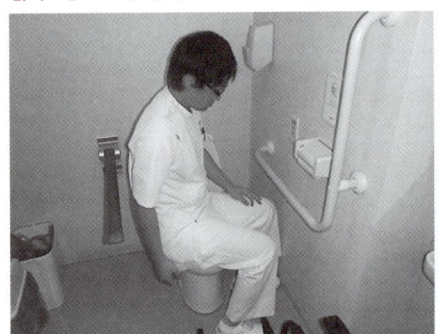

車いすから90°回転し便器に座る。

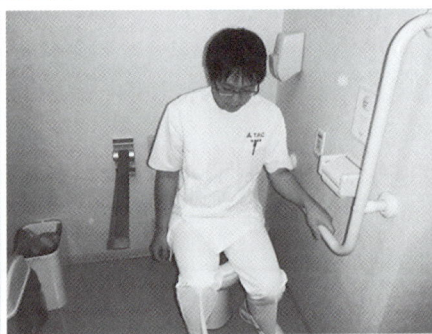

便器に座ってからさらに90°方向転換する。

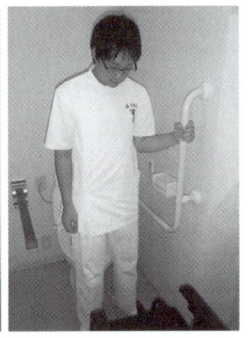

縦手すりを持ち，もう一度立ち上がり下衣操作を行う。

のまま便器に座る［図6］。便器に座ってから向きを変え，縦手すりを利用し再び立ち上がり，介助によって下衣の操作を行う。

③手すりの使用

　手すりの使用は支えとしてでなく，転倒防止のために，バランス活動の補助として使用できるよう練習する。手すりを常に引っ張って使うのでなく，押して使えるようにも練習すべきである。

　立ち上がるときにつかむ手すりの位置と，方向転換時に利用する手すりの位置，立位保持し下衣を操作するときの手すりの位置は異なる。しかし，片麻痺者は一度つかんだ手すりを放し，持ち替えることが難しい［図7］。また，手すりと非麻痺側上肢に頼りすぎ，下肢や体幹が固定されバランス活動が発揮できない。一度つかんだ手すりの位置を変えようとする活動によって，体幹や下肢にバランス活動が起こり，姿勢の崩れが修正される［図8］。

[図7] 手すりを持ち替えないままの移乗動作

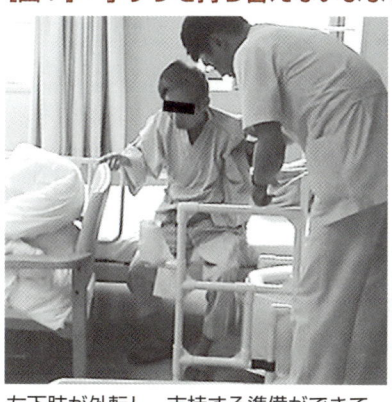

左下肢が外転し，支持する準備ができていない。

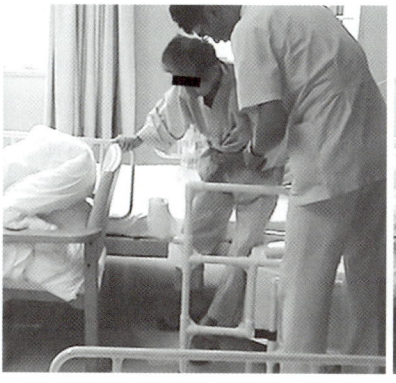

- 早い段階から殿部を麻痺側へ持っていく。
- 麻痺側下肢は支持性を失い，麻痺側へ崩れる。
- 麻痺側下肢に体重が乗り，振り出すことも困難である。

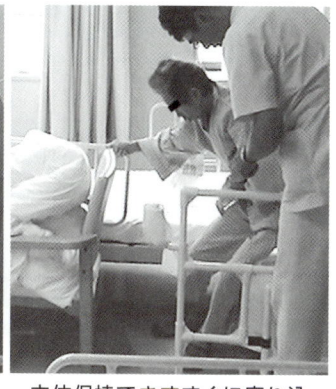

- 立位保持できずすぐに座り込む。
- 座る位置から下肢が離れている。
- 非麻痺側上肢の引っ張る力で座り込む。

[図8] 手すりを持ち替える移乗動作

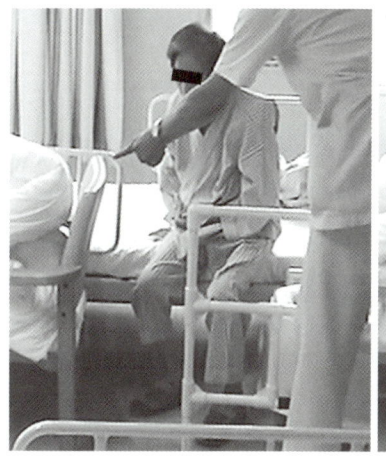

- 移乗前に殿部の位置をずらす。
- 麻痺側下肢は中間位で支持する準備ができている。
- 麻痺側下肢は一歩前へ出た状態になる。

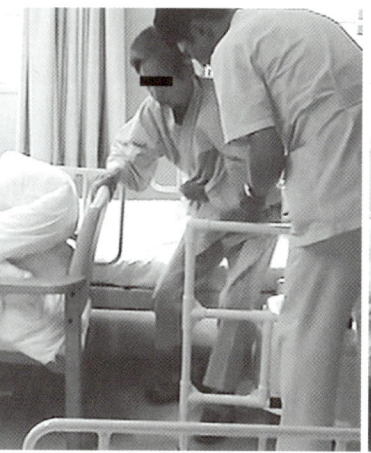

非麻痺側上肢は前方の手すりを持つ。

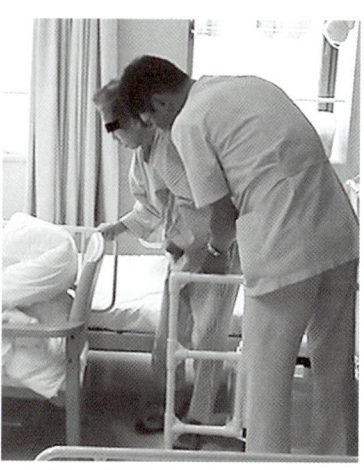

- 手すりの位置を持ち替える。
- 非麻痺側上肢や頭頸部，上部体幹に分離運動が起こる。
- バランス活動が高まり安定した立位保持が可能である。

④壁との関係

　立位で下衣を操作するには，十分に前屈位になることが必要である［図9左］。脳血管疾患者で手すりにしがみつき壁[★4]に近づきすぎる場合がある。壁や手すりに近づき下衣操作を行うと，十分な前屈位になれず，重心が麻痺側下肢に乗ってしまう［図9右］。また，近い壁の視覚情報は早い流動になり視覚性の立ち直り反応を利用できない。また，衝突の情報になりやすく，防御的な屈曲を強める。このため，立位保持や下衣操作が困難になる。

　これを防ぐため，最適な立ち位置を色のついたテープでマーキングする。また，前述したように，手すりを容易に持ち替えられるよう練習し，手すり

One Point

★4　空間を狭くする

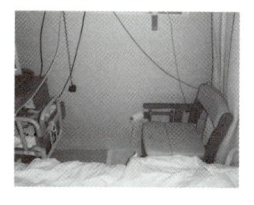

壁を利用し，空間を狭くすることで，安全が得られる場合がある。

F-2 排泄関連　脳血管疾患（片麻痺）

201

[図9] 壁との関係

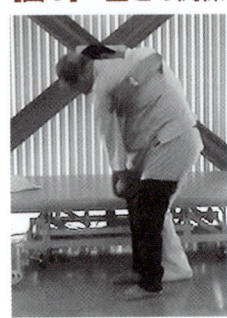

下衣の操作時に頭頸部や体幹は前方や左右へ向かう。

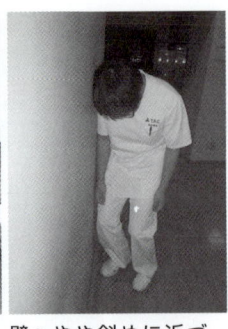

壁へやや斜めに近づきすぎると、体重は麻痺側へ乗ってしまう。

にしがみつかないようにする。加えて、下衣操作時に頭部が前屈し左右へ向かえるように練習することで、片手による下衣操作が容易に行えるようになり、立位バランス能力が高まる。壁や手すりとの位置関係の再学習を援助する。

⑤拘縮がある人のおむつ交換

両下肢股関節が屈曲内転拘縮し、おむつ交換が困難な脳血管疾患者に出会うことがある。股関節の開排が急激にしかも繰り返されるために、屈曲内転筋群が傷つき、または筋の伸張反射が増強されて屈曲内転拘縮が強まる。これには、強く速く股関節を開くことを避けるようにする。

多くの場合、姿勢や肢位を評価すると、一方の股関節で内転が強く起きている。股関節の内転とともに骨盤帯も内転側に回旋し、腰部が反り返っている。その結果、股関節が強く、内転している側の殿部が飛び出しているように見える。股関節の内転が強い側の体幹は側屈も強くなっているため、股関節内転が強い側への側臥位保持が困難である。足部も正中線上よりも内転側にある。

これに対して、腰椎や骨盤帯の非対称を減らす。足部を正中線に近づけ、股関節に回旋の動きを入れる。すると、強く内転している股関節に外旋が起こる。筋を傷つけないように、また伸張反射が起きないよう緩やかな力で持続的な伸張によって股関節を緩めていく。また、内転が強い側でない股関節に動きが大きくなるように行う。これらを日々根気強く繰り返すことで、股関節内転が強い側への側臥位が容易になる。

側臥位により股関節内転が強い大腿外側部が支持として働くようになると、下肢の外転が少し容易になりおむつ交換が行いやすくなる。

(伊林克法)

Column
ソーンダイクの効果の法則

・満足をもたらす反応は結合を強くし，起こりやすくなる。安定したフォームは再現されやすく，覚えやすい（満足の法則）。
・不快をもたらす反応は結合を弱くし，起こりにくくなる。相当の努力を費やしても，不安定で自己崩壊的なパターンの動作は何度繰り返しても記憶されない。成功しない，悪い動作は記憶に固定されない（不満足の法則）。

　ごく当たり前で，常識にあるソーンダイクの効果の法則であり，運動学習の真理である。昨今の生理学が未だ十分に説明できていないためか，あるところでは無視されている印象がある。確かに感覚経験するために繰り返しの練習は必要だが，1日100回近く，幾日も同じことを練習するリハビリテーションは問題があると考える。廃用を防ぎ筋力強化を目的としても，それほどの回数を必要としない。難易度に注目すべきである。学習すべき行為を行いやすくすることで，大変多くの繰り返しの練習を避けることができる。福祉用具を活用することで行為を容易にすることができる。活用するための判断基準は，行いやすいか行いやすくないかで，極めて簡単である。

Column
排泄と緊張，弛緩

　脳血管疾患者は常に緊張した状態にある。覚醒が低いような人でも窮地に立たされた生物のように緊張している。覚醒と睡眠の明らかな切り替えができず，常に交感神経が緊張した状態にあるような印象を受ける。排泄に関連する副交感神経系の活動が抑えられ，排泄が困難となる人が多いと感じている。また，腹部周囲筋群の過緊張や短縮によって内臓の位置がずれていることも関係しているのかもしれない。

　困難な排泄に対して強く"いきむ"脳血管疾患者がいるが，あまり良くないと考える。腸の蠕動運動は収縮と弛緩によって行われる。弛緩する機会を失っている。また，横隔膜のアライメントや働きは腹部周囲筋に強い影響を与えている。そのため，腹式呼吸を促すことが望ましい。安定した座位の獲得も重要であり，骨盤帯のアライメントを調整し，骨盤帯底筋の働きを高め，腹腔圧が調整できるように援助する。そのために，座面が内側に傾斜していない平らな便座がある。これを選択肢に加えていただきたい。

F 排泄関連

3. 高齢者

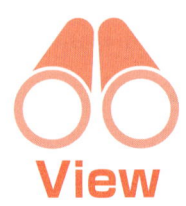

View
- 排泄活動にかかわる際には，排泄に必要な動作のみならず，排尿機能（下部尿路機能）および排便機能を把握して福祉用具の適応を考える必要性がある。高齢者の多くが下部尿路機能に問題を抱えており，この機能が排泄方法の決定に影響を与える。
- 排泄に対する福祉用具は，尿を溜められない夜間頻尿や尿失禁，過活動膀胱といった蓄尿症状に適応される。これらの症状は転倒や転倒骨折のリスクを高めるので，福祉用具の選定と排泄方法の決定は慎重に行わなければならない。
- 排泄活動に対して福祉用具の導入を検討する際には，排泄動作能力や下部尿路機能，知的機能および高次脳機能，介護力，生活環境の5つの視点をもって選定する。

（1）高齢者における排泄活動の特徴

Key Word

★1 夜間頻尿
排尿のために夜間に1回以上の覚醒をしなければならない訴えをいう。

Key Word

★2 尿意切迫感
急に起こる，抑えられないような強い尿意で，我慢することが困難な尿意をいう。だんだんと強くなる尿意や長く排尿を我慢しなくてはならない状況で生じる強い尿意とは異なる。

　排泄活動には，起居移動，下衣の上げ下げ，後始末等の動作に加えて，排尿便をコントロールする機能が大きくかかわる。作業療法士（OT）が排泄活動にかかわる際には，排泄動作と排尿機能（下部尿路機能）および排便機能を把握し，排泄方法と福祉用具の適応を検討する。排泄動作においては，骨折や肺炎等を起因とした長期臥床による筋力低下や中枢神経疾患による麻痺によって起居移動が困難となり，トイレでの排泄が不可能になる症例や立位バランスの低下や脊柱変形，手指の筋力低下等によって下衣の上げ下げ動作が困難になる症例が多い。

　一方，排尿便をコントロールする機能に注目すると，多くの高齢者が下部尿路機能に問題を抱えている。下部尿路機能には，蓄尿（尿を溜める）機能と尿排出（尿を出す）機能があり，尿を溜められない蓄尿症状に対して福祉用具が用いられる。高齢者において，蓄尿症状である**夜間頻尿**★1や**尿意切迫感**★2，切迫性尿失禁★3の有症状率や**過活動膀胱**★4の有病率★5は高い[1]）。夜間頻尿や過活動膀胱を有すると，これらの症状がない人に比べて，転倒および

転倒骨折のリスク★6が高くなる[2)3)]ため、排泄用具の選定時には、より考慮しなければならない。

(2)福祉用具導入の流れと活用

排泄に対して福祉用具を導入する際、排泄動作能力、下部尿路機能、知的機能および高次脳機能、介護力、生活環境の5つの視点と対象者や家族の希望を加えて評価を行い、選定する。

①高齢者の排泄活動の評価

●排泄動作能力
ベッドからの起き上がりから端座位保持、移乗および移動などの基本動作能力や下衣の上げ下げ動作、後始末動作を評価する。各動作の可否や安全性、各動作に要する時間、介助の必要性は、日中および夜間別に確認する。日中に可能な動作が夜間にも可能とは限らない。

●下部尿路機能
必ず把握すべき下部尿路機能は、尿意の有無や尿意切迫感の有無、排尿回数（日中・夜間別）、尿失禁の有無・失禁量・失禁頻度である。尿意が明確になければ、排尿動作を開始することも介助をお願いすることも難しくなる。また、尿意切迫感を有すると「尿を漏らしたくない」という思いから、対象者は急いでトイレへ移動する。この性急な動作が転倒および転倒骨折の原因となる。排尿回数は頻尿の有無の確認のために、尿失禁の情報は尿を受ける福祉用具の選定に必要となる。

これら蓄尿症状の有無については、対象者や家族およびスタッフから情報を収集する。さらに、**排尿日誌**★7[表1]は最も正確に症状を把握でき、有用性および妥当性があるため、看護師や介護スタッフと連携して作成する。

●知的機能および高次脳機能
福祉用具の使用手順を誤ると排泄の失敗が生じ、不衛生な状況が起こるため、知的機能および高次脳機能の把握は重要である。

●介護力
排泄はほかのセルフケアとは異なり、活動を行う時間をあらかじめ設定することは難しい。そのため、介助者の有無や時間帯が対象者の排泄方法に影響する。

●生活環境
トイレまでの距離や動線上の段差およびトイレ内が狭く介助ができないという事情がある場合には、福祉用具の適応を検討する必要がある。

②高齢者の排泄活動の分析と考察

多くの高齢者が有する尿失禁と夜間の排尿に伴う転倒予防に対する福祉用具の活用を述べる。

One Point

★3 尿失禁のタイプ

尿失禁のタイプには、くしゃみや咳、大笑い、運動時など腹圧が掛かったときに漏れる「腹圧性尿失禁」や、尿意切迫感と同時または直後に漏れる「切迫性尿失禁」、腹圧性尿失禁と切迫性尿失禁を併せ持つ「混合性尿失禁」、排出障害が原因で多量の尿が膀胱内に溜まり、少しずつ漏れ出る「溢流性尿失禁」、下部尿路機能は正常だが運動障害や高次脳機能障害、認知症等によりトイレへたどりつけずに漏れてしまう「機能性尿失禁」等がある。

Key Word

★4 過活動膀胱

尿意切迫感を必須とし、頻尿と夜間頻尿を伴う症状症候群をいう。

One Point

★5 蓄尿症状の有症状率と過活動膀胱の有病率

地域住民に対する大規模調査において、70歳代男女とも夜間頻尿が約90%に、週1回以上の切迫性尿失禁が約20%にみられる。また、週に1回以上の尿意切迫感が男性で約30%に、女性で約20%にみられ、いずれの症状も80歳以上でさらに割合が上昇する。過活動膀胱を1日8回以上の排尿回数かつ週に1

[表1] 排尿日誌（80歳代女性）とその解析，おむつ・パッド類の選定

□□年△月△日　起床時刻）5：10　就寝時刻）19：30　翌日の起床時刻）4：50

	時刻	尿量	尿失禁	尿意切迫感	備考	水分摂取量
1	5：38	90			トイレ使用	朝食　茶　340
2	7：30	100			トイレ使用	
3	10：38	100			トイレ使用	10時　茶　130
4	12：35	100	○	あり	「急にトイレへ行きたくなった」	昼食　茶　340
5	13：34	120			トイレ使用	
6	15：47	90			トイレ使用	15時　茶　110
7	18：27	120			トイレ使用	夕食　茶　340
8	20：24	200	○	あり	「急に漏れた」	
9	23：42	190		あり	ポータブルトイレ使用	
10	3：50	200			ポータブルトイレ使用	
翌1	5：20	90			トイレ使用	

【解析】日中は起床時刻5：10〜就寝時刻19：30，夜間は就寝時刻19：30〜翌朝の起床時刻4：50とする。排尿回数：日中7回，夜間3回。尿量：日中（1回目は前日の夜間尿とするため）630mL，夜間（翌朝起床後1回目は夜間尿とするため）680mL，1日1310mL。最大尿量：日中120mL，夜間200mL。1回尿量：日中90〜120mL，夜間190〜200mL。尿失禁：日中1回，夜間1回。失禁量：日中100mL，夜間200mL。尿意切迫感：日中1回，夜間2回。水分摂取量：日中1260mL。

【症状】夜間排尿回数が1回以上なので夜間頻尿あり。尿意切迫感と夜間頻尿があるので過活動膀胱と判断する。尿失禁は尿意切迫感を伴うので切迫性尿失禁と判断する。

【おむつ・パッド類の選定】失禁量は日中100mL，夜間200mLで，日中尿量は90〜120mLで夜間は190〜200mL。夜間の1回尿量は多い。その他の日の排尿日誌も同じような傾向である場合，排泄アウターは薄型のパンツ型おむつ（吸収回数2回程度）で，排泄インナーは日中は150mL程度を吸収するパッドを，夜間は300mL程度を吸収するパッドを選定する。

回以上の尿意切迫感とした条件での有病率は，70歳代で25％を超え，80歳代では35％を超える。

[表2] おむつ・パッド類の選定ポイント

選定ポイント	理由
失禁量と失禁頻度は必ず把握する。	失禁量が装着しているおむつ・パッド類の吸収量より多い場合，尿の横漏れが生じるため。一方，失禁量が少ないのに形が大きく吸収量が多いおむつやパッドを装着すると，股関節や骨盤周りの動きを制限することになるため。
失禁状況に応じて，日中用，夜間用，長時間用など，使い分けをする方向で検討する。	高齢になると，日中と夜間の1回尿量が異なり，夜間のほうが1回尿量は多い傾向にある。また，おむつ・パッドを交換する介助者の都合によっては，数回分の失禁量の吸収が必要となるため。
試供品で着用を試行する。	おむつやパッドは皮膚に直接触れ，かゆみや発赤等皮膚への影響があるため。また，上げ下げ動作に影響するサイズやフィット感を確認するため。
経済面を考慮する。	消耗品でありコストがかかるため。

One Point

★6　夜間頻尿，過活動膀胱と転倒・転倒骨折の関連

夜間頻尿を有する者と有さない者を比較すると，有する者は夜間の転倒リスクが約2倍になる。過活動膀胱を有する者と有さない者を比較すると，有する者は転倒リスクが2.26倍，転倒骨折リスクが1.52倍になる。

● 尿失禁に対する福祉用具の活用

　尿失禁に最も使用されている紙おむつ（以下，おむつ）・パッド類の選定にはポイント［表2］がある。その最重要ポイントは失禁量を把握することで

ある。排尿日誌からおむつ・パッド類を選定する方法を示す［表1］。

おむつ・パッド類はインナーとアウターに分けられる。インナーとは内側で尿を吸収するパッド類[8]で、アウターはインナーを外側で固定するおむつや失禁パンツ類をいい、インナー1枚とアウター1枚を組み合わせて使用することが多い。

下衣の上げ下げ動作の自立や介助量軽減を目指す方法としては、パンツ型おむつもしくは布製パンツにパッドを利用する方法がある。パンツ型おむつは各メーカーともウエストサイズで数段階に分けられる。上肢筋力特に手指筋力は引き上げる動作に影響するので、素材の厚みやフィット感の確認が必要である。

また、パッド利用での自立を目指す際にはパッドの交換動作が必要になる。尿失禁時の横漏れを防ぐためには、パッド装着の前にパッドの両端を引っ張り、内側の立体ギャザーを立てる必要があるので両手が使用できなければならない。さらにパンツ型おむつもしくは布製パンツ内にパッドを挿入して一緒に引き上げ、パッドの後方部分を殿部に添わせるには、上肢・手指筋力と巧緻性、肩関節の関節可動域が必要である。なお、失禁量が少量（2〜150mL程度）で洗濯が自身で可能もしくは家族が可能な場合には、尿吸収布がついた布製失禁パンツの利用も検討する。

● 夜間の排尿に伴う転倒予防としての福祉用具の活用
● ポータブルトイレの活用（以下のいずれかの状況の際に適応を検討する）
［排泄動作能力］・トイレまでの歩行が難しい
・睡眠からの覚醒が不十分でトイレまでの移動は不安定である
［蓄尿症状］・夜間頻尿があり、1晩に何度もトイレへ移動しなければならない
・夜間に尿意切迫感を有し、トイレまで間に合わない
［介護力］・夜間はトイレまで付き添う介護力がない
［環境］・トイレまで移動距離がある
・トイレまでの動線に段差がある

ポータブルトイレは、対象者に尿意があり、移乗動作が可能もしくは移乗動作に対する介助者が存在する場合に導入を検討する。また、ベッドからポータブルトイレへ、ポータブルトイレからベッドへ、と両方の移乗動作の安全性および安定性を確保できるように、ポータブルトイレは［図1］のように原則として足側（臥位時）にベッドと平行に設置する。

なお、ポータブルトイレとベッドの高さを合わせ、ベッドに隣接する側のポータブルトイレの手すりは取り外し、もしくは跳ね上げ等をしておいたほうが移乗しやすい。

● 尿器・手持ち式集尿器の活用（以下のいずれかの状況の際に適応を検討する）
［排泄動作能力］・ポータブルトイレ移乗が不可能である
・睡眠からの覚醒不十分で移乗動作が不安定

Key Word

★7 排尿日誌
排尿（失禁）時刻や排尿量、尿失禁の有無、尿失禁時の状況（咳やくしゃみ、大笑い、動作および尿意切迫感）、尿意切迫感の有無、水分摂取量を24時間経時的に記録し、蓄尿状態を評価するツールである。1日目の起床後1回目の排尿から2日目の起床後1回目までが1日分の記録となり、起床時刻と就寝時刻を境に日中と夜間に分けて排尿状況を解析する。排尿日誌作成は1〜3日間程度が望ましいとされている。

One Point

★8 おむつ・パッド類の吸収量
市販のおむつ・パッド類のビニール包装には、吸収回数の目安とその製品メーカーの1回排尿量の基準が記されている。ほとんどのメーカーは1回排尿量を120〜150mLと設定し、その製品の尿の吸収回数を提示している。つまり、1回排尿量×吸収回数がその製品1枚当たりの吸収量となる。

［図1］ ポータブルトイレ設置位置と高さ

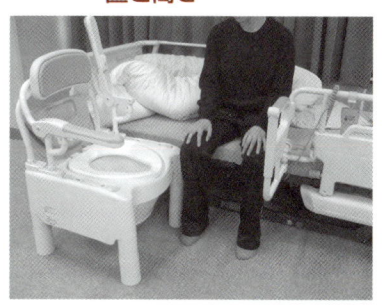

[表3] 尿器使用判定チェックリスト

☐ 尿器使用のために十分に布団をめくることができる
☐ 臥位，ギャッチアップ座位，もしくは座位等で排泄姿勢をとることができる
☐ 尿器を男性器（女性器）にあてがうことができる
☐ 尿をこぼすことなく採尿できる
☐ 採尿後の尿器掛けに戻す際に尿をこぼさずに実施できる
☐ 複数回の尿排出の場合，尿を廃棄するための介助者は存在する

[図2] 手持ち式集尿器のレシーバーの底およびチューブの位置の違い

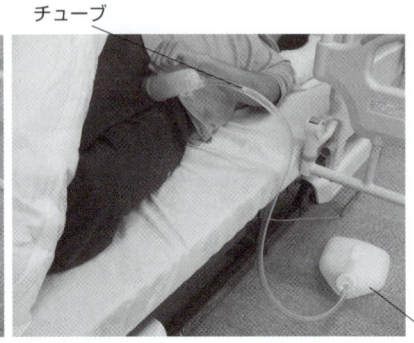

レシーバーの底とチューブが男性器より下に位置し，尿はスムーズにタンクに溜められる。

レシーバーの底とチューブが男性器より上に位置し，尿は逆流して衣服を濡らす。

である
[蓄尿症状]　・夜間頻尿があり，何度もポータブルトイレへ移乗しなければならない
　　　　　　・夜間に尿意切迫感を有し，ポータブルトイレ移乗まで間に合わない
[介護力]　　・夜間はポータブルトイレ使用の介助をする介護力がない

　尿器・手持ち式集尿器は，尿意のある対象者がベッド上で尿を排出するのに有用である。夜間に尿器を使用可能と判定するチェックリストを[表3]に示す。手持ち式集尿器が尿器と異なる点は，介護者が夜間に定期的に尿廃棄を行う必要がないことである。尿はチューブを介してタンクに溜められる。ただし，男性器をレシーバー内に挿入し，レシーバーの底とチューブの位置が男性器より下に位置していないと，尿が逆流し衣服を濡らす失敗につながる[図2]。この失敗は知的機能低下や構成障がいを有する対象者に多いので導入は慎重に行う必要がある。

（今西里佳）

文献

1) 本間之夫・柿崎秀宏・後藤百万他：排尿に関する疫学的研究．日本排尿機能学会雑誌14：266-277, 2003．
2) Nakagawa H, Niu K, Hozawa A, et al：Impact of nocturia on bone fracture and mortality in older individuals：a Japanese longitudinal cohort study． J Urol 184：1413-1418, 2010．
3) Wagner TH, Hu TW, Bentkover J, et al：Health-related consequences of overactive bladder． Am J Manage Care 8：S598-607, 2002．

F 排泄関連

4. 脊髄損傷

- 排尿を自立するには，自己導尿であればカテーテル操作，留置カテーテルであれば蓄尿袋の操作が必要である。
- 排尿，排便の動作を自立するためには，能力に応じたトイレの環境設定が必要である。
- アプローチを開始するにあたり，物品の操作能力，座位バランス，上肢の自由度について評価する必要がある。

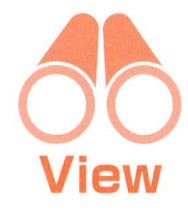

　脊髄損傷者（脊損者）にとって，排泄障害は失禁などによる心理的ダメージを受けやすく，今後の日常生活ならびに社会参加に大きな支障をきたす。今後のQOL（Quality Of Life）の向上を図っていくためには，排尿・排便管理は必須であり，排泄動作へのかかわりが必要不可欠である。そのため，生理学的，解剖学的な医学的側面を理解した上で，十分に評価を行い，本人の能力に合わせた方法の決定や道具の選択，環境設定が重要となる。

(1) 脊損者の排尿動作へのアプローチ

　脊損者は神経因性膀胱により自力での排尿が困難となる。そのため，排尿手段として自己導尿（清潔間欠導尿：CIC），留置カテーテルの方法を用いる。自己導尿の場合ではカテーテル操作や準備から後片づけ，衣服操作を含む一連の動作，留置カテーテルの場合では尿捨て時の衣服と蓄尿袋操作の獲得が必要である。

①自立型排尿関連自助具とその工夫点
●自己導尿
　自己導尿は，尿道からカテーテルを挿入し尿を取る方法である。使用するカテーテルには，一般的に男性が使用する長いものと女性が使用する短いもの［図1］があり，再利用タイプと使い捨てタイプのものがある。また，カテーテルの特徴として，一般的に使用される先端が丸く，先端に近い側面に

[図1] カテーテル

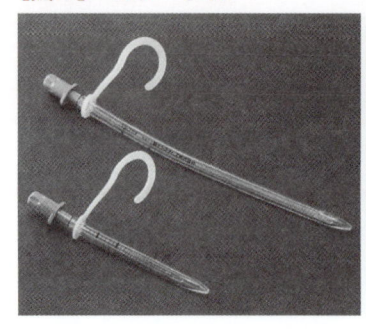

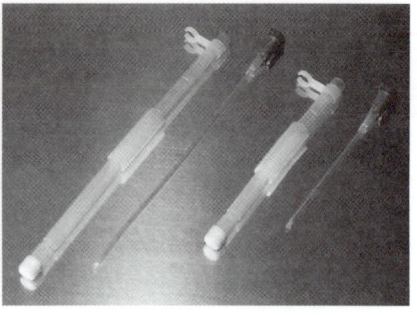

[図2] 下肢ベルトを使用する方法

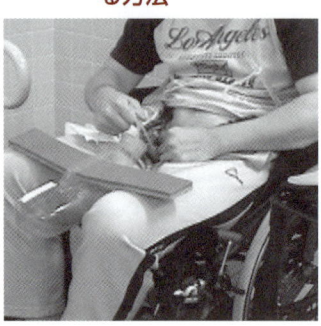

[図3] 延長カテーテルの使用

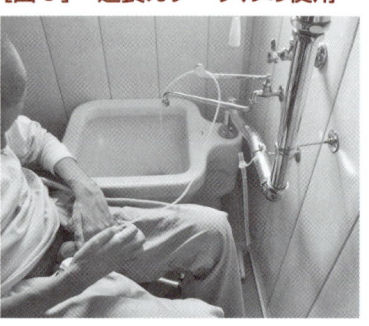

1つ孔があるネラトンカテーテルと，先端がネラトンカテーテルに比べて固く曲がっているチーマンカテーテルがある。

車いす上で導尿する際には，下肢にベルトを巻き，そのベルトの間にペットボトルや尿器をはさんで行う方法[図2]や便器に直接尿が捨てられるように延長カテーテルを使用し行う方法がある[図3]。

[図4] 留置カテーテル

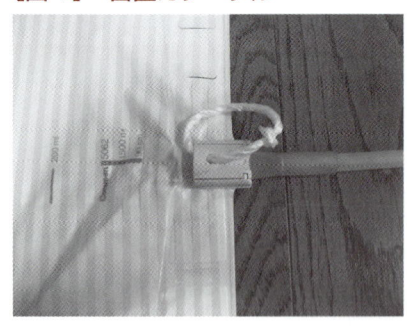

● 留置カテーテル[図4]

留置カテーテルには尿道口からカテーテルを挿入している尿道留置と，腹部に穴を開け造設し，カテーテルを挿入している膀胱ろうとがある。いずれも，挿入しているカテーテルに蓄尿袋を接続し，下肢にベルトなどで固定したり，腹部などに置き，衣服内に収める。また，自分で尿が捨てられるように蓄尿袋に紐などを取り付け，開閉できるように工夫する。

②自己導尿訓練前に評価すべき項目

● カテーテル操作の可否と適正

カテーテルの取り出しと把持について確認する。上肢や手指に重度の障害がある頸髄損傷者（頸損者）の場合，取り出しや把持の仕方の検討が必要である。つまむことが困難な場合でも，自助具や指に引っ掛けることで可能となる[図5]。挿入の際，カテーテルのたわみを感じながら行っていくが，柔らかすぎてなかなか入っていかない場合があるため，操作性とカテーテルの

[図5] 指にひっかける

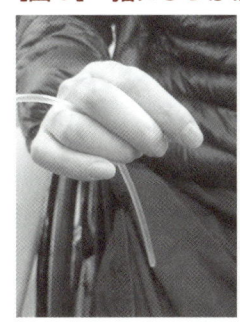

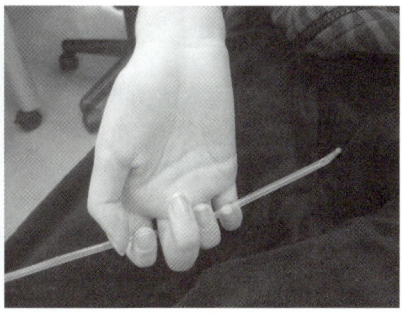

妥当性についても，検討が必要な場合がある。

●座位の安定性と上肢の操作性

　四肢，体幹が運動・感覚麻痺を呈し，座位バランスの障がいがあり，姿勢保持のために上肢がバランス調整に参加し，操作性が低下してしまう場合がある。そのため，バランス調整に参加せず，上肢の自由度があるかどうか，陰部までのリーチは十分であるか否かについて確認する。また導尿時，骨盤を後傾しカテーテルが挿入しやすいポジショニングの検討が必要である。

③環境別自立動作パターンと環境設定ポイント

●ベッド上での導尿

　カテーテル挿入は男性の場合，尿道を視覚で確認し容易に行うことができるが，女性の場合，身体的特徴により尿道口が視覚での確認が困難なため，陰唇を開大しながら尿道口を指で探索し，尿道口を指で示しながらその指にカテーテルを沿わせながら挿入する。場合によっては，尿道口を視覚的に確認できるように鏡を用いて行う。また，下衣の操作を行えるように，パンツやズボンを前開きタイプに改良［図6］したり，女性の場合はスカートの着用などの検討などを行う。

●ベッドサイドでの車いす上導尿

　車いす上で行う場合，車いす上での姿勢変換から導尿時のポジショニングの検討が必要である。導尿時のポジショニングは，クッション前方に殿部をずらし，骨盤後傾位となり，女性は十分な開脚肢位の状態で座位をしっかりと安定させることがポイントとなる。女性の場合，カテーテル挿入の際，身

[図6] 前開きタイプ

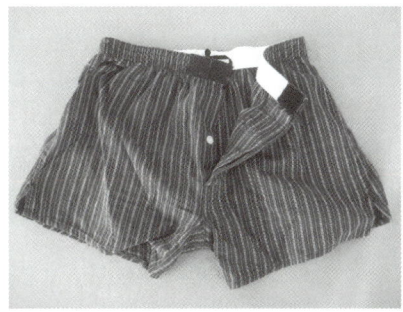

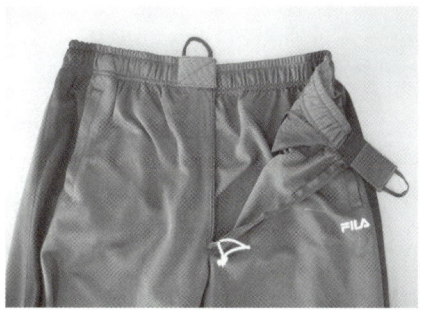

[図7] 使用物品の収納の工夫

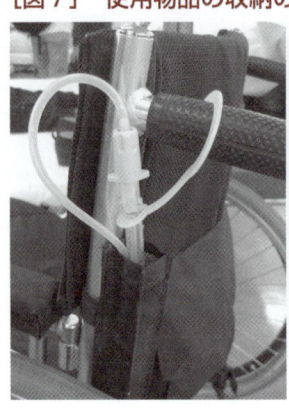

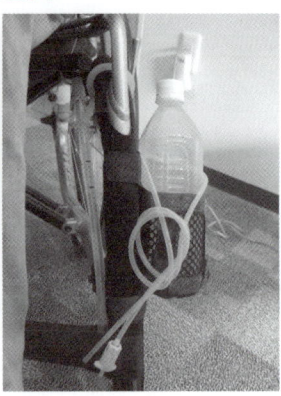

体的特徴によりカテーテルを把持する手がクッションに干渉しやすいため注意する。

● トイレでの導尿

頸損者の場合，車いす上での導尿となるため，便器と車いすの位置関係，使用物品の置く位置を自分なりに知ることが必要である。また，使用するカテーテルをどのように持ち歩くか工夫［図7］が必要となる。

(2)脊損者の排便動作へのアプローチ

脊損者の排便障がいの基本的な考え方は便排出障がいであるが，個々がもつ便秘傾向や胃腸の弱さなどの特徴はさまざまで，多様な対応が必要となる。排便管理の手段として，食事や運動との関連性について考慮しつつ，医療的な評価に基づいた内服の下剤での管理に加え，肛門の近くまできた便を，浣腸や座薬など肛門からの刺激を利用して定期的に排出を促通する方法を用いる。

また，その際のリスク管理として，褥瘡や起立性低血圧を防ぐための対応が重要である。そして，促通や排出時の姿勢保持のための環境設定，使用する道具の選定が必要となる。

①自立型排便関連自助具とその工夫点

[図8] 座薬挿入器・お尻拭き

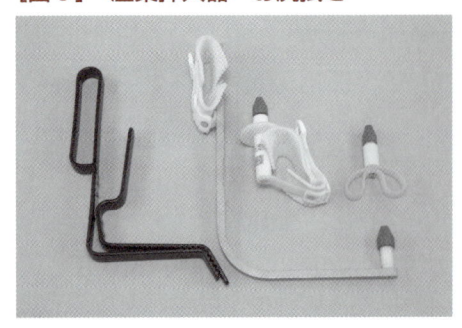

排便時に使用する自助具には，促通に使用する座薬挿入器，後始末に使用するお尻拭きがある。どちらもリーチャータイプのものと手部固定タイプのものがある。どちらか選定する場合，肛門に手が届くか否かについて評価する。リーチャータイプのものは通常前から，手部固定タイプのものは側方から挿入する方法で使用する［図8］。

[図9] 排便時の姿勢

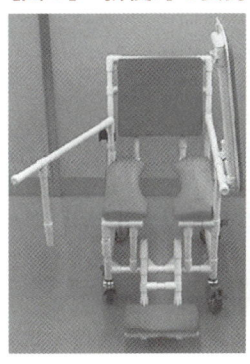

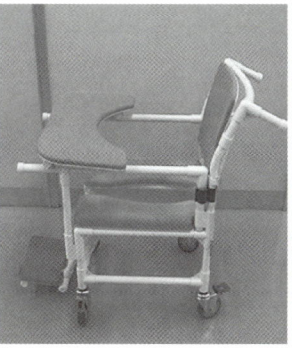

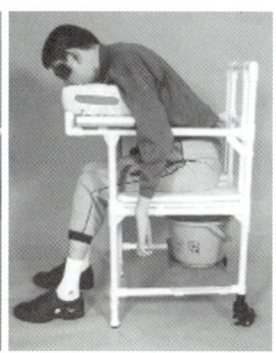

②排便訓練前に評価すべき項目

●排便時姿勢
　自然な排便姿勢を考えてみると，体を前屈し，重心を下肢にかけている姿勢である。この姿勢は腹圧がかかり，いきみやすく，重心が前方に移動するため殿部の圧が軽減し，また殿部の筋や皮膚が引っ張られ，肛門周囲も突出し，直腸肛門角が鈍角になり便排出が容易になる。

●排便時のリスク管理面
　頸損者の場合，疾患特有の排便時の褥瘡や起立性低血圧が危惧され，まずは臥位での便排出を行うが，座位の耐久性や安定性を評価し，加えて褥瘡や起立性低血圧に対する対応を考慮した上で，座位姿勢での便排出を目指す。褥瘡に対しては，座面や小まめな姿勢変換ができるかについて，また起立性低血圧に対しては，便塊排出後の急激な血圧の低下が存在するため，その際に頭部を心臓と同じ高さになるよう上肢支持で姿勢保持ができるかについて評価し，困難な場合は環境の工夫が必要となる［図9］。

③環境別自立動作パターンと環境設定ポイント

　自力排便を行う環境にはトイレ用車いす，高床式トイレ，身体障がい者用長便座，洋式トイレがある。それぞれ対象者の能力，自宅環境に応じて選定を行う。

●トイレ用車いす［図10］
　ベッドで更衣動作をすませ，自走できるトイレ用車いすに移乗する。そして，自走にてトイレに移動し，便器上に座面が合うように調整し排便する。排便時使用する自助具は長柄タイプのものを用いる場合が多い。トイレ用車いすの対象者は，排便時に必要な車いす上での姿勢変換や直角移乗が可能であることが条件となる。またトイレを家族と共有する場合や，自宅がマンションで大掛かりな改修が困難な場合など，対象者の条件に応じて選択する。

●高床式トイレ［図11］
　車いすから前方移乗し，この場所で更衣動作を含む一連の動作を行う。この場所での更衣が困難なケースは，ベッドの機能を利用し，ベッドで更衣をすませ移乗する。便座上には柔らか便座を設置し，更衣の姿勢変換時に使用する手すりを壁に設置する。特徴として，動作空間が広く，精神的な安心が

[図10] トイレ用車いす　　[図11] 高床式トイレ

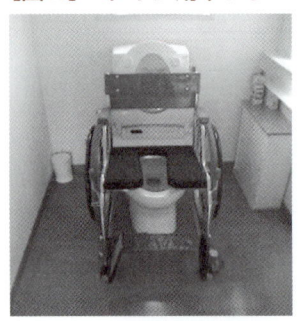

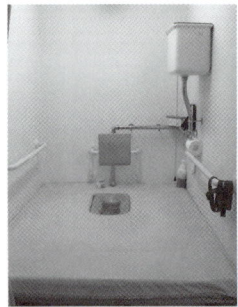

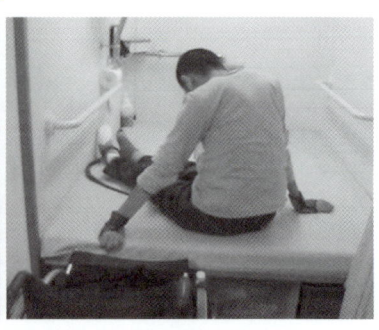

[図12] 高床式トイレ（ポータブルトイレ） 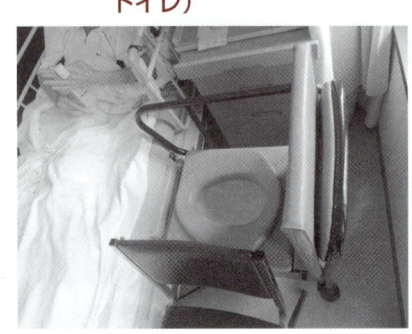　　[図13] 身体障がい者用長便座

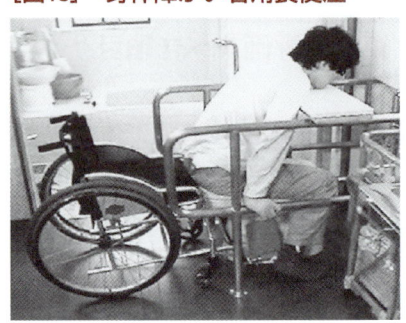

得られやすく，動作も行いやすい。トイレの改修が困難なケースは，ベッドに対してポータブルトイレを正面向きに設置し，高床式トイレのような環境設定を行う場合がある［図12］。この場合，対象者は直角移乗が可能であることが条件となる。

● **身体障がい者用長便座** ［図13］

便器への移乗は，前方より進入し車いすから移乗する。その際に，便器横の手すりと前方転倒防止の渡し板の設置が必要である。また，褥瘡予防のための柔らか便座（TOTO製EWC410）を設置し，車いすとクッションを設置した便器の高さをできるだけ同じ高さとなるように配慮する必要がある。しかし，この場所で動作を行う際に下肢が床に着いていないと不安定となるため，下肢長に合わせて低くしたり，移乗能力に合わせて決定する。更衣動作は便器上でのズボンの上げ下げを行う際，下部体幹筋や殿部の麻痺のために，左右への重心移動を行い，設置した手すりにもたれかかった状態で見かけ上の体幹の立ち直り反応姿勢をとりながらの動作となる。対象者は直角移乗が可能であることが条件となる。

● **洋式トイレ** ［図14］

便器への移乗は，便器に対して横づけし，殿部を空間に保持しながら方向転換し，移乗する。また，褥瘡予防のために，洋式便座用の柔らか便座を設置する。洋式便座上は支持面が狭く，バランスが不安定となりやすく，また緊張しやすい環境であるため，後方には寄りかかるための背もたれを設置し，排便時にリラックスできるように配慮が必要である。

また，排便促通には洗浄便座の使用が可能であり，排便促通薬を使用しな

[図14] 洋式トイレ

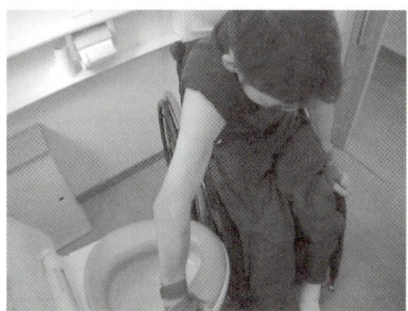

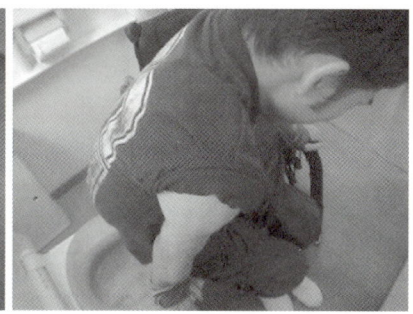

い排便が可能となることがある。しかし，肛門位置の特定が困難なため，便器内のモニターシステム[図15]を利用しながら使用する。

更衣動作は支持面が狭いこともあり，ベッド上ですませて移乗することが多い。左右への重心移動を小さい範囲で行いながら，体幹の立ち直りにより殿部を上げることが必要となる。

（一木愛子）

[図15] 便器内のモニターシステム

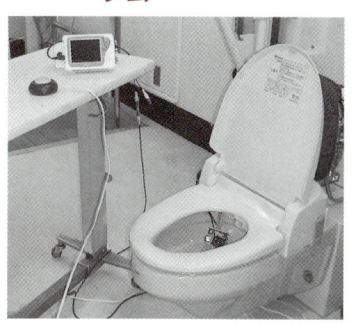

文献

- 玉垣努：頸髄損傷者の排便リハビリテーション—動作と機器．総合リハ：135-143, 2005.
- 玉垣努：頸髄損傷者の排便についての一考察—臥位から座位へ．作業療法21（特別号）：175, 2002.
- 玉垣努：生活動作における排泄リハビリテーション．MEDICAL REHABILITATION：51-58, 2008.
- 玉垣幹子・一木愛子：清潔間欠自己導尿に向けたOTアプローチ．OTジャーナル：461-465, 2012.
- 石井賢俊・西村かおる：らくらく排泄ケア．MCメディカル出版, 2004.
- 排泄を考える会：「排泄学」ことはじめ．医学書院, 2003.

F 排泄関連

5. 神経筋疾患（筋ジストロフィー）

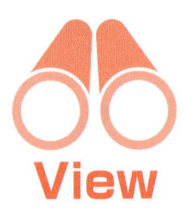

View
- 消化管障がいのため，便秘になりやすい。軟便となるように努め，排泄しやすい環境が必要となる。
- 座位保持以外の排泄活動は，歩行不能時期で困難となる。そのため，介助が必要な場合の呼び出し方法があると便利である。
- 座位不良時では，転倒・骨折のリスクが生じるため，安定した姿勢で排泄が行えるように手すりなどの環境調整を行う。

（1）障がいの特徴

　平滑筋が障がいされるため，消化管機能に支障をきたす。消化管は，栄養の吸収，消化物の排出を行う働きがあるため，体重減少や便秘になりやすい。このため，排泄を促すために，食物繊維の多いものや，十分な水分摂取，軟便となるように努める。下剤を利用し，便をコントロールすることもある。便が硬くなり，排泄が困難となり，腸閉塞となることを防ぐためにも，数日間，排泄がない場合は，浣腸を行う。

　排泄動作は，肩周囲の筋力低下でリーチ範囲が制限されると，尻を拭くなどの排泄処理，ズボンの上げ下ろしなどの動作で支障をきたすようになる。さらに，筋力低下が進むと，座位保持以外の排泄動作が歩行不能になる時期で困難となる。

（2）福祉用具導入の流れ

①評価
・運動機能の特徴を把握：脊柱変形，各関節拘縮と姿勢の関係
・代償動作分析：排泄動作観察（姿勢保持・ズボンの上げ下ろし・排便後処

理（尻を拭く））
・一般情報の変動（食事摂取量，体重，水分量のin/out，排泄回数）
・現在導入されている支援機器の評価
・各動作時における介護のしやすさを評価

②分析・考察

　排泄動作への介入では，ズボンの上げ下ろしや尻を拭く行為などでの転倒・骨折に注意する。姿勢不良の場合には，座位保持の工夫を検討し，楽な姿勢で排泄できるように留意する。

　洋式トイレでは，座位保持が可能な範囲で行われるが，頸部の支持性が低下している場合は，臥位での安定姿勢での排泄活動へと移行させる。

　排泄がとどこおると，腸閉塞のリスクに加え，低栄養により体重減少や，食欲の減退，呼吸・循環機能への負荷へとつながりやすい。重度障害者では，このような悪循環が起こりやすいため，全身管理に努めることが重要となる。

(3)福祉用具の活用

①座位保持の工夫 [図1]

　便座上で，座位保持困難な場合は，前方・後方への寄りかかるサポート部分を設置する。頭部の支持が不良な際は，頸部の固定方法をあれこれと検討するよりも，早期に臥位姿勢で排泄活動への移行を調整していくと排便も促されやすい。

[図1]　トイレでのアームサポート設置例

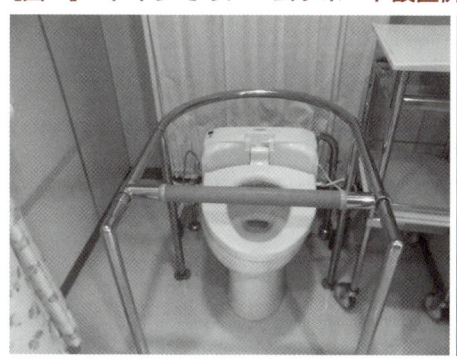

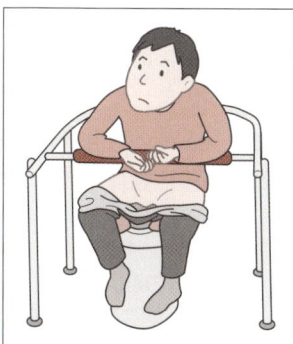

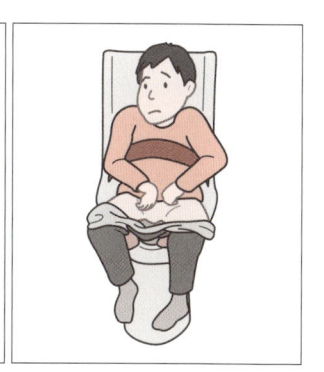

②尿器（車いすカット）[図2]

　車いす上で，尿器を使う場合，座面に切り込みを入れて尿器を挿しやすいように工夫する。

[図2] 車いす上の尿器挿入工夫例

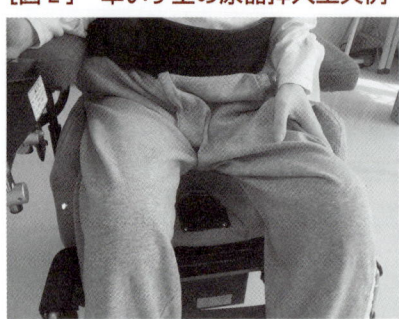

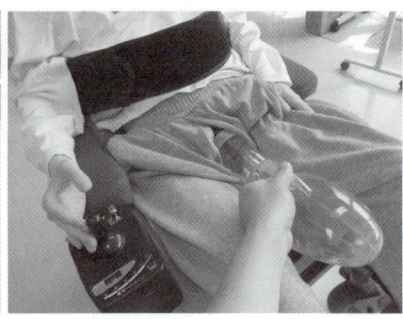

③衣服の工夫 [図3]

ジャージやトレーナーなど袖口の広いものやゴムなど伸びる素材の衣服が利用される。また，ズボンにチャックやスナップボタンに変更し，尿器を挿しやすいように工夫する。

[図3] 衣服の工夫例

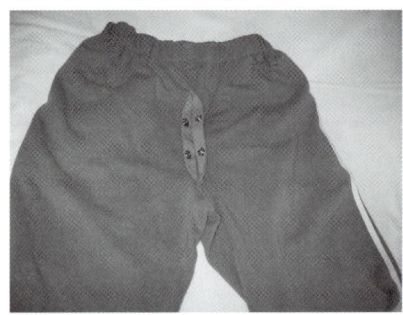

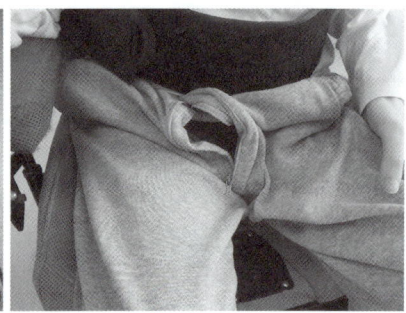

④ゴム便器の活用 [図4]

洋式トイレでの排泄動作は，便を出しやすい姿勢であるが，頭部の支持性，座位バランスが困難になった場合では，臥位姿勢での排泄活動に移行するほうが，疲労や移乗時の介助者の負担が少なくてすむ。

臥位姿勢での排泄動作では，ゴム便器の利用のほか，食物繊維の多い食事

[図4] ゴム便器の利用例

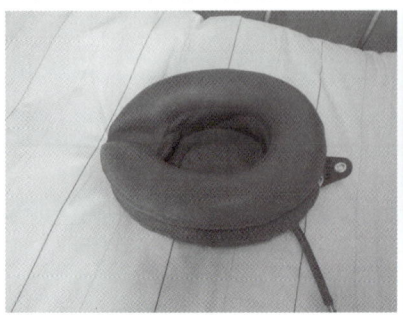

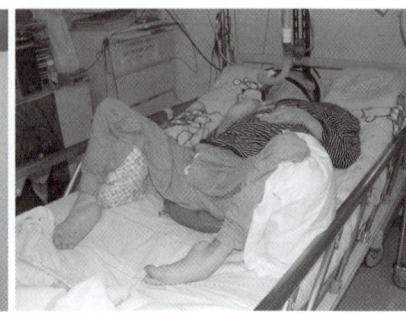

や，下剤・水分摂取など，便を柔らかく保つ工夫と併せて環境を整える。

⑤補高便座の利用

　立ち上がり困難な場合は，便座の高さを上げると立ち上がりやすい。

⑥温水洗浄便座の活用

　排便後の尻を拭く動作が困難な場合，温水洗浄便座が活用される。リーチ範囲が狭いので，手元にリモコンを置いておく工夫が必要である。

⑦トイレ用インターホンの活用

　排泄後，介助者の手助けが必要な場合，無線で使えるホームコールで呼ぶ手段があると便利である。
　また，特別な機器でなく，携帯電話を活用している例もある。

（田中栄一）

F 排泄関連

6. 関節リウマチ（RA）

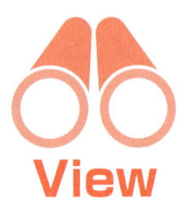

View
- RA患者でも排泄動作の自立は，単身で在宅生活が可能であるか否かを左右する動作の1つである。
- 便器への立ち座り（もしくは便器への移乗）では下肢の機能障がいが，ズボンや下着の上げ下ろしでは下肢の問題に加え，体幹の柔軟性や上肢のリーチ制限が動作に影響する。
- 特に便器での立ち座りに対しては，補高便座や昇降機能付き便座の導入が役に立つ。

（1）関節リウマチ患者の排泄動作の特徴

　排泄動作は，単身で在宅生活が可能であるか否かを左右する動作の1つである。単身の入院患者を在宅へ復帰させる条件で，排泄動作が自立することは最優先事項である。
　RA患者では，❶便器への立ち座りもしくは移乗，❷衣服の上げ下ろし，❸排尿・排便後の後始末，が問題となる。

（2）福祉用具導入の流れ

①評価
- どのようなパターンで動作が遂行されるか？
- 関節保護の観点から問題のないパターンであるのか？
- 立ち座りでは疼痛や関節に負担のかからない動作か？
- 衣服の上げ下ろしでは立位や座位で上肢や手がどこまで届くのか（リーチ）？
- 後始末ではリーチ機能に加え，トイレットペーパーが切れるか？　肛門や

会陰部を十分に拭けるか（手指機能）？

②分析と解釈

　排泄動作も入浴動作と同様に工程の多い動作であり，さまざまな機能，能力が必要とされる。機能障がいとの関連では便器での立ち座りは下肢機能が，ズボンの上げ下ろしではリーチと衣服を操作（主につまむなど）する手指機能が関連する。疾患の特性と動作自体が一日に頻回に実施されることを考えると，可能な限り楽にスムーズに動作を遂行できたほうがよい。

(3)福祉用具の活用

①立ち座り動作に対する福祉用具の活用

　最も簡便に導入できる福祉用具は [図1a] の補高便座である。通常の便器上に設置するのみである。素材はプラスチック製のタイプとややクッション性のあるタイプがあり，RA患者では後者を選択したほうがよい。また，通常の便座を洗浄機能付き便座に変えることで，ある程度高さを補うことが可能である。

　補高便座以外では [図1b] の昇降機能付き便座がある。これも通常の便座に設置できる装置であり，昇降の方向が斜め方向のタイプと垂直方向のタイプがある。患者の下肢機能や実際に試用し，動作が楽にできるほうを導入してよい。動作の工程には昇降スイッチを操作し，座りやすい高さまで便座を上げ，着座する，その後，腹圧が適度にかかる位置まで便座を下げ，排泄終了後再び便座を上げる，がある。

②衣服の操作，後始末に関する福祉用具の活用

●衣服の改良

　衣服の上げ下ろしでは特に下衣を上げる動きが困難となる。[図2a] のようにズボンの縁にリング状のパーツを取り付け，指やリーチャーの先端を入れ，引き上げる。

●後始末に使用する自助具

　肛門や会陰部に手が届かない場合は [図2b①] にあるトイレットエイド（市販品）を使用する。先端にペーパーを巻き付け，拭いた後ペーパーはそのまま便器内に捨てる。また，洗浄機能付き便座の場合，乾燥機能がついている装置もあり，この場合は後始末に使用する自助具は必要ない。なお，この後始末に使用する自助具は外出時にも携行する。

　また，[図2b②] にあるような携帯用洗浄機も場合により使用可能である。ただし，タンクに水が入っている状態では道具自体が重くなり，RA患者では操作がしづらいという欠点がある。

[図1] 補高便座/昇降機能付き便座

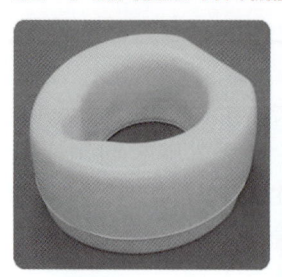

a：補高便座
通常の便器の上に置く。

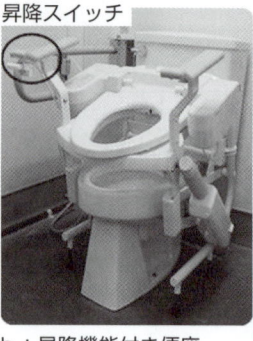

b：昇降機能付き便座
昇降スイッチで便座が斜め方向に上下する。垂直方向に上下する機種もある。

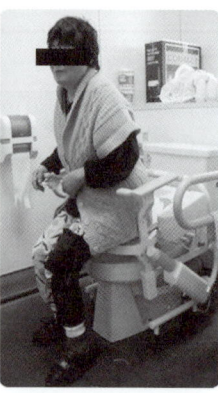

あらかじめ座りやすい高さに上げ，着座する。その後，腹圧のかかりやすい高さまで下げる。排泄後，再度立ちやすい高さまで上げる。

[図2] 排泄動作に使用する福祉用具

a：下衣の上げ下げに対する工夫

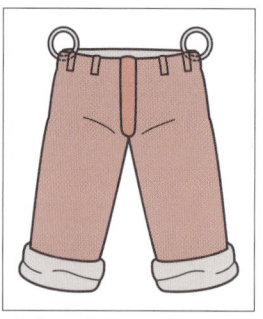

ズボン，パジャマなどの縁にリング状（素材は問わず）のパーツを付ける。リーチャーや指で引っかけ，上げ下げする。

b：後始末に関する自助具

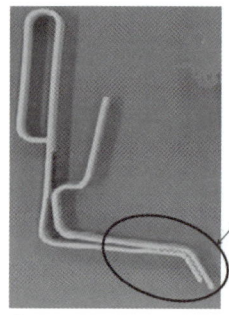

①トイレットエイド
この部分にペーパーを巻きつける

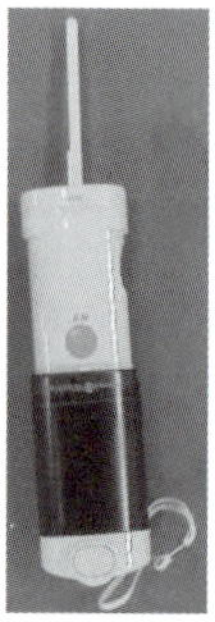

②携帯用洗浄機

（坂本安令）

文献

○Melvin JL, 木村信子他監訳：リウマチ性疾患―小児と成人のためのリハビリテーション居宅訪問，第3版．協同医書出版社，1993．
○山野克明・小野敏子：関節リウマチの評価．岩崎テル子他編：標準作業療法学　作業療法評価学，第2版．pp389-419，医学書院，2011．
○林正春：関節リウマチ．作業療法学全書　4身体障害，第3版．pp185-210，協同医書出版社，2008．
○石原義恕他編：これでできるリウマチの作業療法．南江堂，1996．

G コミュニケーション・環境制御装置関連

1. 定義・基礎知識

- コミュニケーション活動は楽しく有意義な生活をするのに重要な役割を果たしている。
- 対象者の自立生活には，自己選択と自己決定ができるかかわりが大切である。
- 身体機能や生活様式に合ったちょうど良い工夫やどこにでもあるテクノロジーの利用が最適である。

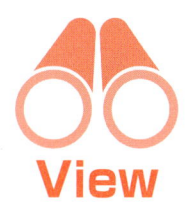

(1) コミュニケーション支援の意義

　中世ヨーロッパの，さまざまな言語が飛び交う地域で育った神聖ローマ皇帝フリードリヒ2世は，「人は自然には何語を話すのか」と疑問に思い，赤ん坊数人を母親から離れさせて，人間的な触れ合いやコミュニケーションを一切遮断した状態で，子どもがどう育つのかという実験を行った。その際，授乳による栄養補給や入浴による衛生管理など，生きていくために必要な世話はしても，抱っこや添い寝，話し掛けなどは全く行わないで育てた結果，子どもたち全員が言葉を話す前に死んでしまったという逸話がある。すなわち人類は，スキンシップやコミュニケーションなどの人間的なかかわりがなければ，発達も生存もできないということである。

　私たちは日頃から家族や友人，同僚と密接にかかわっており，コミュニケーション活動は楽しく有意義な生活をするのに重要な役割を果たしている。ところが，心身に障がいのある対象者の中には，家族や友人，介助者との日常のコミュニケーションがうまくできずに困っていることも多いため，作業療法士(OT)が行うコミュニケーション支援は非常に大きな意味をもっている。

(2)コミュニケーション活動と自立生活

　コミュニケーション活動とは，社会生活を営む人間が情報を伝達するだけでなく，互いの意思や感情，思考を伝え合うことである。文字や言葉などの「言語的コミュニケーション」とジェスチュアや表情などの「非言語的コミュニケーション」の2つが重なって，お互いに意思や情報を伝え，聞き取ることが可能となり，円滑なコミュニケーションを促している。ところが，心身に障がいがある場合，この円滑なコミュニケーションに障がいをきたしてしまい，自分の意思や情報を伝えたり，聞き取ることができなくなってしまう。重度の障がいのある対象者であっても，日常の生活時間や使用物品，やり方などを，自分で自由に選択して決定できることが「自立した生活」といえる。それには対象者のコミュニケーションが保証されたかかわりが大切となり，対象者の自己選択と自己決定を引き出す対応が自立生活の基本であることを忘れてはならない。

(3)作業療法士の役割

　私たちは活動場面や目的に応じて，柔軟にコミュニケーション手段を選択して，臨機応変にコミュニケーションをしている。重度の障がいがあるために，適したコミュニケーション手段を用いることができない場合，その障がいを改善すると同時に今すぐコミュニケーションを考えようというアプローチを「拡大代替コミュニケーション（Augmentative & Alternative Communication：AAC）」という。アメリカ言語聴覚士協会の定義を要約すると，「AACとは重度の表出障害を持つ人々の機能障害や能力障害を補償する臨床活動の領域を指している。AACは残存する発語や会話機能，ジェスチュアやサイン，エイドを使ったコミュニケーションなど，個人のすべての能力を活用することである」としている[1]。また，中邑は「AACの基本は手段にこだわらず，その人に残された能力とテクノロジーの力で自分の意思を伝えることである。歩けることよりも移動できること，しゃべれることよりもコミュニケーションできることへの価値転換が求められている」と述べている[2]。

　音声言語へのアプローチは言語聴覚士（ST）の専門としても，作業療法のなかでは，❶心身機能への治療介入，❷補助具の利用，❸テクノロジーや機器の導入というようなAACを引き出す段階的な選択肢が提供できることが望まれる。対象者にとって多様な活動の獲得が重要であり，状況によって自分で選択して決定できることが大切である。

　このように，私たちのコミュニケーション支援は，コミュニケーション活動における心身機能の改善を目指した「治療アプローチ」と自立生活を支援

するために代替手段（AAC）を導入する「支援サービス」に分けられる。しかし，AACの獲得が心身機能の向上に影響したり，用具活用に治療的視点を用いることで，相互に関係しながらコミュニケーションを拡大していくことが可能となる。そのため，上記の❶〜❸を提供できる作業療法技術が必要であり，このような幅広い視点はコミュニケーションに限らず，座位保持や移乗動作などにも必要である。OTの興味に偏り過ぎず，対象者にとって最適なアプローチが提供されるべきである[3]。

(4) 自立生活を保証する支援機器

　重度の四肢麻痺患者が「お尻が痛い」「テレビが見たい」等の用事ができた場合，家族や介助者を呼んで，自分の近くに来てもらうために＜人を呼ぶこと＞を支援する機器が必要となる。そして，口頭で用件を伝えられない場合には，YES-NOやシンボルやイラストを記した選択肢や文字盤などを使って＜意思を伝えること＞を支援する機器が必要となり，その用事を伝えて家族・介助者に介助してもらって解決する。しかし，対象者は用事のたびに介助者に依頼する煩わしさや遠慮する気持ちが生じてしまい，介助者も頼まれるごとに日常作業を中断せねばならず，次第に面倒な気持ちが生じてしまう。そして，対象者は「頼みたいけど頼めない」，介助者は「手伝いたいけど忙しい，面倒くさい」など，お互いの気持ちに葛藤が生じてしまう。

　このような状況にならないためにも，＜身の回りを操作すること＞を支援する機器が大切となる。そのため，受傷や発症後間もない対象者に，ナースコールやテレビが自由に操作できることを，早期から支援することは自立支援の第一歩となると考える[4]。これらは対象者にとって，ほんの些細な活動かもしれないが，自立した生活を営むための基盤を形成したり，日常動作の自立にチャレンジする足がかりとなるといっても過言ではない。

①人を呼ぶための福祉用具

　人を呼ぶには「声」や「音」を発することで，相手の注意を引いて呼ぶことができる。発声ができない場合，鈴やウレタン笛［図1］を鳴らしたり[5]，舌打ちや歯をカチカチ鳴らして発声を代償している人もいれば，呼出コール，福祉電話や携帯電話，緊急通報システム等を利用している人もいる。一方，音声で呼ばれても気がつかない聴覚障がい者の場合は，振動や光を発する機器［図2］を利用することもある[6]。

　病院に設置しているナースコールは，指先で操作する押しボタンであることが多く，手指の巧緻動作が可能なことを前提としてつくられている。簡単に作動しないようにボタンは凹形状であり，ボタンを押すストロークが深く，力を要することが多い。そのため，ボタンが凸形状になるようにテープ芯やスポンジ等をボタンに接着する簡単な工夫［図3］や，ナースコール関連メーカーが準備している特殊呼出スイッチで対応することもできる［図4］。やむ

[図1] ウレタン笛

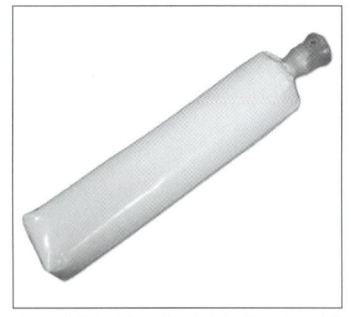

ぬいぐるみ等の手づくりキットの材料で握ることで音が鳴るもの。安価で電池がいらないメリットがある。
（NPO法人木馬の会HPより）

[図2] フラッシュベル

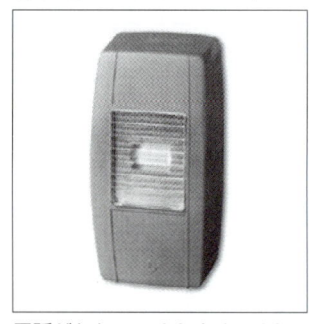

電話がかかってきたとき，ベルの代わりにライトが3秒に1回フラッシュして知らせる。光量は2段階に切り替え可能である。
（NTT西日本HPより）

[図3] ナースコールボタンへの簡単な工夫

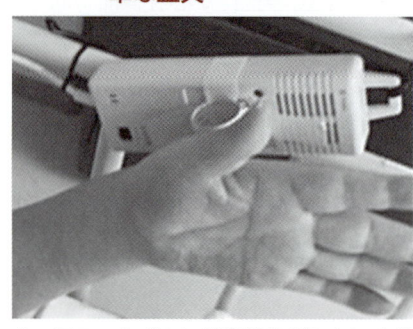

ナースコールボタンは誤操作がしないように凹んでいる。そのため，ボタンを押しやすくするために，ボタンにテープ芯やスポンジを貼る簡単な工夫がある。

[図4] マルチケアコール

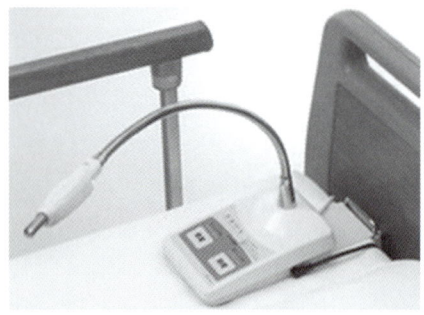

身体に触れる，手をかざす，声を出す，息を吹きかけることで鳴るナースコールである。メーカー各社より，いくつかの特殊呼出スイッチが販売されている。呼出の可否が生命の危険と直結するため，介助者の巡回や生体アラームモニター等の複数のチェック体制が必要である。
（㈱ケアコムHPより）

[図5] 各種スイッチが接続できるようにしたナースコール

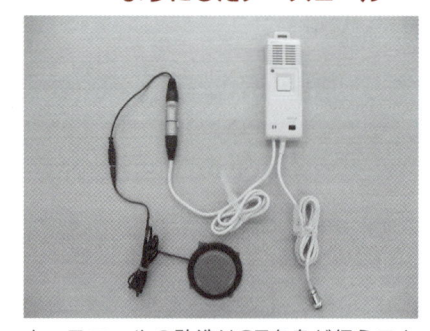

ナースコールの改造はOT自身が行うことはできれば避けたい。ぜひ設置業者への相談を行ってほしい。

[図6] ワイヤレスホームコール

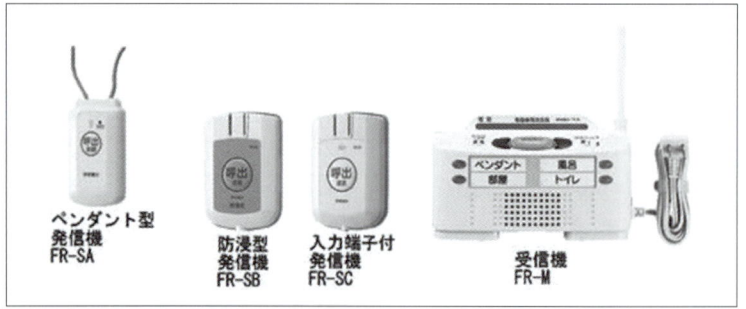

ペンダント型発信機 FR-SA
防浸型発信機 FR-SB
入力端子付発信機 FR-SC
受信機 FR-M

さまざまな発信機があり，市販の操作スイッチを接続できるものもある。すべての発信機にはマイクが付いており，声で用件を伝えられる。受信機の音声メッセージと表示灯で呼出先がわかり素早く対応できる。
（アイホン㈱HPより）

第Ⅱ部 福祉用具の適応と目的

[図7] シルバーホンあんしんSV

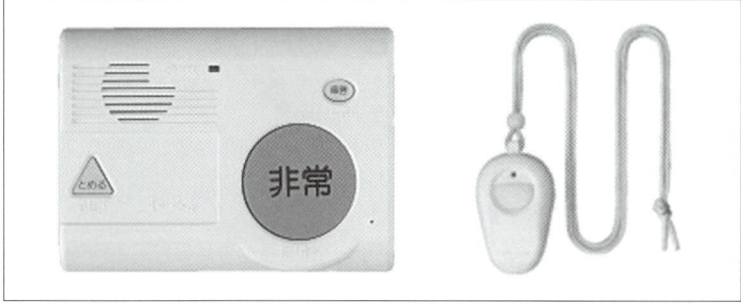

本体の「非常」ボタンまたはペンダント型ワイヤレス通報装置を押すだけで，あらかじめ登録した最大9か所へ順次自動通報できる簡易型の緊急通報装置である．非常時の操作で家族の携帯電話や任意に設定した緊急通報先（自治体の相談センター等）に通報することができる．
（NTT東日本HPより）

[図8] シルバーホンSⅡ

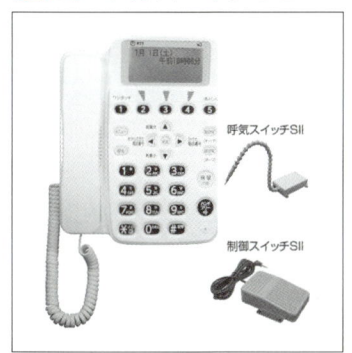

呼気スイッチや制御スイッチ，他社の操作スイッチを接続すれば，手を使わずにダイヤルができ電話を楽しむことができる．通話中に，相手の声の大きさ，音質，速さを調整することができ，「骨伝導ハンドセットS」（オプション）も接続可能である．
（NTT東日本HPより）

[図9] 携帯電話

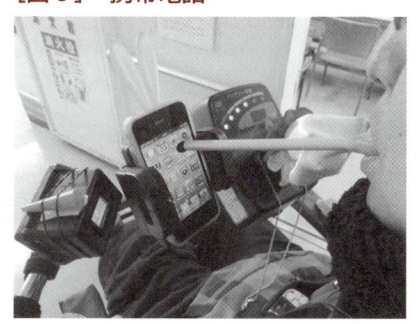

携帯電話を固定してスティックで操作したり，イヤホンを使って自動的に着信する機能のほか，音声認識を使ったダイヤル発信も可能である．聴覚障がい者にはテレビ電話を使った手話やメール機能も便利である．

を得ない場合には，既存の握りボタン型のナースコールに，舌や頬や肩などで操作する各種スイッチを接続できるように，設置業者に改造を依頼している［図5］．

　対象者が在宅に復帰する際には，いつでも家族を呼べる家庭用コール［図6］は不可欠である．さらに，対象者が単身生活の場合や，介助者が不在となる時間が多いときは，緊急通報システム［図7］や福祉電話［図8］や携帯電話［図9］などの導入も，操作能力に合わせた検討が望ましい[7)][8)]．

②意思を伝えるための福祉用具

　相手に意思を伝えるには，意図する内容（シンボルや記号，絵）や言葉をコミュニケーションボード［図10］や文字盤［図11］などの選択肢から言葉を選んで綴ったり，筆談器［図12］で文字を書いて気持ちや情報を伝えること

[図10] 視線コミュニケーションボード

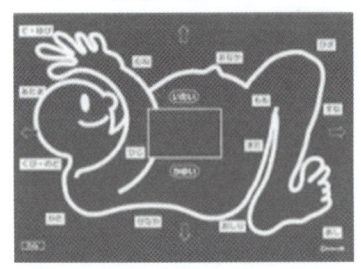

指差しや視線の動きで使用するA4判のコミュニケーションボード。半透明のアクリル板に絵や文字が印字されている。文字盤2種のほか、感情の量を読み取る「程度」ボード、身体部位が描かれた「顔」と「体」ボードの5枚のボードからなる。
（こころリソースブック出版会HPより）

[図11] 透明文字盤

PET樹脂製の透明の文字盤（A3サイズ）に印刷された文字を対象者に見つめてもらい、支援者の視線と合った文字を読み取る五十音表のコミュニケーションボードである。下部の空欄には、日常生活で頻繁に伝える事柄などを記入することができる。
（㈱エスコアールHPより）

[図12] ブギーボード

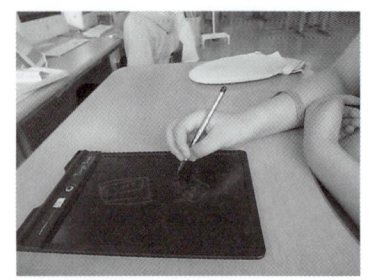

とても薄いボードに滑らかに書ける筆談器である。黒色のボードに書いた文字は白く表示されるのでとても見やすく、ボタンを押すと瞬時に画面を消去できる。また、書いた内容が保存できる多機能モデルもある。
（㈱キングジム）

[図13] Windows OS標準の入力支援

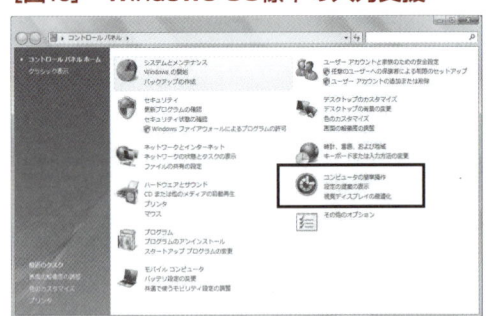

スタートメニューのコントロールパネル内にある「コンピュータの簡単操作」を開くと、肢体不自由、視覚障がい、聴覚障がい等の人がパソコンを操作する際に役立つ機能を設定することができる。

[図14] Machintosh OS標準の入力支援

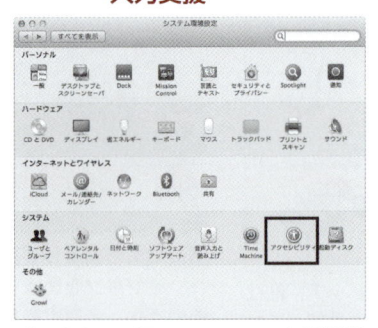

デスクトップDockのシステム環境設定内にある「アクセシビリティ」を開くと、肢体不自由、視覚障がい、聴覚障がい等の人がパソコンを操作する際に役立つ機能を設定することができる。

[図15] トーキングエイドfor iPad

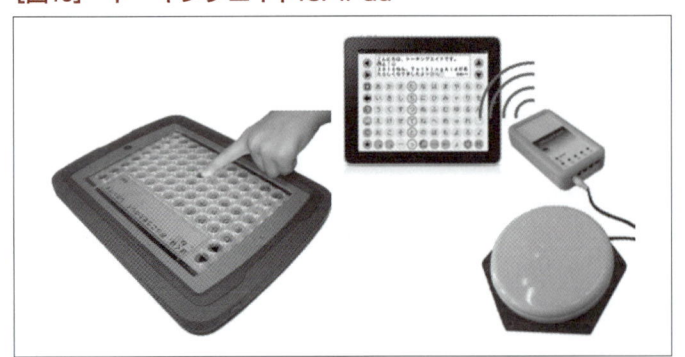

携帯用会話補助装置トーキングエイドのiPad版である。テキスト入力、シンボル入力の各種キーボードが準備されているほか、オリジナルキーボードも作成可能である。落下事故によるiPadの破損を防ぐためのプロテクトケースや誤入力を防ぐキーガード、任意の操作スイッチで操作することができるワイヤレススイッチボックスもそろっている。
（e-AT利用促進協会HPより）

[図16] ペチャラ

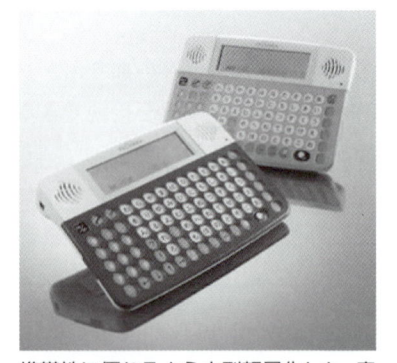

携帯性に優れるよう小型軽量化した、意思疎通を支援する携帯用会話補助装置である。五十音や数字キーを押して文字を綴ってから音声出力することで意思を伝えることが可能となる。定型文登録や再生機能も備えている。
（パシフィックサプライ㈱HPより）

[図17] レッツ・チャット

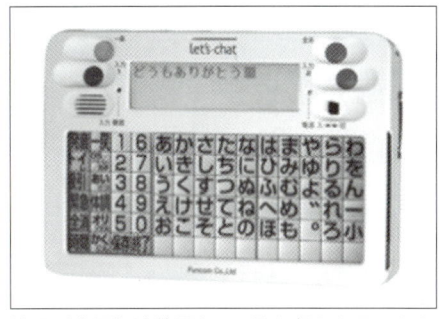

簡易型意思伝達装置として取り扱われることもある携帯用会話補助装置である。ひらがな五十音パネル，日常会話パネル，体調パネルを入れ替えることで，操作スイッチ1つで会話や意思を伝えることができる。加えて印刷やテレビ操作の機能ももっている。
（パナソニック㈱アプライアンス社HPより）

[図18] 伝の心

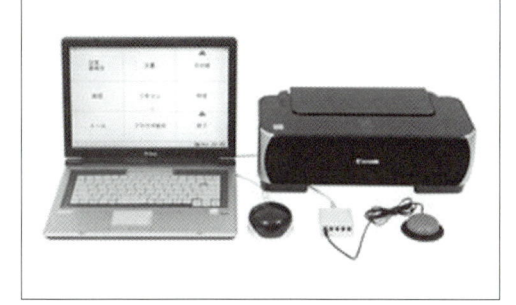

通信機能や環境制御機能が付加された意思伝達装置である。操作スイッチ1つで日常会話から文章入力，メール交換，インターネット，家庭用電化製品の操作もできる。本体固定台や操作スイッチおよび固定具，呼び鈴，遠隔制御装置などの選定評価や修理交換も大切である［表］参照。
（㈱日立ケーイーシステムズ）

[図19] オペレートナビTT

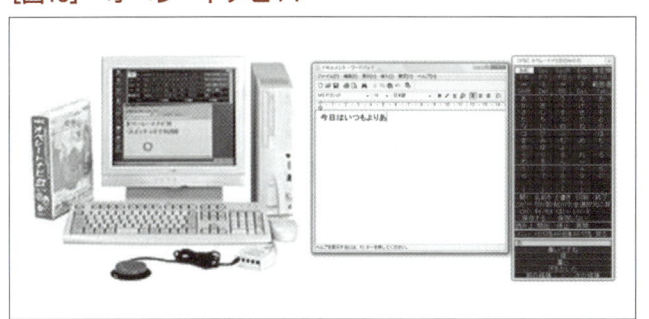

マウスやキーボード操作等のパソコン操作に困難を感じている人が，操作スイッチを使ってパソコンを操作するためのソフトウエアである。画面上に表示したオンスクリーンキーボードはいくつか用意されており，キー配列の変更や追加または削除も可能である。
（テクノツール㈱より）

[図20] マイトビーC15

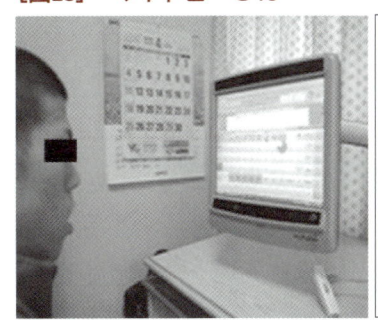

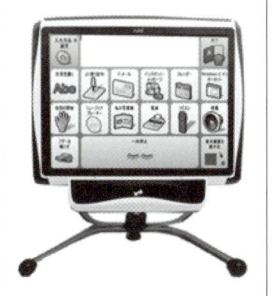

文章作成と読み上げやEメール送受信，インターネットや音楽・動画の再生，電気製品の制御などを，画面上の選択エリアを見るだけで操作することができる。用途に合わせた画面タイプ上の見ている箇所が赤い線で表示され，1周して円になるとそのエリアが決定される。
（㈱クレアクトHPより）

[図21] 難聴者・高齢者用電話機「ジャンボプラスHD60J」

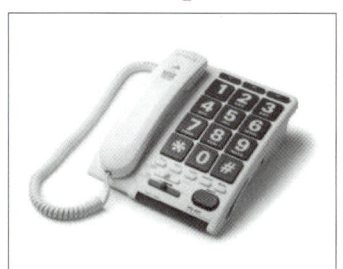

約60dBの音量増幅と4段階の音程調整機能があるほか，電話機本体の前面と側面が点滅して着信を知らせる。弱視の人にも見やすい大型番号ボタンで黒背景に白文字で表示している。3か所まで番号登録でき，ワンタッチ発信が可能である。
（㈱自立コムHPより）

G-1 コミュニケーション・環境制御装置関連 定義・基礎知識

229

[図22] LEDワイドライトルーペ

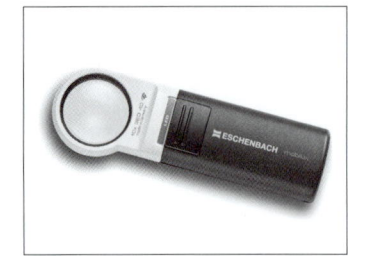

拡大面を明るく照らすLEDライト搭載のルーペである。従来の球面レンズでは製造が困難であった高い倍率・広い拡大面のルーペを非球面レンズで実現したものである。携帯に優れたカード式や折りたたみカバー付きのものもある。
（㈱エッシェンバッハ光学ジャパンHPより）

[図23] 据置型拡大読書器 HD730

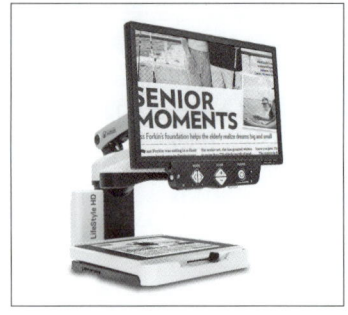

アーム付モニタ搭載で見やすい位置に調整でき，高性能のオートフォーカスカメラを搭載している。外出時に便利な携帯型拡大読書器もある。
（㈱タイムズコーポレーションHPより）

[図24] 32マス点字盤

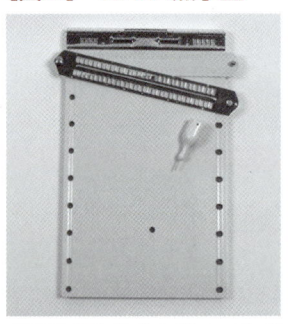

点字用紙1枚分を書くことができる点字盤を，標準点字盤と呼んでいる。この他，携帯性に優れた小型点字器，6点同時に入力できる点字タイプライター，パソコン画面の内容を点字表示させる点字ディスプレイなど，さまざまな視覚障がい者の筆記具がある。
（ニモカHPより）

[図25] スクリーンリーダー NVDA日本語版

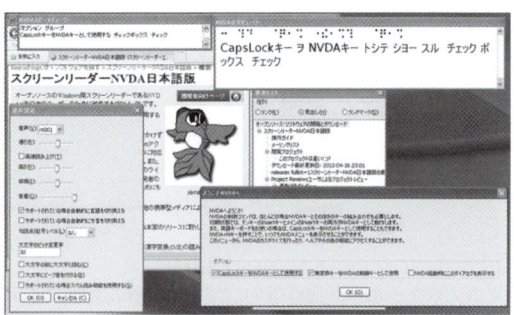

Windows OS画面に表示された情報を音声で読み上げるソフトウエアである。Mac OS XではVoiceOverというスクリーンリーダーが標準搭載されている。

ができる[9)][10)]。また，一般のパソコンでキーを入力して文字を綴ることを支援することも大切である[11)]［図13］［図14］。やむを得ず携帯用会話補助装置［図15］［図16］や意思伝達装置［図17］［図18］，障がい者専用機器［図19］［図20］を使用する場合であっても，対象者のニーズと身体機能に合った機器選定と導入支援が重要である[12)][13)]。これらを使って文字を綴ることができれば，相手に発声したり，紙に印刷して届けてもらう人もいれば，インターネットでメールを送信したり，ホームページで情報発信することも可能となる。

一方，聴覚に障害がある場合は，聞くことを支援する補聴器や難聴者用電話［図21］を利用することもある[14)]。

G-1 コミュニケーション・環境制御装置関連　定義・基礎知識

[図26] ベッド上での頸髄損傷者のリモコン操作

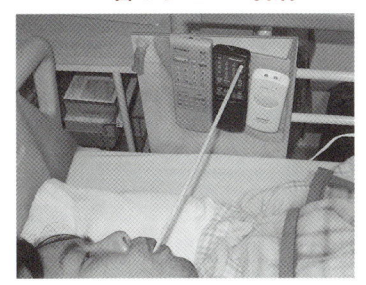

複数の電化製品のリモコンを直接操作できる。このようにスティックや固定台等の補助具を利用したほうが，テクノロジーを用いた操作手段より単純で最適な支援ができることもある。

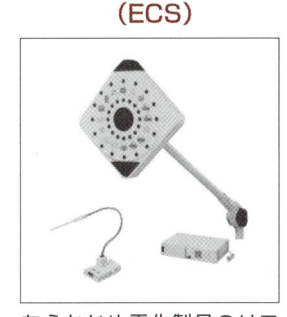

[図27] 環境制御装置（ECS）

あらかじめ電化製品のリモコン信号（赤外線）を登録または電源を接続しておき，スイッチ操作で電化製品を操作できるようになる。機種によっては，制御できる電化製品の制約を受ける環境制御装置もあるので注意が必要となる。特にエアコンや電動ベッドのコントロールを制御する場合は，選定した環境制御装置が対応しているかどうかメーカーや業者の確認が必要である。

（アイホン㈱HPより）

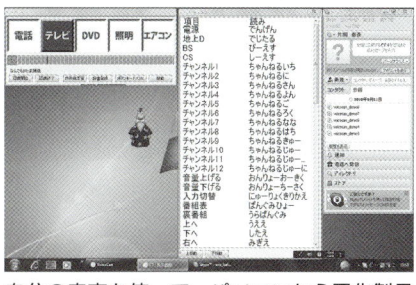

[図28] ボイスキャンECS

自分の音声を使って，パソコンから電化製品のリモコン操作が可能となる。インターネット電話「スカイプ」を用いたIP電話も可能である。環境制御機能のほかに，音声でパソコン操作を行うボイスキャンPCも追加することができる。

（㈱ボイスキャンHPより）

[図29] レッツ・リモコン

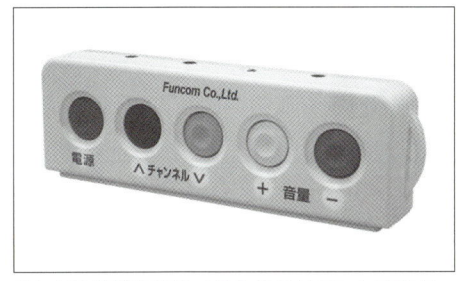

テレビを簡単に操作するためのリモコンである。操作は「電源・チャンネル・音量」に限定し，複雑な操作を必要としない。使用者に合わせて①本体を直接操作，②スイッチをつなげてオートスキャン，③スイッチをつなげてチャンネル/電源の簡単操作，の3種類の操作方法が可能である。

（パシフィックサプライ㈱HPより）

[図30] りーだぶる

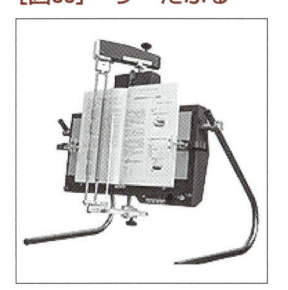

リモコン操作もしくはスキャンモードによるスイッチ操作で，文庫本からA4サイズの本まで読むことができる。寝たままの仰向け姿勢でもページをめくれるので読書姿勢を選ばず，自分のペースで行うことができる。

（ダブル技研㈱HPより）

[図31] マイスプーン

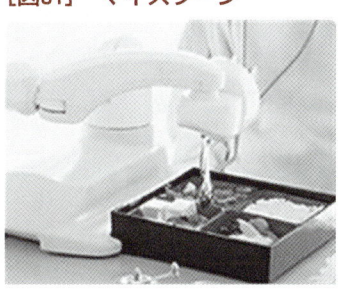

身体状況に合わせてジョイスティックやボタンスイッチなどの装置や，操作モードを選び専用トレイに盛りつけた食事を食べることができる。操作は，手動・半自動・自動モードほか，ジョイスティックの感度も3段階に切り替えられる。

（セコム㈱HPより）

また，視覚に障がいがある場合は，見ることを支援するルーペ［図22］や拡大読書器［図23］，点字盤［図24］やスクリーンリーダー［図25］などを利用する人もいる[15]。

③身の回りを操作するための福祉用具

身の回りの家庭用電化製品を操作するには，本体のスイッチボタンで操作するか，赤外線リモコンが付属した電化製品であれば，リモコンボタンを指で押して操作する。指でボタンを押せない場合は，手部に取り付けたスティックや口にくわえた棒でリモコン操作を行う場合もある［図26］。

また，重度の身体障がいがあっても，残存機能に応じた操作スイッチを用いることで，テレビやビデオ，エアコンや電動ベッド等の電化製品や福祉用具を操作できる環境制御装置（Environmental Control System：ECS）があり，本格的な据え置き型［図27］と赤外線式電化製品のみ制御できる簡易型［図28］がある[16]。また，テレビや読書や食事など，単一用途に役立つ自立支援機器［図29］～［図31］もある。

④福祉用具と対象者をつなぐ操作スイッチ

操作スイッチは人間と機械との重要な接点であり，コミュニケーション関連用具の適合支援にはとても大事である[17)18)]［表］。適切な操作スイッチの選定による用具操作は，自立生活への足がかりとなる大切な要素の1つである。対象者自身に適した操作環境を見つけ出せれば，福祉用具の導入はほぼ成功したといっても過言ではない。

操作スイッチを試用してみて，「疲れずに楽にできるか？」「いつでも何度も操作が可能か？」など操作状況を評価していく。このような試行錯誤を繰り返すことが，より適切な操作スイッチの選定を導く。

⑤コミュニケーション関連用具の利用における注意点

肢体不自由児・者に対するコミュニケーション関連用具の活用支援は，あくまでも生活支援の一部である。そのため，用具や操作スイッチ選定だけの「モノ選び」から入ると失敗することが多い[19]。コミュニケーション関連用具を使うこと自体が目的ではなく，用具の利用を通じて対象者が活動的で豊かな生活を送ることができるか，という視点が重要である。モノにとらわれず，ニーズの把握と周辺の情報収集を十分に行い，問題解決のための多様な選択肢を検討することが，利用者の「真のニーズ」探しには大切である。

そのため，高価で複雑なハイテクノロジーの用具がベストであると決めつけてはいけない。身体機能と生活様式にあったちょうど良い工夫や，どこにでもあるテクノロジーの利用が最適であると思っている。用具の選定方法やポイントに関して，ほかの福祉用具の選定と何ら変える必要はない。ところが，コミュニケーション関連用具はテクノロジーや電子工作などの機械的なイメージが強く，福祉用具としての選定方法やポイントが揺らいで鈍るおそれもあるため，再度確認したい。

コミュニケーション関連用具の処方・選定などの利用者の生活支援に携わ

[表] コミュニケーション関連用具に使われる操作スイッチ類

付属品		解説	代表例
本体固定台	アーム式固定台	装置本体をベッド柵やテーブルにクランプで取り付けたアームに固定したもの。キャスターの付いた自立式のものもある。（写真：ダブル技研㈱HPより）	
	テーブル置き式固定台	装置本体を一定の角度に固定して，テーブルに置くための台（写真：㈲アルファテックHPより）	
操作スイッチ	接点式スイッチ	接点が触れることで反応するもの。さまざまな大きさや形状，力で反応するものがあり，最も多く使われている。（写真：パシフィックサプライ㈱HPより）	
	帯電式スイッチ	皮膚の静電気で反応するもの。タッチセンサであるため力は必要ないもののクリック感はなく，音や光でフィードバックする必要がある。（写真：パシフィックサプライ㈱HPより）	
	筋電式スイッチ	筋肉の電気信号で反応するもの。皮膚表面に電極を貼るため，煩わしさや誤操作，皮膚のかぶれなどに注意する必要がある。（写真：ダブル技研㈱HPより）	
	光電式スイッチ	ファイバー光線を遮ることで反応するもの。スイッチにタッチしなくても，感度調整で近づけるだけで反応するので，音や光でフィードバックする必要がある。（写真：パシフィックサプライ㈱HPより）	
	呼気式（吸気式）スイッチ	呼気圧（吸気圧）の変化で反応するもの。チューブやストローをくわえることと，息を吹くもしくは吸うことを必要とするため，スイッチ内部にたまる唾液や水滴の掃除が必要である。（写真：パシフィックサプライ㈱HPより）	
	圧電素式スイッチ	円盤の歪みと空気圧の変化で反応するもの。センサを貼るために煩わしさと誤操作，皮膚のかぶれに注意する必要がある。空気圧で反応するプレートやエアバックも付属する。（写真：パシフィックサプライ㈱HPより）	
操作スイッチ・固定具		入力装置を操作しやすい位置に固定するための道具である。アーム式のものや錘のものがある。（写真：パシフィックサプライ㈱HPより）	
呼び鈴		人を呼ぶためのベルである。有線もしくは無線のものがあり，電池式またはコンセント式のものがあるので，用途や距離に応じた検討が必要である。（写真：㈱エスコアールHPより）	
呼び鈴分岐装置		意思伝達装置を操作するスイッチから装置本体と呼び鈴の操作が可能となるように，スイッチの入力の長さで信号を切り替えて，操作が可能なものである。（写真：㈲アルファテックHPより）	
遠隔制御装置		意思伝達装置と接続して，装置本体から電気製品の制御を可能とするもの。赤外線リモコンで操作できる電気製品が対象である。（写真：テクノツール㈱HP「なんでもIR」より）	

G–1 コミュニケーション・環境制御装置関連 定義・基礎知識

233

るOTには，渡辺は❶コミュニケーションスキル，❷ケースワークスキル，❸アダプテーションスキルが必要と述べている[20]。

❶コミュニケーションスキルとは，
- 真のニーズをとらえるために，利用者との信頼関係をつくり出すこと
- 利用者の思いを共有するためのコミュニケーション手段を獲得すること
- 対話しやすい環境や場をつくり出し，提供すること

❷ケースワークスキルとは，
- 潜在的な課題を見出し，支援の見通しを立てること
- 解決すべき真のニーズに対して，機器利用の有無にこだわらず，具体的かつ柔軟な計画が立てられること
- 適切な人的資源を結びつけ，活用すること

❸アダプテーションスキルとは，
- 適切な用具を選定するための商品知識があること
- 利用者ニーズを満たすための適合技術をもつこと
- 適合に必要な周辺関連知識と各種技能があること

これらのスキルが必要とされており，ほかの福祉用具の選定と何ら変わらないと思われる。そして，これらのスキルがバランスよく備わるように，臨床経験を通して対象者から学んでいく姿勢が，コミュニケーション関連用具の導入には必要である。対象者・家族の声に耳を傾け，真摯な態度で寄り添って，生活を支援することは作業療法そのものであると思われる。

(松本琢麿)

文献

1) 中邑賢龍：AAC入門　拡大・代替コミュニケーションとは．こころリソースブック出版会，2003．
2) 中邑賢龍：ATがもたらす新しいリハビリテーションの方向性．OTジャーナル37：262-266，2003．
3) 松本琢麿：コミュニケーション活動へのアプローチ—身体障害．OTジャーナル43：48-56，2009．
4) 松本琢麿：ナースコールと環境制御．千野直一編：脊髄損傷のリハビリテーション．pp214-218，金原出版，2005．
5) 宗近眞理子：呼び出し機器について．宮永敬市他編：作業療法士が行うIT活用支援．pp113-118，医歯薬出版，2011．
6) 宮澤典子：聴覚障害者用コミュニケーション関連用具．OTジャーナル46：836-840，2012．
7) 松本琢麿：頸髄損傷．宮永敬市他編：作業療法士が行うIT活用支援．pp44-48，医歯薬出版，2011．
8) 樋口智和・田中勇次郎：コール，操作スイッチ，環境制御装置．OTジャーナル46：841-845，2012．
9) 山本智子：ことばを綴ることを支援する技術—文字盤・意思伝達装置．OTジャーナル43：1134-1140，2009．
10) 宮永敬市：コミュニケーションボード．宮永敬市他編：作業療法士が行うIT活用支援．pp91-95，医歯薬出版，2011．
11) 松本琢麿：パソコンについて．宮永敬市他編：作業療法士が行うIT活用支援．pp119-128，医歯薬出版，2011．
12) 松本琢麿：IT機器の基礎知識．宮永敬市・田中勇次郎編：作業療法士が行うIT活用支援．医歯薬出版，81-89，2011．
13) 渋谷亮仁・田中勇次郎：コンピュータによるコミュニケーション関連用具．OTジャーナル46：817-823，2012．
14) 6) と同じ

15) 伊藤和之：視覚障害者用コミュニケーション関連用具．OTジャーナル46：829－835，2012．
16) 12）と同じ
17) 8）と同じ
18) 松本琢磨：操作スイッチのフィッティング．e-AT利用促進協会監：詳解福祉情報技術Ⅱ　生活を支援する技術編．pp96－106，ローカス，2003．
19) 畠山卓朗・渡辺崇史：e-ATサポートにおける定石．ATAC2005プリカンファレンス資料．2005．
20) 渡辺崇史：障害と福祉用具―リハ工学が果たす役割について．リハビリテーション・エンジニアリング23：1－6，2008．

G コミュニケーション・環境制御装置関連

2. 筋萎縮性側索硬化症（ALS）

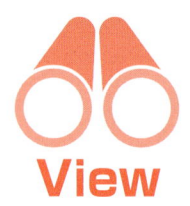

View
- ALSのクライアントは，進行していく障害を受け止め，人生を穏やかに過ごしていくためにコミュニケーションが大変重要になる。
- 発話でのコミュニケーションが困難となったALSのクライアントは，残存機能でさまざまなテクノロジーを用いてコミュニケーションを図る。
- 作業療法士（OT）は，機能や能力のみでなく，生活環境や人生観などもとらえて，クライアントに適したコミュニケーション手段を支援することが必要である。

（1）筋萎縮性側索硬化症（ALS）の特徴

①筋萎縮性側索硬化症（ALS）の障害

　筋萎縮性側索硬化症（ALS）は，運動神経系（上位運動ニューロンおよび下位運動ニューロン）が徐々に破壊されることにより，脳からの指令が筋肉に伝わらなくなり，筋力低下・筋萎縮が生じる進行性の神経難病である。症状は，手足あるいは舌・喉の筋力低下や筋肉萎縮に始まり，呼吸筋や顔面の筋など全身の筋肉に広がる。発症後の生存期間は約2〜5年とされるが，人工呼吸器を使うことで生存期間が延長し，10年以上の生存者が増加している。

　筋力低下が上肢から始まる上肢型が約半数，下肢から始まる下肢型が約3割，構音障がいや嚥下障がいから始まる球麻痺型が約2割と病型によって症状が異なり，また進行状況も個人差がある。

　ALSの4大陰性徴候として，眼球運動，膀胱・直腸障がい，感覚障がいがみられず，褥瘡が生じないといった特徴がある。また，認知機能も障がいされないため，重度運動障がいを負いながら生活していく上でさまざまな意思決定を必要とする。

②筋萎縮性側索硬化症（ALS）とコミュニケーション

社会的生き物である私たち人間にとって，コミュニケーションは欠かすことのできない重要な活動である。コミュニケーションで意思の疎通を図ることで，互いのニーズに沿った良好な活動が成立する。皆さんは，背中がかゆくて誰かに掻いてもらったとき，かゆいところがすぐに伝わらずにやきもきした経験はないだろうか。「もう少し上，もう少し左」と正確に位置を伝えて掻いてもらわないと，かゆみは治まらない。

病気の進行により身体の自由がきかなくなるALSのクライアントにとっては，その障がいを受けとめながら過ごしていくために，心の中に生じる不安や葛藤などを言葉にして共有・理解してもらうことが，その後の人生を穏やかに送るために必要である。身体機能が低下し，ケアを受けるようになっても，自らの意思決定でそれらのケアを選択し，生活を組み立てていくことで，その人らしい人生を送ることができる。主体的に人生を組み立てる「こころの自律」を支援するためにもALSのクライアントに対するコミュニケーション支援は大変重要となる。

(2)福祉用具導入の流れ

①評価

ALSのコミュニケーション支援では，クライアントの機能や能力のみでなく，介助者の状態や使用環境など総合的な評価を行う［表1］。

また，コミュニケーション機器を用いる場合は，入力のスイッチを操作するための身体部位を評価する必要があり，全身のあらゆる動作を評価し［図1］，動きの範囲，力，正確性，速さ，耐久性など動作の状況について確認し，無理なく継続できる動作を選択する。頸部や四肢の動きは，姿勢の影響を受けるため，生活の中でみられる各姿勢においてそれぞれ評価する。

[表1] コミュニケーション支援に必要な評価

①主訴，ニーズ：伝えたいことは何か，伝わらずに困ることはないか
②表出能力：発話・発声・口型，うなずき・瞬き・舌打ち，四肢の随意運動・筋力・動きの耐久性，姿勢，視力・視野，認知機能
③介助者の能力：時間的ゆとり，操作方法の理解力
④環境：使用場所，ほかの介助機器の配置，電源の位置，介助者の動線
⑤経済面：身体障害者手帳・特定疾患医療費助成制度の利用など

[図1] 身体部位と検出対象動作

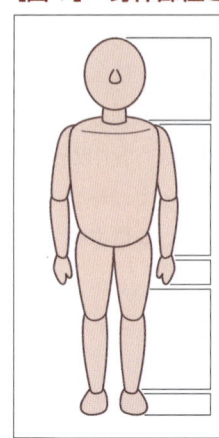

眼：瞬き，眉の動き，眼球の動き
顔：筋電位，息（呼気，吸気），音声，舌の動き，唇の動き
頸・顎：首の回旋，顎の開閉

腕：肩の挙上，肩の外転，肘の屈曲

手：手首の回旋，手掌の動作，指の屈曲

脚：大腿部の動作，膝の屈曲，下腿部の動作

足：足全体の動作，足首の回旋，足指の屈曲

（奥英久：コンピューターによるコミュニケーション関連用具．テクニカルエイド―福祉用具の選び方・使い方，p658，三輪書店，2002．より）

②分析と考察

評価内容をもとにクライアントの生活の中にどのようにコミュニケーションを再構築していくのか，状況分析と考察を行いながら具体化する．

● コミュニケーション目的の明確化

主訴・ニーズをもとにコミュニケーションの目的を明確にし，達成目標を設定する．

● 目的達成のための方法の検討

コミュニケーションの支援機器は，文字盤などのローテク技術からセンサーを用いて入力する意思伝達装置などのハイテク機器までさまざまなものがあるため，それらの特性について情報収集を行う．IT技術が日々進化している現在，この調査は，コミュニケーション機器取り扱い業者やほかのクライアントからの情報が有用である．

方法は1つに限定せず，目的に応じて複数の方法を検討し，それぞれの利点と限界を確認しながら目的に応じた選択を行う［図2］．また，ALSは，病気の進行により，クライアントの機能が低下してくるため，変化を予測し，それに対する対応も検討しておく．

[図2] コミュニケーション支援の考え方

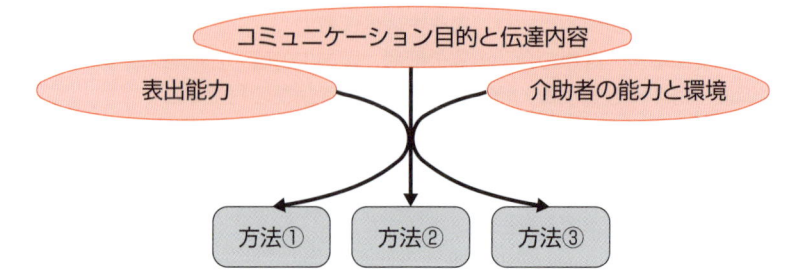

コミュニケーション目的と伝達内容
表出能力
介助者の能力と環境
方法①　方法②　方法③

●試供

　選択した方法について，試供品を取り寄せて，活用可能か確認する。試供は，コミュニケーション機器取り扱い業者による試供や日本作業療法士協会や日本ALS協会[★1]からのレンタルなどを活用するとよい。

　重度障害者意思伝達装置などのハイテク機器は，クライアントや介助者のIT機器の経験により，導入のための学習プログラムが異なるため，試供して学習計画を立案していく。リハビリテーションやパソコンボランティアなどで丁寧な学習プログラムが構築できる場合は，未経験の操作を必要とする機器の選択も可能だが，学習支援が得られない場合は，クライアントの能力で操作できる内容のものに見直すことも必要である。

　機器を用いる場合，姿勢の変化により視野や操作部位の動きの変化が生じるので，試供の段階で，設定をクライアントの状態に合わせて確認する。スイッチを使用する場合は，特に設定によって操作性が変化するので，複数の物を試供し，確実に操作できるものを選定する。

●購入の検討

　重度障害者用意思伝達装置のようなハイテク機器は，高価なものなので，購入に際し，補助制度を活用するとよい。制度活用には条件があるため事前に確認しておく必要がある。重度障害者意思伝達装置は，補装具費支給制度の給付対象だが，申請手続きを行ってから給付までに数か月の時間がかかることがあるので，その間の対応についても検討しておく必要がある。

●モニタリング

　コミュニケーション機器導入後，一定期間経過したところで，目的が達成されたかどうか，確認を行う。有効に活用されると，クライアントの意思伝達という役割を担う日常生活で欠かすことのできない重要な存在となる。そのため，突然使用できなくならないように，クライエントの機能評価と機器のメンテナンスの定期的な実施が必要である。

　逆に，支援者が介入している際は活用していたが，定着が図られず，機器が部屋の片隅に追いやられてしまうこともある。その際は，再評価を行って活用できない理由を明確にし，無理のない方法に見直しを行う。

③分析と考察事例

　発話でのコミュニケーションが困難となってきたALSのクライアントの評価を分析・考察し，具体化した過程を示す。

　58歳，男性，発症2年。病型分類：上肢型，重症度分類：重症度5，ALS機能評価スケール改訂版（ALSFRS-R）：16点/48点。

　訪問リハビリテーションの担当作業療法士（OT）が中心となって評価を行い［表2］，コミュニケーション機器取り扱い業者と保健師に加わってもらって導入支援のための分析と考察を行った。

　クライアントの主訴・ニーズより，コミュニケーションの目的と目標は，❶確実に妻を呼び出せること，❷ケアニーズが効率よく伝達できること，❸インターネットによるホームページやブログの閲覧と書き込みができるようになり，情報収集と社会参加の場を得ることとした。加えて，環境制御装置

One Point

★1　日本ALS協会

ALSは運動ニューロンが選択的に障がいされるが，認知機能は良好であるため，クライアントは病気と向き合いながら，人としての運命や人生を考える。作業療法士（OT）は，医療の専門職だが，人の人生のあり方を請け負うことは困難である。同じ障がいに挑む先輩たちの知恵を借りながら共に考えていけると良い。日本ALS協会の活動は良きヒントになると思われる。

G-2　コミュニケーション・環境制御装置関連　筋萎縮性側索硬化症（ALS）

[表2] コミュニケーション支援に関する評価内容

評価項目	評価内容
①主訴・ニーズ	・妻が隣の部屋で家事をしていると呼べなくて困る。 ・体位変換や入浴のとき、痛みやかゆみのある場所を伝えたい。 ・テレビのチャンネルを換えたい。 ・同じ病気の人がどう生活しているのか知りたい。
②表出能力	・発話・発声困難。 ・口型不明瞭。 ・仰臥位でのうなずき・舌打ち困難。 ・車いす座位でのうなずきは可能だが、頸部が屈曲すると起こせない。 ・瞬きは良好。 ・随意運動は目の回りの表情筋、右手示指・中指の屈伸、両側膝の屈曲、股関節の内外旋が残存。 ・指の動きはわずかだが、継続した動作可能。 ・下肢の動きは可動域の30％程度可能だが、数回繰り返すと可動域が減少する。 ・指示に対する表出動作が可能であり、認知機能問題なし。 ・また、パソコンでインターネットとメールは活用しており、基礎的な操作方法の知識があった。
③介助者の能力	・子どもが独立して妻との2人暮らしであり、妻が主な介助者。 ・妻の介助技術の習得力良好。携帯電話は使いこなすが、パソコンの使用経験なし。
④環境	・持ち家、8畳の和室を居室とし、介護ベッド、車いす、キャスター付きのテーブル使用。 ・妻は折りたたみベッドを使用。
⑤経済面	・妻はパート勤務を辞めて介助をしているため、収入は障害年金のみだが、経済的貧困との訴えはない。 ・身体障害者手帳1級・介護保険要介護5・特定疾患医療受給者証取得

を導入し、テレビのリモコン操作、室内の電化製品の操作を獲得して妻の負担を軽減させることをねらった。

妻の呼び出しは、ワイヤレスリモコン式の呼び鈴［表3⑥］を準備した。スイッチを接続できるように改良し、紐を引くタイプのストリングスイッチ［表3⑤］をベッド柵に固定し、下肢の内旋動作で紐を引いて入力した。

ケアニーズの伝達は、語句ボードと透明文字盤［表3②］を用いた。日常のケアで必要な10項目を語句ボードに記して介助者が順に差し示していき、目的の項目に達したときに瞬きをして伝達した。それ以外の内容は、五十音表の透明文字盤の文字を注視してもらって読み取る「視線コミュニケーション」で伝達した。これは、介助者の読み取る技術が必要となるため、妻、訪問看護師、介護職員（ホームヘルパー等）で学習会を行った。

インターネットの活用は、重度障害者用意思伝達装置を2種類試用し、構造のシンプルさ、環境制御装置を含めた補助制度の利用しやすさを基準に選定した。入力スイッチは、右手示指の屈曲動作で行うこととし、2種類の押しボタン式スイッチを試用した。手関節を軽度背屈位にすると指の屈曲角度が増すため、スプリントを用いて角度設定し、それにスイッチをセットしたものが活用できた。しかし、今後指先の動きが減少していくことが予測できたため、その際も汎用できるように、空気圧を変化させるスイッチとひずみを感知するピエゾセンサーがセットになっているPPSスイッチ［表3⑤］も試

[表3] コミュニケーション機器の特徴と活用方法

種類	品名	特徴	活用方法
①上肢補装具	ポータブルスプリングバランサー（PSB）	腕の重さを免荷し，上肢を空間に保持する力を補う。	パソコンのキーボード操作や食事動作などの際に活用する。
②文字盤	透明文字盤（視線読み取り方式）	透明なアクリルボードに五十音の文字や単語を記す。使用する人に合わせた「言葉」「レイアウト」「大きさ」で作製する。	クライアントが伝えたい文字を見つめ，介助者がそれを読み取る。
②文字盤	透明文字盤（指差し読み取り方式）		介助者が指差し，クライアントが伝えたい場所で，瞬きなどの合図をする。
③携帯用会話補助装置	意思伝達装置，レッツ・チャット（パナソニック㈱アプライアンス社）	文字板の上を赤いLEDがスキャンする。言語障がいおよび上肢障がいに加え，音声ガイドが付いているので，視覚障がいにも対応。マイコン駆動のためほとんどフリーズしない。障がいに合わせたさまざまな設定項目も搭載。	外部スイッチを接続して操作する。ケアニーズの伝達や日常会話に活用できる。文章の保存，呼出しや印刷機能も搭載。会話に加え，人を呼ぶブザーやテレビリモコン機能も備わっており，ベッド上での生活を一通りカバーする。
③携帯用会話補助装置	トーキングエイドfor iPadとタブレットPCアームスタンド	携帯性に優れたiPadを利用。アームスタンドを利用するとフレキシブルな設置ができる。画面のタッチで文字入力する方法と，スイッチをつないでスキャンモードで入力する方法がある。メールが活用できる。	・タッチ入力：画面をタッチして入力する ・スキャンモード入力：ワイヤレススイッチボックスを活用してスイッチで入力する

G-2 コミュニケーション・環境制御装置関連　筋萎縮性側索硬化症（ALS）

241

分類	名称（製造元）	特徴	活用方法
④意思伝達装置	伝の心（㈱日立ケーイーシステムズ）	会話用，文書作成用の画面がある。専用のインターネット機能で簡単にメールやホームページへのアクセスができる。環境制御装置がセットされている。	外部スイッチを接続して入力操作を行い，つくった文を読み上げて音声表出したり，文書作成画面で作成した文書でメールを行ったりする。意思伝達装置のリモコン画面で自室の電化製品を制御する。
	オペレートナビTT（テクノツール㈱）	パソコンのアプリケーション操作ができる（対応OSはWindows 7）。オリジナルの入力画面を作製し，操作方法をカスタマイズすることができる。	パソコンのアプリケーションを活用するためのスキャン式の入力画面を表示し，外部スイッチで操作する。
⑤スイッチ	ビックスイッチとユニバーサルアーム（エーブルネット）	押しボタン式のスイッチ。専用の固定具がある。	操作部分が大きいため，肘や足などでの操作に適している。
	ストリングスイッチ（エーブルネット）	紐を引いて入力するスイッチ。	紐を指で引っ張ったり，紐の先にベルトをつけてそれを足に巻いて足を動かして引いたりする。
	ポイントタッチスイッチ（パシフィックサプライ㈱）	ワンタッチで角度が調整できるフレキシブルなアームの先端に静電気を利用した力のいらないセンサーがついている。	体のどの部分でも触れることで入力できる。顔を回旋させて頬で触れるなどの活用ができる。
	ピエゾニューマティックセンサースイッチPPSスイッチ（パシフィックサプライ㈱）	ピエゾ（圧電素子）センサーとニューマティック（空圧）センサー2種類がセットになっている。空圧は使用するつど初期設定ができるため設定が容易。	ピエゾセンサーは筋や骨の動きでひずませて入力する。ニューマティックセンサーは体を動かして圧を変化させて入力する。

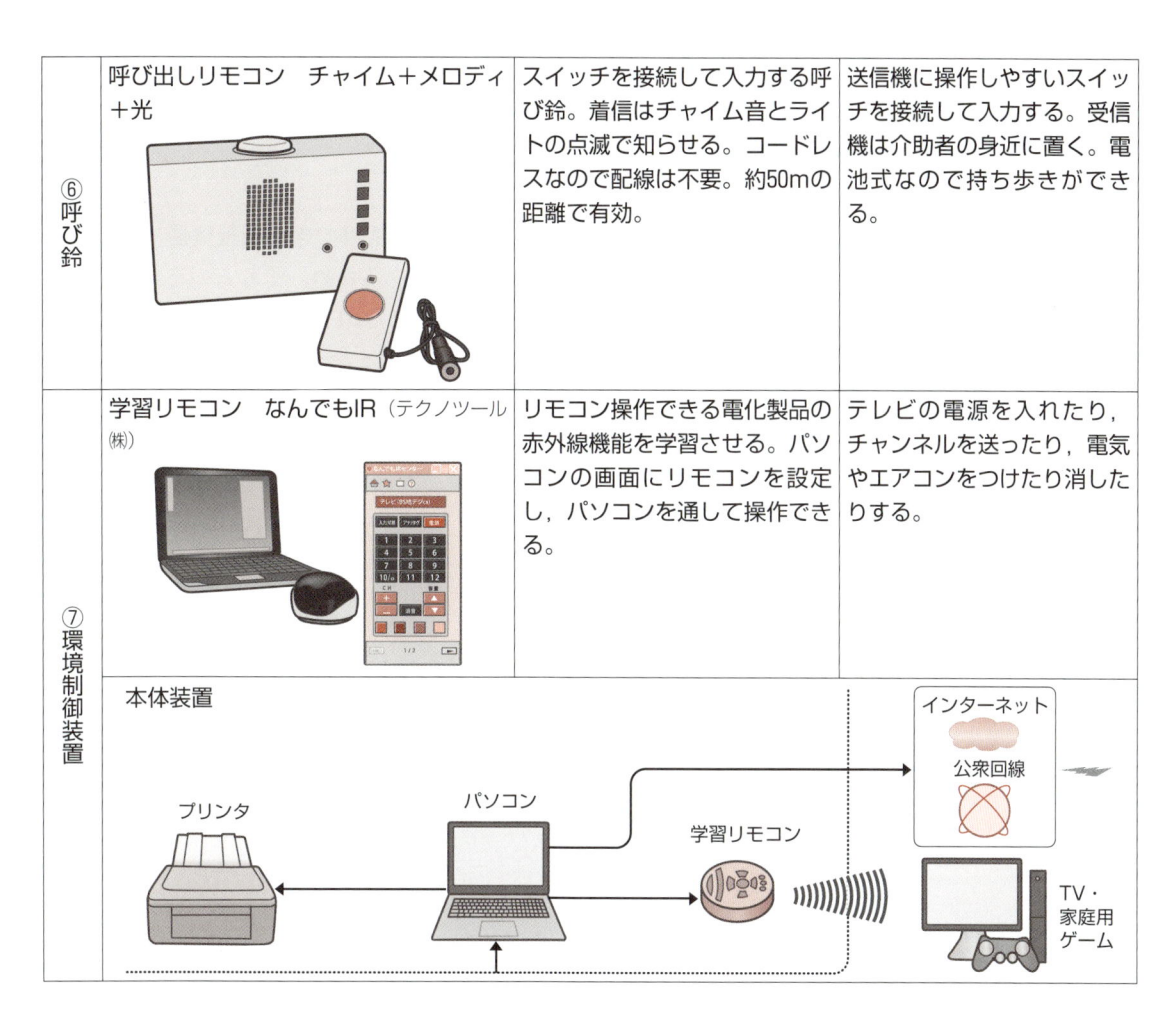

⑥呼び鈴	呼び出しリモコン　チャイム＋メロディ＋光	スイッチを接続して入力する呼び鈴。着信はチャイム音とライトの点滅で知らせる。コードレスなので配線は不要。約50mの距離で有効。	送信機に操作しやすいスイッチを接続して入力する。受信機は介助者の身近に置く。電池式なので持ち歩きができる。
⑦環境制御装置	学習リモコン　なんでもIR（テクノツール㈱）	リモコン操作できる電化製品の赤外線機能を学習させる。パソコンの画面にリモコンを設定し，パソコンを通して操作できる。	テレビの電源を入れたり，チャンネルを送ったり，電気やエアコンをつけたり消したりする。
	本体装置（プリンタ・パソコン・学習リモコン・インターネット・公衆回線・TV・家庭用ゲーム）		

▶ G-2　コミュニケーション・環境制御装置関連　筋萎縮性側索硬化症（ALS）

した。ボタン式スイッチはクリック感があり，使いやすく感じられたが，空気圧センサーの入力音をわかりやすく調整することでその代償ができ，そちらを選定することになった。

　意思伝達装置は，ベッドをギャッチアップした姿勢と車いすに乗車した姿勢の両方で活用するため，画面の角度が調整でき移動できる固定台を準備した。

　意思伝達装置の操作は，文字入力画面の下半分が五十音表となっており，カーソルが自動的に移動していくスキャン機能[★2]がついているので，目的とした文字の場所に移動してきたところで，決定のためのスイッチ入力を行う練習を実施し，タイミングが取りやすいスキャンスピードを設定した。メールやブログは，パソコンボランティアに入ってもらって活用方法を習得した。

Key Word

★2　オートスキャン機能
自動走査入力機能ともいう。画面上に表示された五十音の文字盤や語句盤の上をカーソルが自動で動き，意図したところにきた際にスイッチを押して入力する機能。カーソルの動く速度や動く範囲の設定ができる。スイッチは操作しやすいものを選んで接続することができるため，残存機能が少なくても活用できる。

(3) 福祉用具の活用

　ALSのコミュニケーションと環境制御に活用できる福祉機器は多数みられる [表3] が，それぞれに適応と限界があるため，それらの特徴と活用方法を把握して支援プランをつくっていく．また，IT機器の進歩は目覚ましく，日々新たなものがリリースされているため，インターネット等で最新の情報を得て活用するとよい．

　コミュニケーションは，直接生命維持に影響を及ぼすものではないが，人として生きることの意義につながる重要な作業であるため，OTの専門技術として深める必要がある．

（関谷宏美）

参考文献
○宮永敬市・田中勇次郎編著：作業療法士が行うIT活用支援．医歯薬出版，2011．
○小林貴代：障害・疾患特性からみたテクニカルエイド　神経筋難病—ALSを中心に．OTジャーナル46（7）：889－896，2012．
○渋谷亮仁・田中勇次郎：生活行為別に見たテクニカルエイド　コンピュータによるコミュニケーション関連用具．OTジャーナル46（7）：817－823，2012．
○奥英久：コンピューターによるコミュニケーション関連用具．テクニカルエイド—福祉用具の選び方・使い方．pp656－666，三輪書店，2002．

G コミュニケーション・環境制御装置関連

3. 神経筋疾患（筋ジストロフィー）

- 発話は可能だが，呼吸機能の低下や構音障がいで発話が不明瞭で，身振り手振りやアイコンタクトといったノンバーバルコミュニケーションにも支障がある。
- 物事の関連性がとらえにくい，語想起困難など，自閉症スペクトラムやADHDといった認知的特性もDMDには好発で，コミュニケーションに関連した複数の課題がある。
- 障がいが進むと，さまざまな支援機器の導入により社会参加が可能となるが，コミュニケーション関連の課題が複数存在すると，自分の問題を的確に把握し，困難さを伝えることができずに必要な支援の機会を逃がしやすい。
- 全身疾患であることに留意し，障がいが進行した状態でも最大限に活動ができるように，積極的な福祉用具の活用が検討される。
- 認知的特性がある場合，具体的な活動支援により，イメージを形にしていくサポートが大切である。

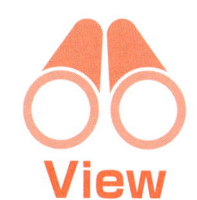

（1）障がいの特徴

●デュシェンヌ型筋ジストロフィー（DMD）でのコミュニケーション障害は？

　障がいが進行すると呼吸機能低下や舌肥大など構音障がいのため，発音が不明瞭で聞き取りづらくなるが，喉咽頭機能は保たれるため発声ができなくなることはない。人工呼吸器が必要な時期では，非侵襲的陽圧換気療法（NPPV）の選択で発声は維持される。また，物事の関連づけが難しく，知的障がいの有無にかかわらず作業記憶の低下など認知面に課題がある。

　移動が困難な場合では，人とかかわる機会も少なく，会話も受動的になりがちになる。また，頭部の動きに支障があると視界が制限されるため，顔を合わせた会話がとりにくい。また，表情や身振り手振りなどノンバーバルなコミュニケーションに支障が現れやすく，適切な感情を発信しにくい。このため，構音障がいや語想起困難さが重なり，発話が可能であってもコミュニ

ケーションに関連した困難さを複数抱えている。

(2)福祉用具導入の流れ

①評価
- 運動機能の特徴を把握：脊柱変形，各関節拘縮と姿勢の関係
- 認知機能面の特徴を把握
- 代償動作分析
- 一般情報（呼吸機能，心機能など）の変動
- 現在導入されている支援機器の評価

②分析・考察
　20歳を超えると，上肢操作機能の低下で机上での道具利用が困難となる。次第に能動的な作業活動の選択肢も少なくなるが，パソコンや車いすなどの支援機器を利用して社会参加を広げることができる。
　構音障がいやノンバーバルコミュニケーションの欠如，自閉症スペクトラムやADHDなどの認知的特性があり，話すことはできるが，対人面でのコミュニケーションで支障をきたしやすい。そのため，問題を適切に判断し，困難さをうまく伝えることができずに必要な支援の機会を逃してしまうことも多い。社会性を養う上で大切な，課題達成や対人スキル面での支援を見落とさず，対人スキルの弱さにも配慮した支援機器の導入が必要となる。

(3)福祉用具の活用

①アームサポートの利用
　手指機能を効率よく道具利用で活用するために，アームサポートが利用される。

●アームサポート
　手を保持しておく台ではなく，以下の要素が機能性を引き出すポイントである［図1］。
- 上肢を目的の位置で保持する要素
- 動きをつくる支点の要素

●上肢保持の要素
　母指の残存機能をスイッチ操作で使うため，手首の下にアームサポートを置いて空間をつくる［図2］。

●動きを作る要素

[図1] アームサポート例

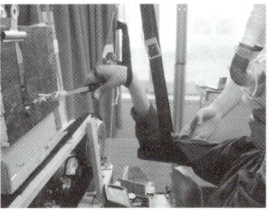

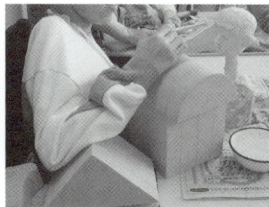

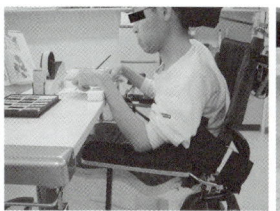

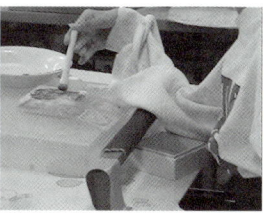

油絵作業時のアームスリング　補高台
・作業しやすい高さに上肢を保持するためにアームスリングや補高台を利用する。
・上肢を任意の位置に動かしても座位バランスを大きく崩すことのないように，姿勢が保持されていることが必要である。

[図2] スイッチ設置でのアームサポート利用例

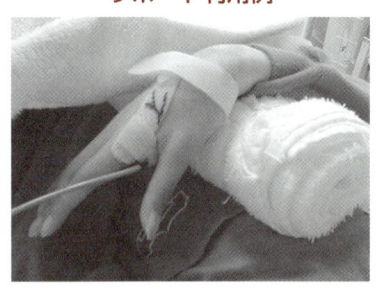

[図3] 動きを引き出す支点の例

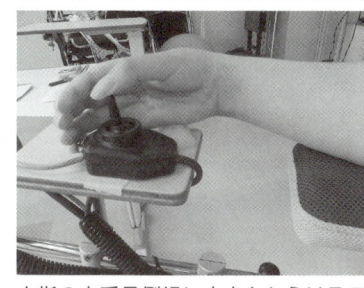

小指の中手骨側縁に支点をもうけることで，残存する尺側手根屈筋の動きを引き出し，支点を中心として回転運動が起こり，ジョイスティックを前方へ傾斜できる。

[図4] テコの利用例

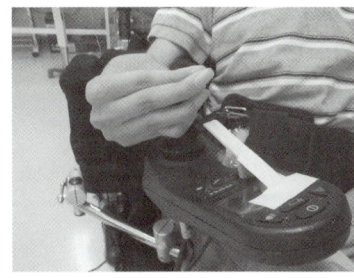

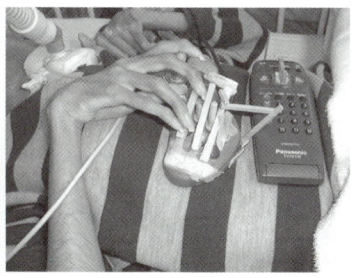

パソコンのキーボード，テレビのリモコン，ゲームコントローラなど，テコを利用することで，軽い力で操作できる。一方で，支点からの距離が長いほど，必要な力は軽くなるが，操作に必要な距離は大きくなる。

残存機能がわずかな場合，支点の工夫で動きを引き出せる［図3］［図4］。

● スイッチの利用

運動機能障がいが重度であっても，残存機能★1を利用したスイッチによって，さまざまな活動を広げられる［図5］。

❶ ピンチができない場合，固定具を利用してスイッチを操作する。
❷ スイッチ利用では，力の強さ，力が発揮される方向を評価し，力の方向に合わせたスイッチの設置位置が重要となる。

G-3　コミュニケーション・環境制御装置関連　神経筋疾患（筋ジストロフィー）

One Point

★1　残存機能
DMDでは，手内在筋が残りやすい。その中でも母指内転筋は早期に低下する。手内在筋で残存しやすい筋は，短母指外転筋・虫様筋・母指対立筋・小指対立筋・短母指屈筋などである。

247

[図5] スイッチの設置例

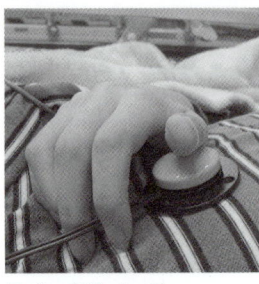

スペックスイッチ 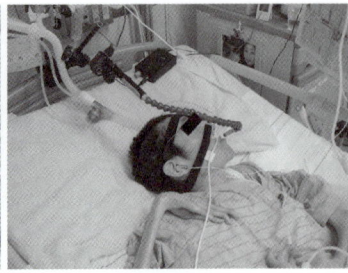　　　　ポイントタッチスイッチ 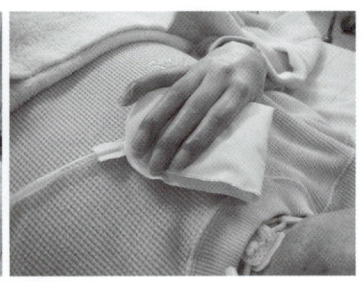　　　　PPSスイッチ

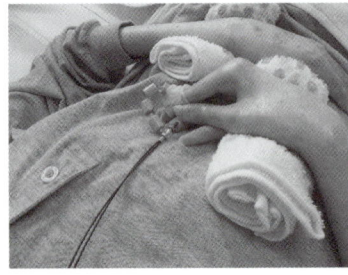

ファイバスイッチ 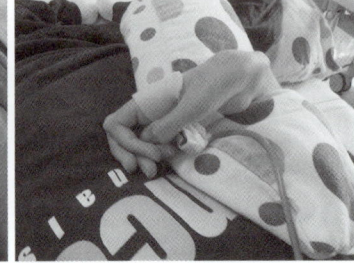　　　　個別製作スイッチ（スプリント利用）

[図6] 標準型ナースコール（押しボタン型）の把持例

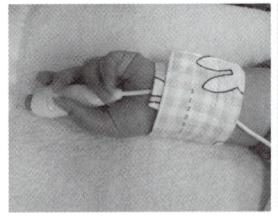

a 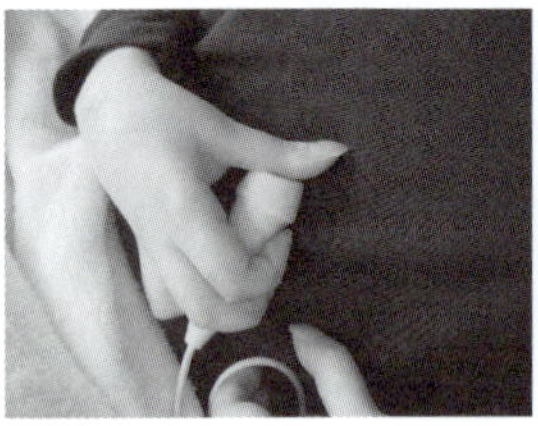　　　　　　　　b 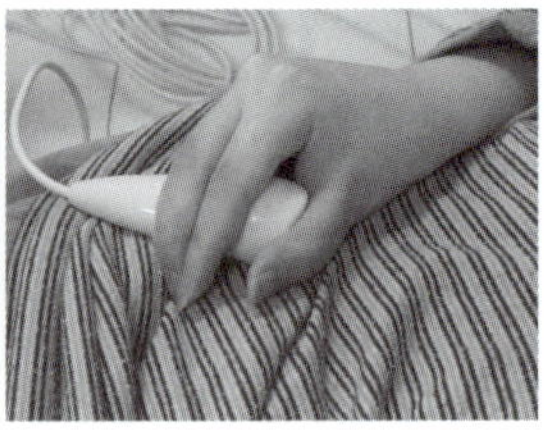　　　　　　　　c 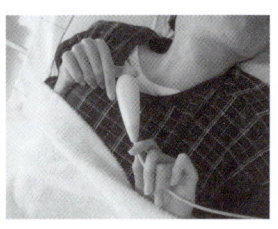　　　　　　　　d

●道具導入のポイント

　スイッチに限らず，すべての道具利用において，介助者のセッティングの容易さに配慮する．設置方法など，簡略な図を添えたマニュアル作成も必要である．

●ナースコールの導入

　緊急時に利用されるほか，体位変換や介助依頼が多い．移動が困難であると，誰かとつながっていられる精神的安心のためにも必要な活動である．

❶　リーチ範囲の低下で，一度スイッチを離してしまうと再度持ち直せない．この場合，リストバンドの利用など，スイッチが操作部位から離れない工夫を行う［図6a］．

❷　筒型の押しボタン型スイッチは，長母指屈筋の働きが必要な動作であるが，早期に減弱してしまい，短母指屈筋で代償する持ち方へ移行していく［図6b・c・d］．この時期には，スイッチの形状を変更し，少ない動きで操作できるスイッチを検討する．

❸　残存筋と拮抗するような作動圧のスイッチは，筋変性を強めてしまう．特に，スイッチ利用の手指機能では，短母指屈筋の短縮，手根中手（CM）関節の内転位拘縮など，将来的に有効な筋活用の妨げとなるので注意が必

要である。

❹ 使いにくい道具を継続的に利用した場合，変形拘縮を助長し，残存する機能を有効に活用できなくなる。

②パソコンの活用

●キーボード操作による文字入力

棒（スティック）を使うことでキーボード入力の範囲を補助する［図7］。12歳から，高校進学頃までにキーボード操作が困難になることが多い。リーチ範囲の低下のため，モニター画面上のソフトキーボード（スクリーンキーボード）でのマウス操作による代替手段へと移行する。

代替入力機器の情報先は，ほかの筋ジス患者が使っているのを見て初めて知ったということが多く，事前の情報提供が必要である。

●文字入力の効率性

キーボード入力がマウスや，スイッチ入力への代替手段へと移行した場合に，文字入力量も減少していく。例えば，メールなどで文字量が多い文章に対して，返信文字数が少ないと気にしている患者もいる。辞書登録機能で，例えば，「あああ」と普段使わない文字を入力した場合に，「あああ＝自宅住所」など，よく使う長い文章を登録しておくことで文字入力の効率性を図れる。

●マウス操作

少ない範囲で移動操作が行えるような小さなマウスや，軽い力でクリック操作ができる工夫が行われる。マウス操作の上下左右のカーソル移動が困難な場合は，スイッチ入力でカーソルを動かす機器に移行する。

［図7］ スティックの利用

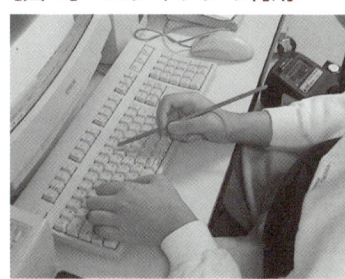

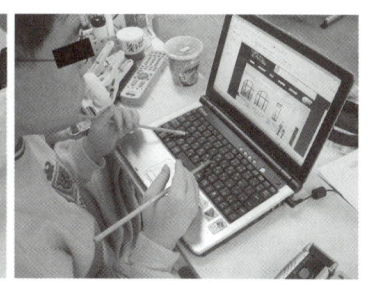

［図8］ マウス操作の工夫例

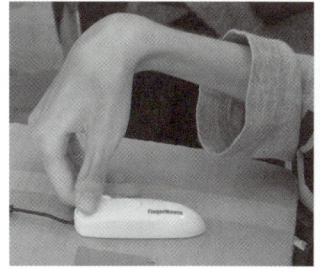

a：小型マウス 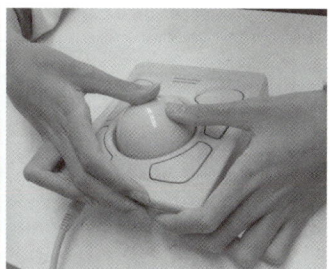　　b：トラックボール 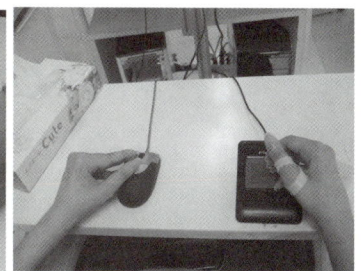　　c：トラックパッドと小型マウスの併用

G-3 コミュニケーション・環境制御装置関連　神経筋疾患（筋ジストロフィー）

[図9] モニター画面の設置例

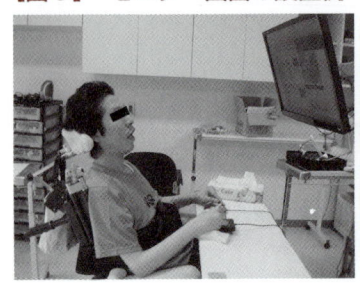

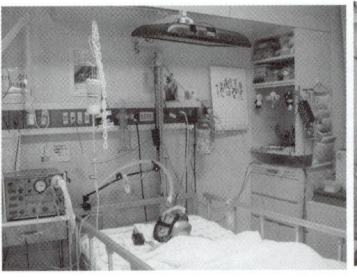

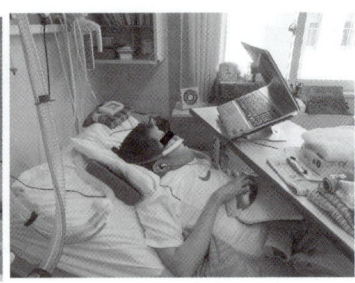

・片手でカーソルとクリック操作ができない場合，両手で役割を振り分けて操作できる［図8c］。

● **モニター画面の工夫**

体幹・頭部の動きがなくなると，設置されたモニター画面を覗けないため，画面に対して正面で閲覧できるように，モニター角度の調整が必要となる［図9］。

（4）学校場面での福祉用具の活用

教室間の移動や作業姿勢の問題が指摘されやすいが，音楽・美術・体育といった選択科目や，国語・数学などにおいても，DMDならではの配慮点が必要となる。

①教科学習

教科書を見る・めくる，板書をするなど，学ぶ場面で多くの困難さが生じてくる。このため，上肢活動が低下し，作業活動に時間がかかるようであれば，早期に効率化を図る環境支援が必要となる。
・スキャナーで教科書をデジタル化し，パソコンで閲覧できるようにする。
・板書や紙媒体のプリントなどは，事前にデータとして生徒のパソコンで閲覧・加筆できるようにする［図10］。

[図10] パソコンを使った，教科書と板書の工夫

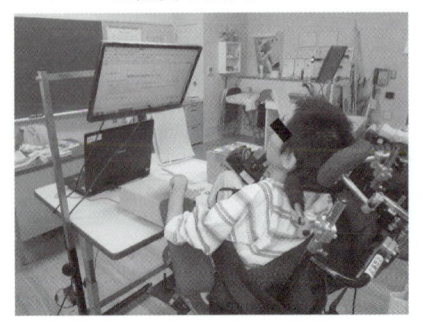

- 教科書用と，ノート用でモニタ画面を2個利用する。車いす姿勢での目線の位置に注意する。
- メモをとる際は，デジタルカメラや録音装置などを併用する。
- パソコンのデータをフラッシュメモリーやネットワーク上で共有管理する。

◉インターネット電話サービスの利用

　長い時間の作業活動では疲れやすく体力が続かない。このため，体力に自信がないと，参加をためらうこともあるが，WEBカメラを利用したインターネット電話サービスにより，授業や時間指定の会議などに参加しやすくなる。

◉情報端末機器の利用

　昨今，タブレット型機器の利用が教育現場に増えているが，均一な対応に注意が必要である。これらの機器操作でリーチ範囲が困難なDMD患者では，全画面範囲の操作が困難となる。また，モニターと操作部が一体の機器では，座位保持が困難で頭部屈曲が困難な傾向がある20歳頃では，うまく利用できない。しかし，カメラ機能やボイスメモの記録機器用途として介助者に頼んで操作してもらう柔軟な発想も必要である。

②スポーツ

　小学校入学時より体育は見学や点数係などを担当することが多い。参加できない授業科目が多くなると，参加意欲が薄れ，活動を広げる場面が制限され不登校などに至ることもある。筋ジストロフィー患者が多く集まる特別支援学校では道具やルールを統一し，誰もが参加できる作業活動に配慮されている。[図11]に車いすで行えるスポーツを示し，以下に注意点を示す。

- 対象児に合わせた道具適合が必要である。
- 非侵襲的陽圧呼吸（NPPV）を利用していても可能なスポーツを選ぶ。
- 運動機能障がいの進行で，頭部前屈が困難で足下が見づらくなる。このため，身体を前傾した姿勢を好むが，脊柱変形を助長してしまうことがある。ルールや道具の工夫や練習などで代替する。

[図11] 車いすで行えるスポーツ

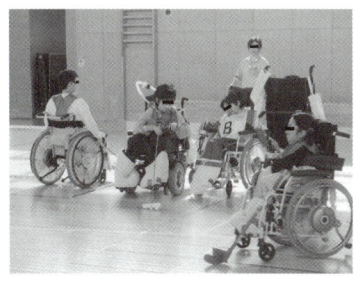

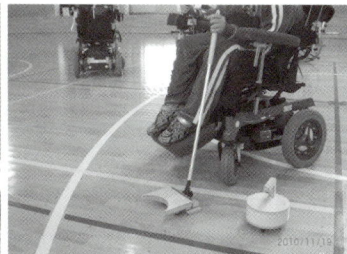

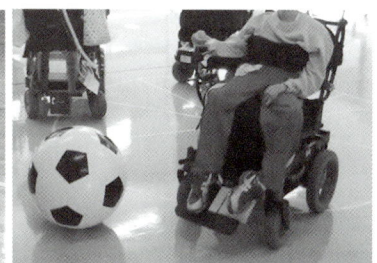

車いすホッケー　　　　カーリング　　　　車いすサッカー

③音楽

　リーチ範囲の低下で楽器を使った課題が困難である。したがって電子楽器の利用や小さい力で操作できる道具の工夫を行う。

●棒を使ったハンドベルの工夫　[図12a]

[図12] 楽器演奏の工夫例

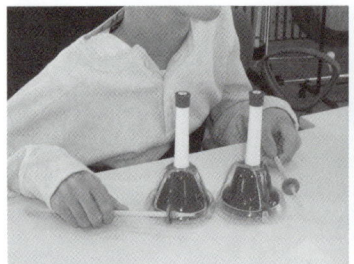

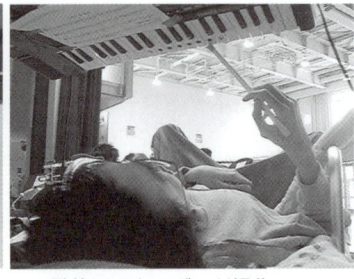

a：ハンドベルの工夫　　b：臥位でのキーボード操作　　c：ギターの弦を押さえる工夫

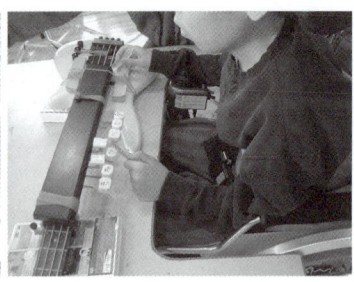

棒の先に金属をつけて，小さな力でも大きい音が出るように工夫する。
- **ピアノの演奏工夫**［図12b］
　座位時ではリーチ範囲は狭いが，肩関節の外旋内旋の運動が残存している場合，臥位姿勢でキーボードの鍵盤の範囲を広げられる。
- **ギターの弦を押さえる工夫**［図12c］
　ギターのコード演奏で複数の弦を押さえる場合に，大正琴のユニットを利用する方法がある。

(5) ゲーム機器の利用

[図13] 運動機能障がいの進行による工夫点の流れ

コントローラ形状・大きさ・重さ
↓
ボタンの配置
↓
ボタンの数
↓
ボタンの固さ

　余暇活動で最も多い要望が，家庭用ゲーム機器の操作である。
　ゲーム機器操作に必要な入力装置（以下，コントローラ）の多くが，複数ボタンの押し分けが必要で，ボタンの配置は，側面・背面・表面など，多面での操作が必要となる。
　家庭用ゲーム機器では，パソコン等の情報関連機器ほど，アクセシビリティーに配慮されておらず，運動機能障がいの重度化でゲーム操作が困難となる。

●**電子工作の留意点**
　コントローラの基盤より配線を取り出す電子工作［図13］［図14］でゲーム操作はできるが，メーカの非保証であることに留意する。

[図14] コントローラのボタンを操作しやすい位置に再配置

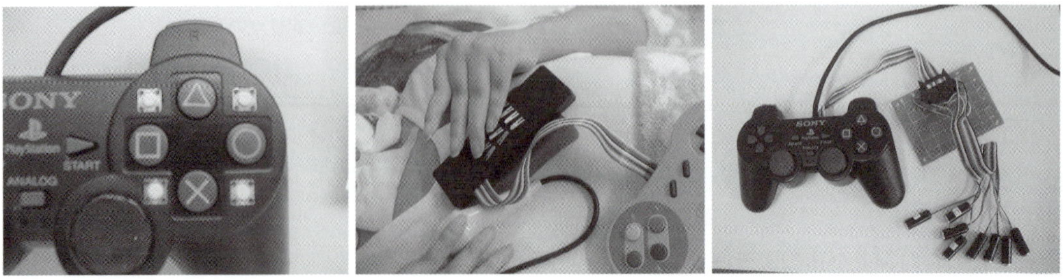

[図15]　コントローラの持ち方の工夫例

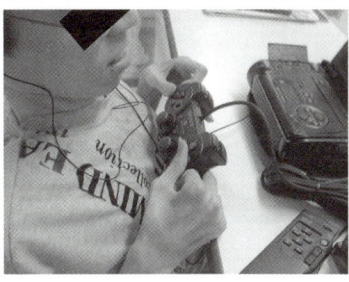

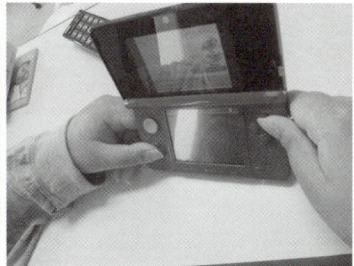

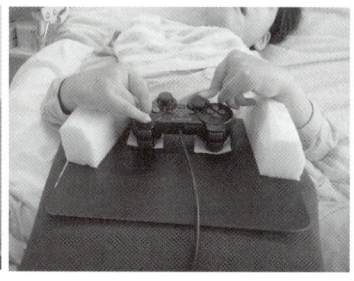

●テーブルの高さの利用

　しっかりとグリップが握れないため，机上にコントローラをおいて，狭い範囲での手指機能でボタンを操作している［図15］。

(田中栄一)

G コミュニケーション・環境制御装置関連

4. 脊髄損傷

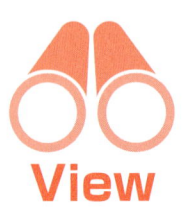

View
- 重度の四肢麻痺者は日常活動の制限や精神的な抑圧などがあるため，コミュニケーション・環境制御装置関連の利用は有効である。
- 機器を訓練室や病棟で試用経験をした後，在宅での使用チェックをしてもらい，福祉用具を決定する。
- 試用後の要望に応えながら，さらなる挑戦を支援することが大切である。

(1) 疾患・障がいの特徴

　脊髄損傷の身体的特性は他項で述べられているとおり，頸髄損傷であれば重度の四肢体幹機能障がいを呈する。受傷年齢は若年から中高年まで幅広く，その原因はオートバイ・自動車事故，スポーツや仕事，日曜大工等による転落，歩行時の転倒などによる。そのため，働き盛りの男性が多く，本来ならば旺盛な活動エネルギーをもっており，知的能力も高い状況である。

　しかし，重度の身体障がいによって日常活動の多くは制限され，精神的に抑圧された状態であるとともに，介助者への気遣いなど精神的負担が大きい状態である。そのため，日常生活における電化製品の操作ができることや，知人とのメール交換やインターネットでの情報収集などの社会活動ができることは非常に大切であり，コミュニケーション関連用具の適切な導入支援がとても重要である。

(2) 福祉用具導入の流れ

　例として，第4頸髄損傷による完全四肢麻痺の30代後半の男性［図1］を示す。

①評価

- ニーズの把握：在宅復帰に向けて，❶自室への家族の呼び出し，❷ベッド上のテレビ操作，❸日中の座位活動時にパソコン操作をしたい，との希望があった。
- 周辺情報の収集：認知症の祖母が同居しているため，自室中心の在宅生活となる。コミュニケーション関連用具の公費負担はなく，すべて自費となるので安価のものを選びたいという考えがある。
- 用具の操作方法と設置方法：ベッド上では布団から出ている頭部を回旋することで，呼出コールとテレビリモコンを操作できるようにしたい。ノートパソコンをオーバーベッドテーブルに設置して，口にくわえたマウススティックでパソコンを操作できるようにしたい。

[図1] コミュニケーション関連用具を導入した支援事例

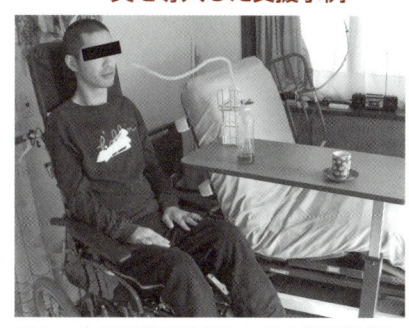

スキー中の転倒で受傷した第4頸髄損傷による完全四肢麻痺（30代後半，男性）である。C3/4後方除圧固定術を行い，受傷1か月後にリハビリテーション目的で入院となる。

②分析と考察

各ニーズ達成のために，多種多様な選択肢の中から最適と思われる方法を選択して，病棟や訓練室で一定期間の試用経験を行う。その後，本人・家族の主観的感想（満足度と課題抽出）と作業療法士（OT）の客観的評価（ニーズ達成度と課題抽出）を行い，その課題に対する改善案を検討して，在宅での福祉用具導入の検討を次のように展開した。

(3) 福祉用具の活用

①人を呼ぶ福祉用具の活用

母親が認知症の祖母の面倒をみているため，呼出方法は音だけでなく振動にも切り替えて知らせるものとした。また屋内のみならず，庭での洗濯物干しなど，受信距離が対応しているものを選択した［図2］。また，ベッド上で頬にスイッチを接触して操作できるように，スイッチと延長アームと固定クリップが一体のものを選択した［図3］。自宅で患者・家族に受信距離や呼出方法のチェックをしてもらったあと，福祉用具を決定した。

②身の回りを操作する福祉用具の活用

本格的な環境制御装置は，今後の在宅生活の中で検討していきたいとのことであったが，退院後すぐにテレビの操作はしたいという希望があった。しかし，呼出コールの操作スイッチとテレビの操作スイッチが，顔付近に2つ

［図2］　呼び出しリモコン振動

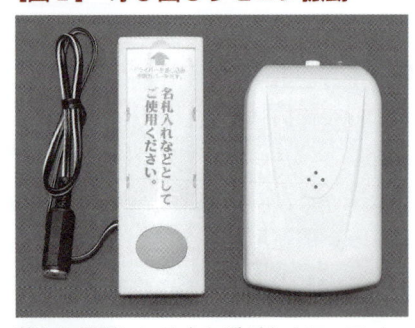

離れた場所にいる人を呼ぶときに，スイッチ操作によってアラーム音と振動と光で呼ぶことができる。アラーム音の有無を設定できるので，夜間や乳幼児がいる家庭には便利である。送信機，受信機とも電池を使用しているので携帯可能であり，有効距離は見通しのよい場所で約50mである。
（㈱エスコアールHPより）

［図3］　タッチスイッチ

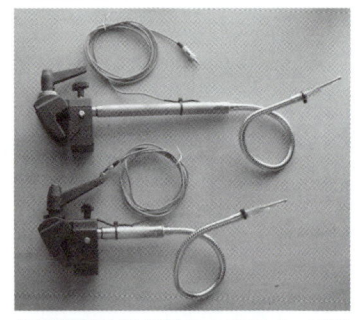

先端を軽く触れることでスイッチ操作できるもので，最適な感度に調整することが可能である。クランプでベッド柵やヘッドボードに強力に固定できて，フレキシブルパイプの適度な硬さでセンサーの位置を決めることができる。
（㈲アルファテックHPより）

［図4］　レッツ・リモコン

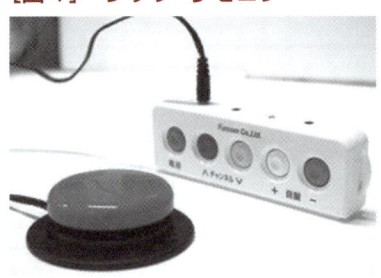

本体に接続した入力スイッチを押すと，5色のボタンの赤いLEDが順番に光り，操作したい項目のLEDが光ったときに，もう一度スイッチを押すとその項目に応じた操作ができる。コールを鳴らすには，ワイヤレスコールを接続して設定変更で「外部接点出力あり」にして，すべてのLEDが点灯したタイミングでスイッチを押すことで行える。
（パシフィックサプライ㈱HPより）

［図5］　自宅ベッドサイドに置かれたコミュニケーション関連用具

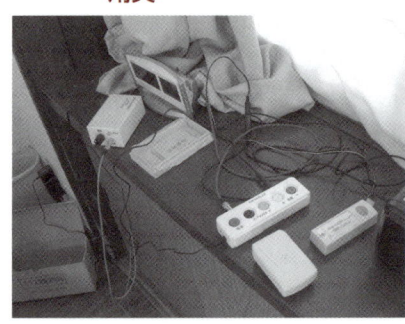

タッチスイッチの感度調整アンプ（左）とレッツ・リモコン（中央），呼び出しリモコン振動（右）はいつでも使えるように準備されており，安心した在宅生活を送ることができる。

設置してあるのはわずらわしいので，1つのスイッチで呼出コールとテレビ操作を兼用できるものを検討した。そのため，切替機能をもつ簡易型環境制御装置を選択して，呼出コールと操作スイッチをつないで設定を行った［図4］。

訓練室で患者・家族に操作方法のチェックをしてもらったあと，福祉用具を決定した［図5］。

③意思を伝える福祉用具の活用

口にくわえたマウススティックで一般のパソコンを操作できるように，

[図6] パソコン操作状況

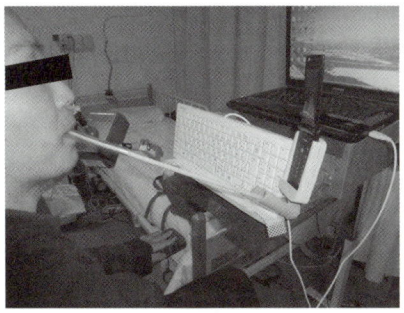

ノートパソコンと接続した「標準キーボード」とマウススティックを口から離して置く「スティックホルダー」を斜面台に設置する。

[図7] マウスキー機能（コントロールパネルにあるコンピュータの簡単操作の標準機能）

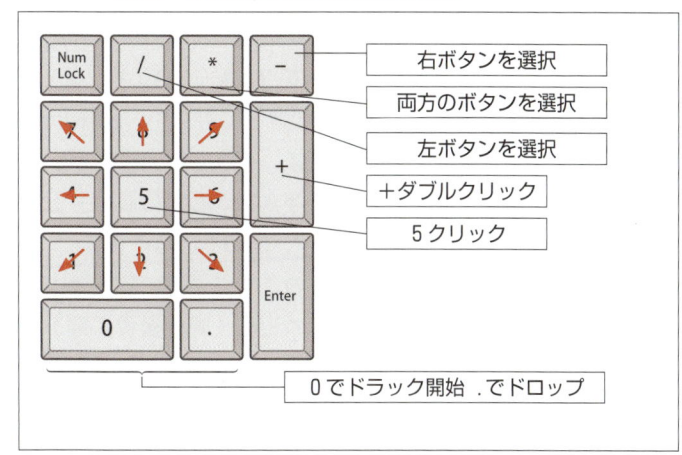

- 右ボタンを選択
- 両方のボタンを選択
- 左ボタンを選択
- ＋ダブルクリック
- 5クリック
- 0でドラック開始　.でドロップ

この機能を使うと標準キーボード右端に配置してあるテンキーが押しボタン型のマウスとなり，ポインタ移動やダブルクリック，ドラッグ＆ドロップ，左ボタン，右ボタンのすべてのマウス操作がテンキーを使って可能となる。

G-4 コミュニケーション・環境制御装置関連　脊髄損傷

　キーボードとマウス操作ができるような設定をすること[1]と，マウススティックを自由に置けるような工夫をすることが大切である［図6］[2]。

　まずマウススティックでは標準マウスの操作ができないので，Windows OSに付属している「コンピュータの簡単操作センター」を使って，標準キーボード右側にある数字キーを使ってマウス操作を行う「マウスキー機能」を設定した［図7］。

　マウススティックを使ったキーボード操作では，Shiftキー，Ctrlキー，Alt

[表] 便利なショートカットキー

使用するキー	目的
Alt＋F	ファイルメニューを開く。
Ctrl＋O	ファイルを開く。
Ctrl＋S	保存する。
Ctrl＋P	印刷する。
Ctrl＋A	すべて選択する。
Ctrl＋C	コピーする。
Ctrl＋X	切り取る。
Ctrl＋V	貼り付ける。
Ctrl＋Z	元に戻す。
Alt＋Tab	開いているアイテムを切り替える。
Ctrl＋Esc	［スタート］メニューを表示する。

アプリケーションソフト共通のショートカットキーもあればソフトウエア独自のショートカットキーもあり，覚えて使いこなすことでパソコン操作が格段に早くなる。デスクトップ上端のプルダウンメニューの操作項目の右端にある「記号」＋「アルファベット」が，ショートカットキーである。

[図8] 曲面加工したキーボード

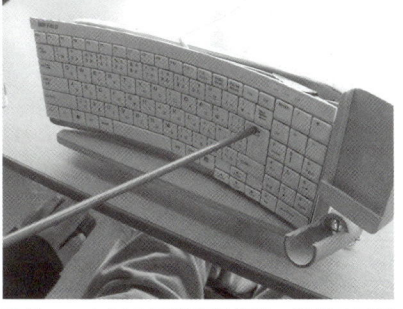

スティックによる機器操作は，頭部の回旋運動を中心とした操作となるため，飛行機のコックピットのように円弧状に並んでいるほうが，作業効率が良くミスがなくなりやすい。キーボードの両端のキー入力が難しい際には，小型キーボードや曲面上キーボードを利用すると良い場合がある。

キーなどとほかのキーを同時に押す操作が不可能となるため，順番にキーを押す操作で可能となる「固定キー機能」を設定した．また，マウスキー機能を使うよりも速くパソコン操作をしたい希望があったので，「固定キー機能」と併用してCtrlキー，Altキーなどを使った「ショートカットキー」の使い方［表］を学習してもらい，操作スピードを有効的に上げることに成功した．

試用後に「どうしてもキーボードの両端がマウススティック先端から遠くなるのでどうにかしてほしい」と要望があり，局面加工したキーボードを試作提供した［図8］．

これらのことによって患者は，インターネットによる情報収集やメール交換，音楽の視聴や映画鑑賞，電子書籍の閲覧など，福祉用具を非常に有効に利用できる．今後は在宅就労を希望しているので，その挑戦を支援していく予定である．

（松本琢麿）

文献

1）松本琢麿：パソコンについて．宮永敬市他編：作業療法士が行うIT活用支援．pp119－128，医歯薬出版，2011．
2）松本琢麿：身体障害者用補助具（マウススティックや固定台等）．OTジャーナル46：846－850，2012．

第III部

住宅環境整備・住宅改修における作業療法士の役割

1. 住宅改修の基礎技術と その実際

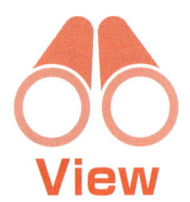

View
- 作業療法士がかかわる住宅改修は生活支援の手段であり，住宅環境と生活スタイルの把握や対象者の動作能力の把握等のアセスメントが重要である。
- 住宅環境整備の支援を考える場合には，座位保持能力，座位移動能力，起立能力，立位保持能力，立位移動能力，着座能力等の基本動作能力の評価を的確にとらえ，対象者に適した移乗タイプを正確に把握することが必要である。

　人は加齢や障がいなどによって身体機能が低下すると，動きづらいことを理由に自らの活動範囲を制限し，日常生活および社会生活を徐々に狭めてしまうことがある。今までどおりの生活を送るためには，できなくて対象者が困っていることを1つずつ解決していくことから始める必要がある。適切な生活支援がなされれば，日常生活の自立度が向上し，生活意欲や社会参加への積極性が増してくる。

　生活支援の具体的な手段として，用具の適合や住宅環境の整備などがあるが，支援を進める上で，「対象者の動作能力を的確にとらえ，その能力と環境と道具の調和」ということを常に念頭におくことが重要なファクターとなる。この実践の場面では医療はじめ福祉，工学，建築さまざまな専門分野の知識と技術が必要になる。

　本項では，対象者が望む生活のとらえ方と必要な生活動作の見方，さらにより安全に自立度の高い動作を獲得するための，家屋環境の留意点について述べる。これらは住宅環境整備にかかわる作業療法士（OT）の重要な役割である。

(1) 生活支援の留意点

　OTがかかわる住宅環境整備とは生活支援の1つの手段である。生活支援を行う場合は，対象者や家族の身体能力，住環境，家族構成，経済状況などを把握しながら，対象者らが希望する生活を明確にイメージできるプランを提案し，今後の過ごし方を選択できるように導くことが大切である。このため，次の点に留意する必要がある。

①当事者の意思を尊重

　生活支援で最も重要なことは，対象者や家族の意思を尊重し，ライフスタイルを決定していけることである．それには，安全で自立的な生活や社会参加につながる支援が実現することが必要である．したがって，支援者は，住宅環境整備や福祉用具，福祉サービスなどの導入を前面に押し出すのではなく，あくまでも当事者の意思を尊重する姿勢が大切である．

②将来に期待がもてる提案

　対象者の身体能力に対して，一方的に住宅環境整備や福祉用具を導入するのではなく，対象者や家族が明るい将来の生活イメージを実感できるプランを提案する必要がある．そのときには，バリアフリー体験住宅や生活シミュレーションができる環境を設定し，具体的な動作確認や将来設計を，対象者や家族を入れて検討を進めることが大切である．つまり「このような環境ではここまで自分は自立できる」ということを，対象者や家族に説得ではなく納得してもらいながらプラン提案していくステップが重要である．

③バランスのとれた支援

　住宅環境整備や福祉用具の導入は，その調整しだいで日常生活の自立度が著しく向上することが多い．しかし，どうしても介助が必要になる場合は，福祉サービスの利用を考える必要もある．いずれにしても過剰になる住宅環境整備は避け，バランスのとれた生活支援を心がけることが大切である．

(2) 住宅環境整備における生活支援のプロセス

　生活支援を適切かつ円滑に進めるためには，対象者を取り巻く支援者たちの強い連携が必要である．OTは，次のプロセスを確実に押さえていく必要がある．

①相談・ニーズ把握

　対象者や家族の言葉を注意深く聞き，要望に対して住宅改修や福祉用具の利用が本当に問題解決になるのかを慎重に見極める．例えば，家族からトイレ改修の要望があった場合，対象者に頻尿症状があり，さらに寝室からトイレまでが遠い場合は，そのトイレの改修は無意味になるおそれがある．つまり「トイレの改修をしたい」という対象者の要望は，トイレ動作の自立というニーズに結びつかないことがある．目的に結びつく住宅環境整備が必要である．

②アセスメント・評価

●住宅環境と生活スタイルの把握

訪問調査の際に動作確認を行うが，目的動作ごとに生活動線（例えば居間～便所，寝室～便所など）について必ずチェックすることが重要である．訪問時には大まかな見取り図と改修内容を記録し，プラン検討のために利用する写真や動画を収集する．体調や日内変動を考え，福祉用具を一定期間試用して，再評価することも必要である．

●起居・移乗動作の流れとアセスメント［図1］

寝室は，本来寝るための場所であって，生活の中心を占める場ではない．可能な限りベッドから離れて日常生活を送るために，対象者や介助者の身体能力，移乗・移動用具，周辺環境など以下の点に留意してプランを立てる．

・［図1］に示すように，寝返り，起き上がり，端座位，立ち上がり動作など，対象者の能力はどの程度か．
・居室のスペース，動線は確保されるか．部屋を移す必要はないか．
・介助者の能力，介助の方法，介助の頻度など介助者の負担はどうか．
・寝具周辺で使用する福祉用具は適当か．
・身体能力，生活動作の変化がどのように予測されるか．

●外出（玄関，ガレージ等）動作の流れとアセスメント［図2］

玄関は，日常の外出のほか，通院や通所を行うための重要な箇所である．しかし，玄関フロアから道路までの間にはいくつもの段差があり，段差解消

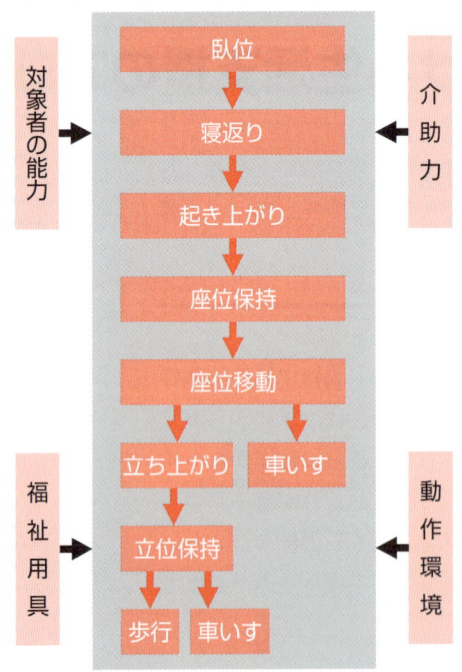

[図1] 起居・移乗動作の流れ

対象者の能力 → 臥位 → 寝返り → 起き上がり → 座位保持 → 座位移動 → 立ち上がり／車いす → 立位保持 → 歩行／車いす
← 介助力
福祉用具 → ← 動作環境

起居・移乗動作を上記の動作項目でとらえ，それぞれが可能な住環境整備を検討することが重要である．

[図2] 玄関動作の流れ

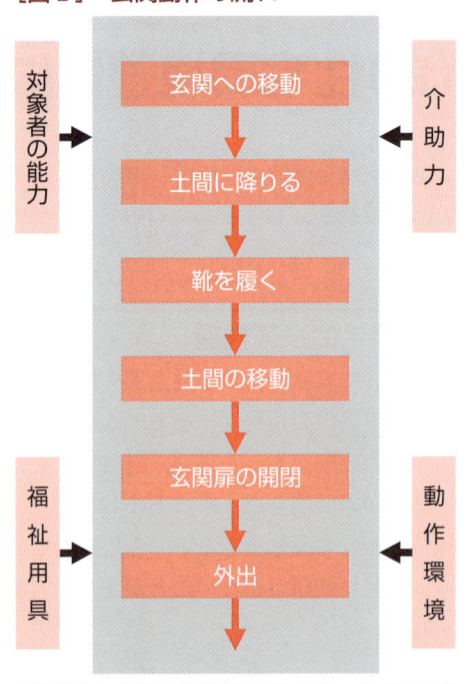

対象者の能力 → 玄関への移動 → 土間に降りる → 靴を履く → 土間の移動 → 玄関扉の開閉 → 外出
← 介助力
福祉用具 → ← 動作環境

玄関動作を上記の動作項目でとらえ，それぞれが可能な住環境整備を検討することが重要である．

機1台での対応は困難なことが多く，莫大な改修費を伴う場合も多い。このため，以下の点に留意してプランを立てる。

- 屋内・屋外の移動はどのように行うか，手すり歩行での移動，段差越えは可能か（病状の日々の変化や進行にも留意する）。
- 靴の脱ぎ履きをどのように行うか。
- 玄関扉の開閉ができるか。
- 玄関のほかに，外へのアプローチを確保できないか（緊急避難路の確保を兼ねる）。
- 対象者や介助者は機器操作ができるか（利便性，コスト，設置面積を含めて，段差解消機，リフト，スロープを比較する）。
- 対象者や家族にとって玄関に対する思いはどのようなものか（玄関を家屋の顔としている場合等は改修工事の度合いに考慮する必要がある）。

●排泄動作の流れとアセスメント［図3］

排泄は，日常生活を送る上で最も基本的かつ頻度の多い行為であり，安全で快適な設備設計を行う必要がある。また，将来，車いすの生活や介護が必要になった場合も想定し，当初から対策を講じておくことが大切である。

排泄の問題は，しばしば対象者と家族の訴えが違うことがあり，トイレの改修だけでは問題が解決しない場合がある。このため，以下の点を明確化した上でプランを立てる。

- 尿・便意を感じてから排泄までの時間はどれほどか，失禁やトイレの汚染はないか（日内変化や日々の変化にも留意する）。
- 寝室・居室からトイレまでの距離はどうか（現状のトイレの位置での改修

［図3］ 排泄動作の流れ

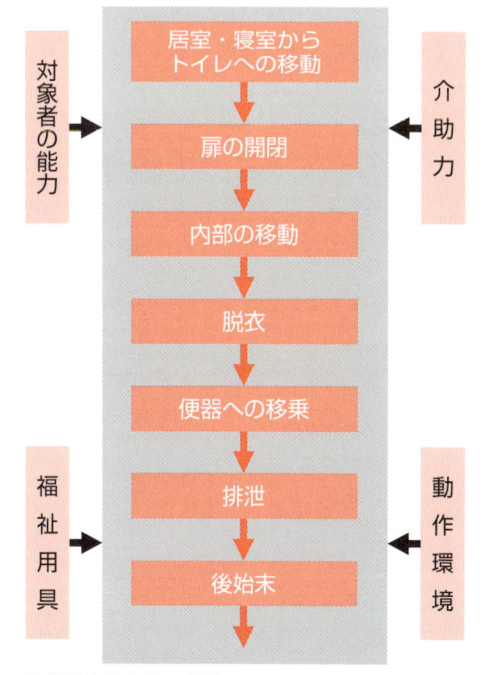

対象者の能力 → 居室・寝室からトイレへの移動 → 扉の開閉 → 内部の移動 → 脱衣 → 便器への移乗 → 排泄 → 後始末 ← 介助力

福祉用具 → ← 動作環境

排泄動作を上記の動作項目でとらえ，それぞれが可能な住環境整備を検討することが重要である。

［図4］ 入浴動作の流れ

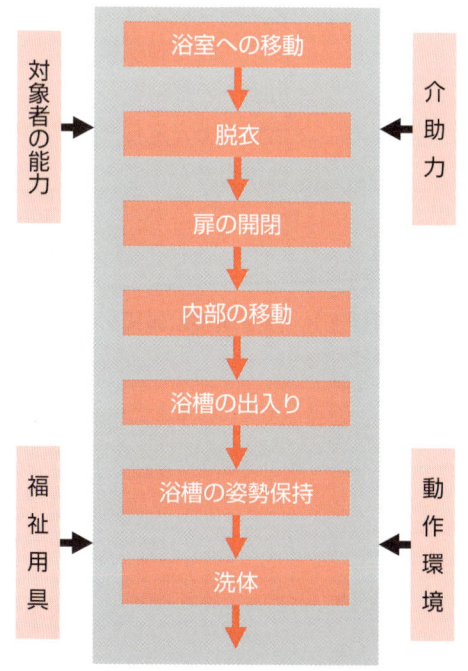

対象者の能力 → 浴室への移動 → 脱衣 → 扉の開閉 → 内部の移動 → 浴槽の出入り → 浴槽の姿勢保持 → 洗体 ← 介助力

福祉用具 → ← 動作環境

入浴動作を上記の動作項目でとらえ，それぞれが可能な住環境整備を検討することが重要である。

- 脱衣はどこで，どのように行うか。
- 便器への移乗をどのように行うか。
- どのような排泄用具を使用しているか。
- 動作のためのレイアウトや収納は可能か。
- 自立動作や介助動作のためのスペースは確保できるか。
- 洗浄ボタンや手洗器の操作はできるか，配置はどこがよいか。

　排泄の問題は，上記の要因が複雑にからみ合っている。主訴が簡単に解決できそうであっても，その裏には大きな問題が潜在していることがよくある。上記の留意点を明確化した上で，排泄の困難さの原因を多角的に把握し，排泄動作全般を視野に入れて住宅環境整備の支援を行うことが重要である。

　また，日中と夜間の生活動線，活動内容や頻度などを把握する。同居家族の有無によって，対象者専用に改修できるかどうかも確認する。

● 入浴動作の流れとアセスメント ［図4］

　入浴は，健康や衛生を保つだけでなく，心身ともにリラックスできる空間である。しかし，転倒事故が多い場所でもあるため，設計には安全への十分な配慮が必要である。

　また，浴室の改修は費用がかさむため，新築時には十分なスペースを確保しておくことが望まれる。

　入浴動作は複雑なため，自立，介助を問わず，設計が難しい。また，大きな改修費を伴うため，当事者と支援者双方のリスクが大きい。このため，以下の点に留意してプランを立てる。

- 対象者または介助者の身体能力で在宅入浴は可能か，シャワー浴，訪問入浴，施設入浴サービスの選択肢はないか（症状の進行にも留意する）。
- 更衣はどこで行うか。
- 浴室への移動距離は妥当か，特に冬期の温度調整等も問題ないか。
- 浴槽への移動をどのように行うか。
- 浴槽内で安定した座位姿勢が保てるか。
- 洗体姿勢が保てるか，洗体はどのように行うか，どのような福祉用具を利用しているか。

［図5］　住宅環境整備に必要な動作のポイント

障がいでなく動作能力への対応に着目	3つの移乗タイプに分類

立位移乗タイプ	・立ち上がることができる ・立っていることができる ・立位で方向転換できる ・座ることができる
座位移乗タイプ	・座っていることができる ・座って移動することができる
介助移乗タイプ	・立ち座りがすべて介助となる

[図6] 移乗動作別の生活動作と必要となる環境

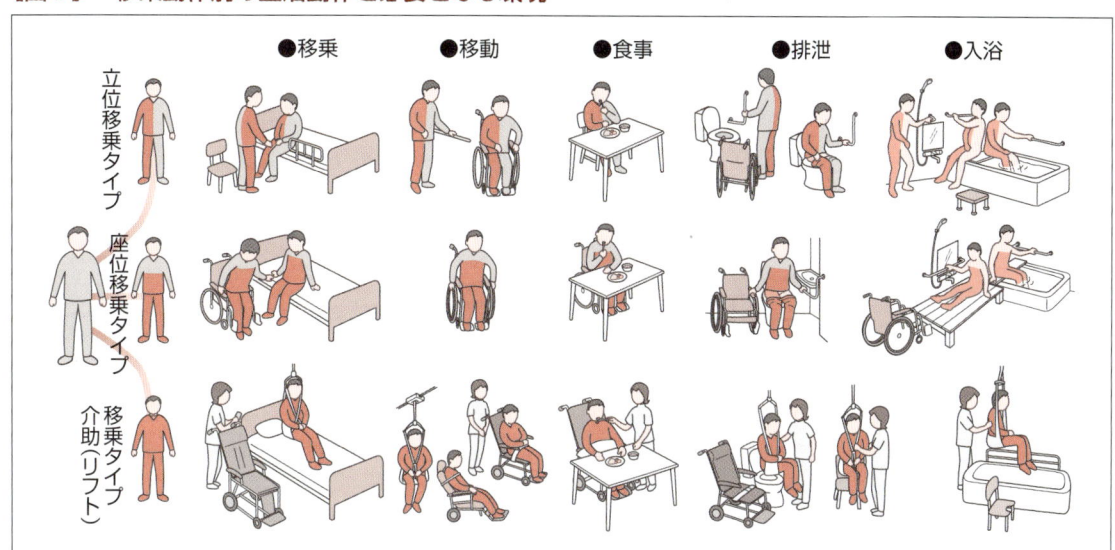

基本動作を的確にとらえ、対象者が自立的に行える環境を整備する。特に移乗動作において、一旦立位をとって移乗する立位移乗タイプか、下肢に負荷をかけず座位姿勢で移乗する座位移乗タイプか、全く対象者の力では困難でリフトなどの移乗機器を用いる介助移乗タイプか見極めることが必要である。

・水栓具の操作はできるか。

●対象者の動作能力把握

高齢者や障がい者の自立度の高い生活を支援する場合、障がいにはさまざまな種類があるため、その対応も千差万別と思われがちである。しかし、住宅環境と対象者の身体特性の適合検討を進めるには疾病や障がいからよりも、対象者の動作能力別に対応すると支援を進めやすくなる。

つまり、環境整備の支援を考える場合、基本動作能力の評価が重要である。動作をみるときの基本としては、ある姿勢（座位、立位等）を保つことができるかということと、ある姿勢から次の姿勢へとスムーズに動作移行（立ち上がり等）できるのかを分けて考える必要がある［図5］。

着眼する基本動作能力の評価のポイントとしては以下の6つの動作を的確にとらえ、対象者に適した移乗タイプを正確に把握することが必要である［図6］。

●座位保持能力：座っていることができるか
・どのような肢位で座位が安定しているか。
・端座位で不安定な場合に足底が床に着いているか。
・上肢の支持があれば座れるか。
・静的座位と動的座位の違いがあるか。

●座位移動能力：座って移動ができるか
・どのような肢位で移動することができるか。
・殿部を浮かせて中腰で移動する方法（立ち上がるような姿勢）と、殿部を浮かさずに、ずらしながら座位で移動する方法のどちらか。
・下肢が床に着けば体重の支持が可能で前方へのバランスが保てるか。
・上体を左右に傾けられるか。

・横移動，前後移動のどちらが移動しやすいか。
・床材等の工夫で移動がしやすくなるか。

●**起立能力**：立ち上がることができるか
・殿部から足底部に重心を移動させることはできるか。
・中腰の姿勢から身体を直立位にするための下肢の筋力があるか。
・どのような高さから立ち上がることができるか。
・手すり等の支えがあれば立ち上がることができるか。
・床材等の工夫で立ち上がりがしやすくなるか。

●**立位保持能力**：立っていることができるか
・支えがない状態で立位を保てるか。
・立位時の重心の位置は両足の横幅中間からその間に置くことができるか，また前後では後方足の踵より後部でなく，並びに前方足中足骨前部より前部ではなく，安定しているか。
・手すり等の支えがあれば立位を保てるか。

●**立位移動能力**：立位で方向転換できるか
・両足を足踏みするようにして転換するか，支持側の足を中心にして体をひねる力で転換するか。
・支えがない状態で立位での方向転換ができるか，またどの程度の方向転換が可能か。
・手すり等の支えがあれば方向転換できるか，またどの程度の方向転換が可能か。
・床材等の工夫で移動がしやすくなるか。

●**着座能力**：座ることができるか
・どのような座面の高さまで座り込めるか。
・手すり等の支えがあれば座り込めるか。
・床材等の工夫で座りやすくなるか。

③福祉制度・サービスの利用

生活支援に関する福祉制度やサービスについて情報提供し，希望するライフスタイル，介助量，経済面などさまざまな観点から選択できるように導く。

④ニーズの整理とプランの検討

対象者や家族が希望する生活を実現するには，どのような住宅環境整備が想定できるか，またその緊急性や効果などについても検討する。建築の知識や技術が必要になる場合が多いが，それに精通する人材を起用する。プラン選択は，あくまでも対象者や家族によるものなので，できれば用途や費用の面から複数案を提示し，最終決定をしてもらう。

住環境整備を進める上で，OTは建築の知識を有する「つくり手」と連携しながら支援を進めることになるが，つくり手に伝えるポイントを整理すると［表］があげられる。

[表] 住宅環境整備を進める上でOTがつくり手に伝えるポイント

- ①対象者・家族が何を一番希望しているか？
  （住宅改修の目的と，優先順位は？）
- ②対象者の身体特性，生活道具・環境や介助の状況は？
  （同じ障がいでも，生活道具・環境，受けた動作指導等によって異なる）
- ③日内変化，症状の進行度合いは？
  （身体状況の変化によって道具の選択や環境の改善方法が大きく異なる）
- ④1つが達成できたら，次はどんなニーズが出てくるか？
  （対象者と支援者同士のコミュニケーションと想像力が大切）
- ⑤福祉制度等を含めて，経済的にどこまで許される？
  （給付金額内に収まる？ 不足分について当事者がどこまで頑張れる？）
- ⑥つくり手を下請と考えず，「餅は餅屋」の精神で！
  （OTとつくり手に上下はなく，専門家同士の理解力と想像力で「解」が求められる）
- ⑦身体特性およびニーズを客観的（体系的）に伝える！
  （勘や経験値だけではつくり手に伝わらず，協働作業で客観的な合意形成が必要）
- ⑧医療専門用語を乱発しない！
  （専門用語には必ず優しい注釈をつけないと伝わらず，誤解も生じる）

⑤設計，施工

住宅改修や福祉用具の導入を行う業者に対し，対象者の動作能力やプランの方針を十分に伝え，時には動作を確認してもらい設計に反映させ，プランどおりになっているか設計図の確認を行う。特に重要な箇所については施工時の途中で仮合わせ（動作確認）を行い，期待どおりの効果が得られるかどうかを確認する。

⑥導入後の確認と動作指導

住宅改修や福祉用具の導入による家屋環境整備が終了後，必ず対象者による動作確認を行う。支援の効果は利用方法によっても左右されるので適切な使い方および動作の指導を行う。

⑦生活支援の継続と再評価

導入後は症状や身体能力の変化などによって不都合が生じていないかを再確認し，必要であれば再検討が生じることもある。また，順調に生活を送っている場合や生活に自信がついた場合にも，新たなニーズが生じることが多いため，いずれにしても継続的な支援ができるよう体制を整えることが必要である。

（寺田佳世）

文献

- ○石川県土木部建築住宅課：バリアフリー住宅改修テキスト．2003．
- ○生田宗博編：ADL作業療法の戦略・戦術・技術，第3版．三輪書店，2012．
- ○寺田佳世：テクニカルエイドのプロセスと支援体制．OTジャーナル33（8）：805-810，1999．
- ○寺田佳世：支援の着眼点と適用方法．松尾清美他編：最新版テクニカルエイド．pp64-67，三輪書店，2003．

2. 住宅改修事例検討

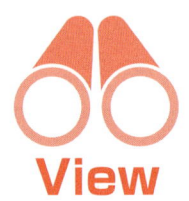

● 立位移乗，座位移乗，介助移乗タイプの事例を通して，対象者の動作能力と住宅環境のアセスメントの実際，対象者や家族のニーズ把握および基本プランの検討，具体的に実施した住宅環境整備と自立支援の内容を紹介する。

ここでは，「1.住宅改修の基礎技術とその実際」で示した移乗動作別に住宅改修事例を検討する。

(1) 立位移乗タイプの住宅改修：事例1

①基礎情報の把握
・障がい名：パーキンソン様の歩行障がい
・家族構成：対象者一人暮らし（78歳，女性）
・環境整備のニーズ：歩行障がいがあるが，安全な屋内移動の自立，家事動作の自立，デイサービス等へ出かけるときに外出をしやすくしたい。
・支援のプロセス：一人暮らしの高齢者で，住居内でつかまり歩行をしていたが，2年前から歩行障がいが徐々に進行し，転倒することが多くなってきた。家族から市を通じて生活支援の要請があった。そこで，歩行器や車いすなどを具体的に試用し，移動および生活動作能力，住宅環境などについて評価し，住宅環境整備のプランを立てた。

②アセスメント・評価
●動作能力のアセスメント
　対象者の起居・移動能力を［図1］のようにとらえた。起居・移乗・移動動作は一人で可能であり手すり等があれば安全に行えた。歩行や床からの立ち上がりはふらつきがあり，不安定な状況であった。また，上肢・手指の機能は特に問題はなかった。そこで，歩行器等を試用し，住宅内や屋外での移動方法の検討を行った［図2］。

●住宅環境の把握
　住宅環境整備前の状況は［図3］のとおりであり，その住宅内で動作確認をすることで以下の課題が抽出された。
・寝室からトイレ，浴室，玄関に移動するためには，居間（和室），台所，玄

[図1] 事例1の起居・移乗・移動能力

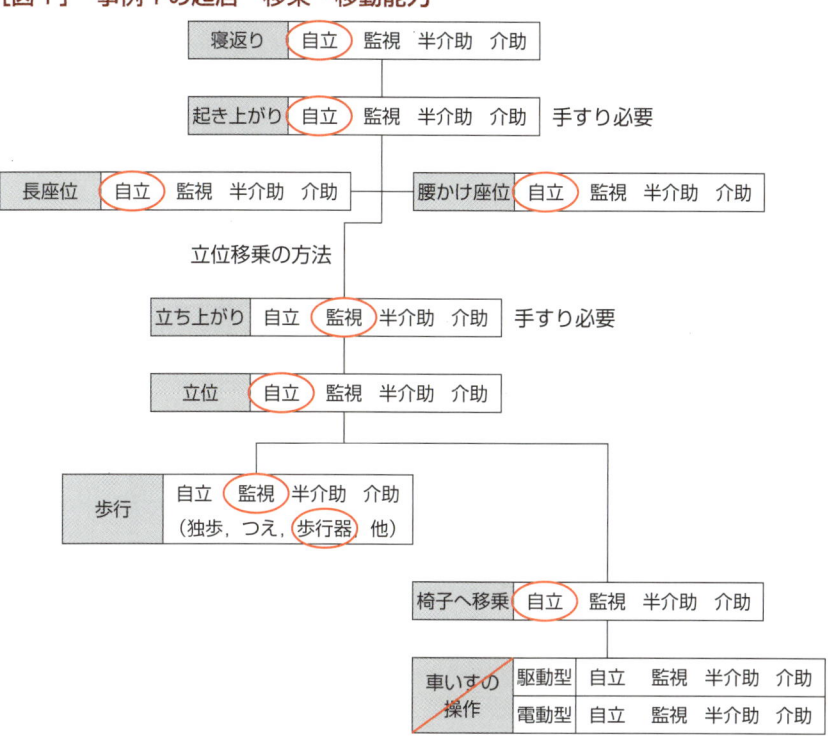

- 寝返り　　[自立]　監視　半介助　介助
- 起き上がり　[自立]　監視　半介助　介助　手すり必要
- 長座位　[自立]　監視　半介助　介助
- 腰かけ座位　[自立]　監視　半介助　介助

立位移乗の方法

- 立ち上がり　自立　[監視]　半介助　介助　手すり必要
- 立位　[自立]　監視　半介助　介助
- 歩行　自立　[監視]　半介助　介助（独歩，つえ，[歩行器]　他）
- 椅子へ移乗　[自立]　監視　半介助　介助
- 車いすの操作　駆動型／電動型（ともに未評価）

[図2] 移動動作の確認

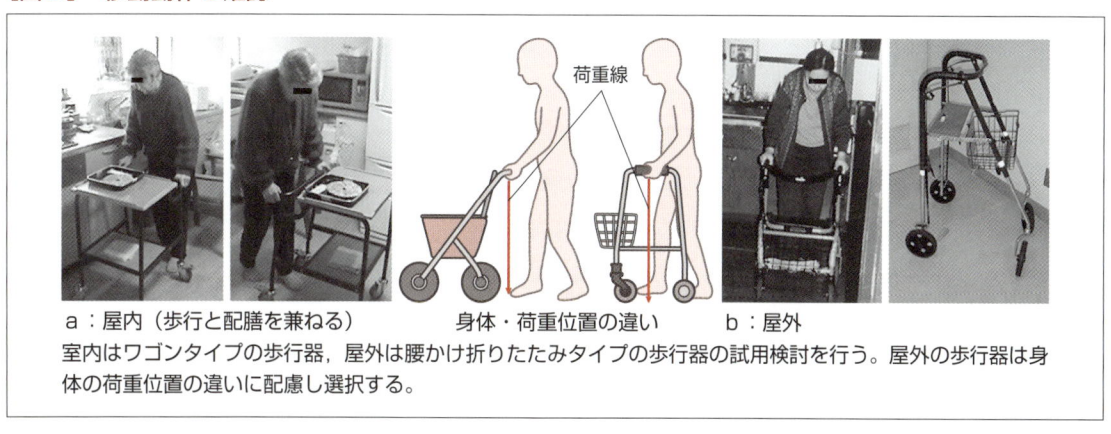

a：屋内（歩行と配膳を兼ねる）　　身体・荷重位置の違い　　b：屋外

室内はワゴンタイプの歩行器，屋外は腰かけ折りたたみタイプの歩行器の試用検討を行う。屋外の歩行器は身体の荷重位置の違いに配慮し選択する。

関フロアを経由する必要があり，動線が長い。現状夜間はポータブルトイレを寝室内に置いて利用しているが後始末の問題がある。
- 玄関フロアから洗面所，トイレに入る扉の操作を行うときに玄関ホールへ転倒のおそれがある。
- トイレや浴室内での移動や立ち上がり動作が不安定である。
- 台所動作を立位で続けることが不安定である。また出来上がった食事や，洗濯物を運搬することができない。
- 歩行が不安定なため，一人での外出は困難である。

③ニーズの整理と基本プランの検討 [図4]

現在の歩行能力および将来の移動確保を考慮し，福祉用具を試用した結果，

269

[図3] 事例1の住宅環境整備前の住宅環境（屋内平面図）

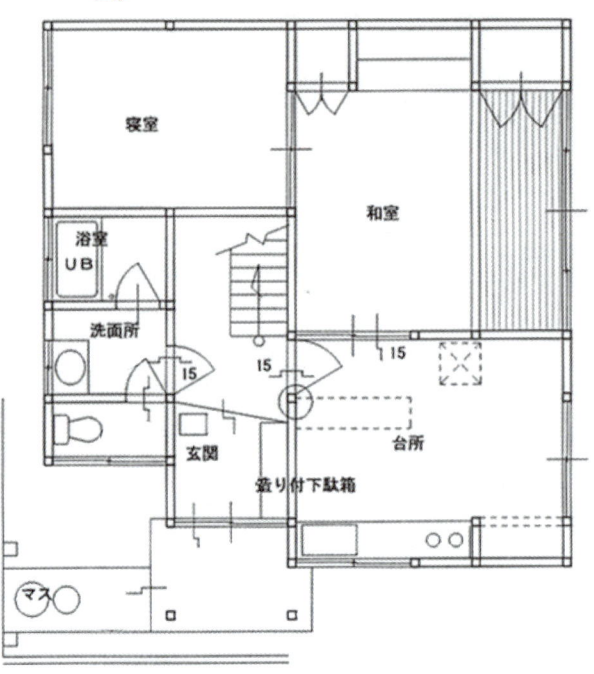

One Point

★1　歩行器兼用ワゴン車
移動と配膳の補助を兼ねたワゴンを利用すると便利である。ワゴンは安定した走行が得られ，手元でブレーキ操作ができるものを選択する。天板の高さを調理台や食卓の高さに合わせると，より効果的である。

[図4]　事例1住宅環境整備の基本プランの検討

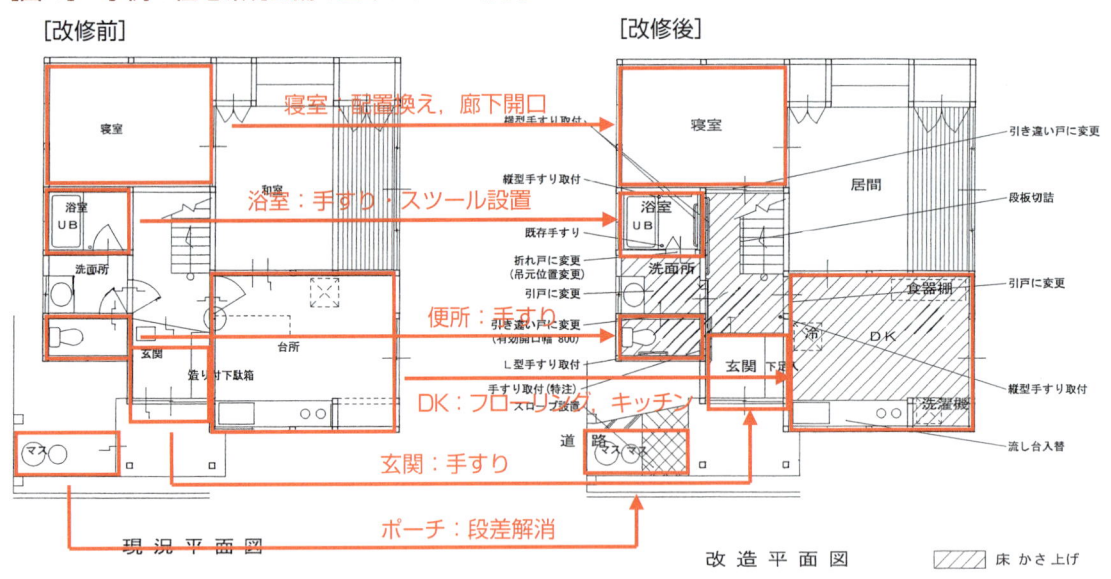

ポーチの段差解消，玄関手すり設置，浴室，トイレの手すり設置，寝室の配置換えと廊下開口部の増設，キッチンとフローリングの変更を計画した。

当面，住宅内では歩行器兼用ワゴン車[★1]，外出には手元ブレーキ付きの歩行器を利用することになった。このため，屋内外の段差解消をはじめ，玄関および廊下，トイレ，浴室などの主要箇所に手すりを設置し，円滑に移動，生活動作ができるような環境整備を行うことになった。また，車いす利用も可能であることを考慮した。

④住宅環境整備の実施

- 寝室・移動環境：寝室からトイレ，浴室，玄関に移動するためには，居間，食堂，玄関フロアを経由しなければならなかったので，寝室から玄関フロアに直接通じる壁を撤去し，段差のない引き違い戸を設置し，移動距離を短くした［図5］。
- トイレ：夜間の排泄を考え，寝室からトイレに通じる廊下に手すりを設置した。また，居間からトイレへは食堂と玄関フロアを経由するため，その区間のドアを有効開口幅800mm（歩行器や車いすで通過できる開口幅）の段差のない引き戸に改修した。トイレは，ドアを同様の仕様で引き戸に改修し，洋式便器横に立ち上がりや更衣を助けるための，L型手すり[★2]を設置した。改修前はポータブルトイレを利用していたため，緊急や夜間用のポータブルトイレとして利用することも想定した［図6 a・b］。
- 浴室：浴室のドアが洗い場の壁側に開き，壁に手すりが設置できないため，ドアは折れ戸に改修し，脱衣場から浴室へ安全に移動できるように，洗い

> **One Point**
>
> ★2　L型手すり
> 座位姿勢の保持や立ち上がりがしやすい位置に設定する。L型手すりの縦手すりは便器の先端から前方250mm程度，横手すりは床から700mm程度の高さで，便器中心から250～300mm程度の距離が一般的である。片麻痺等の場合は，利き腕を縦手すりに通して脱衣することがあるので，壁と手すりの間隔に留意する。

［図5］　寝室・移動環境

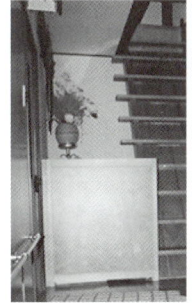

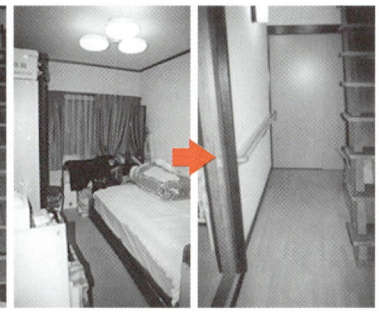

a：住宅改修前の玄関ホール

b：住宅改修前の寝室

c：寝室からトイレ・浴室への移動を短くするため扉と連続した手すりを設置

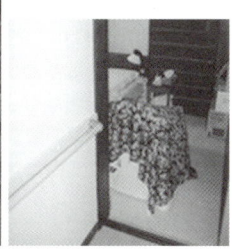

d：ベッドからトイレの移動をしやすくするため，寝室のレイアウトを変更

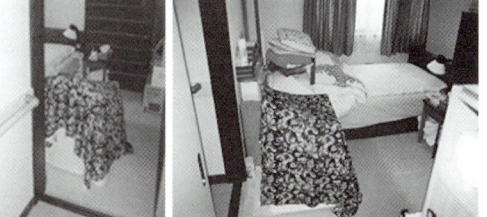

［図6］　排泄・入浴環境

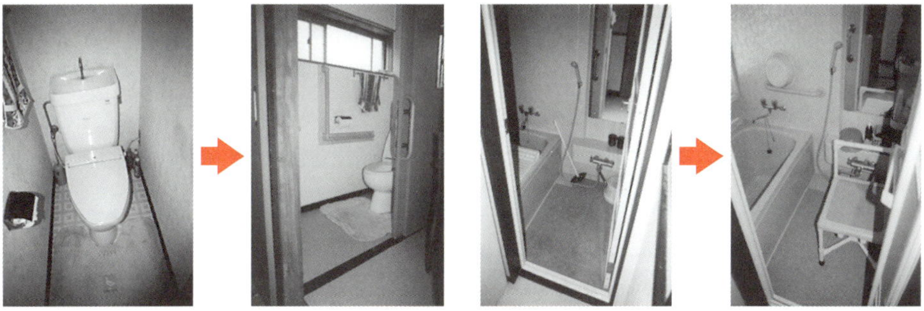

a：住宅改修前のトイレ

b：トイレ建具を引戸に変更し便器横にL型手すりを設置

c：住宅改修前の浴室

d：洗い場の壁に手すりを設置するため扉を折れ戸に変更し，浴室に手すりを設置

[図7] 台所環境

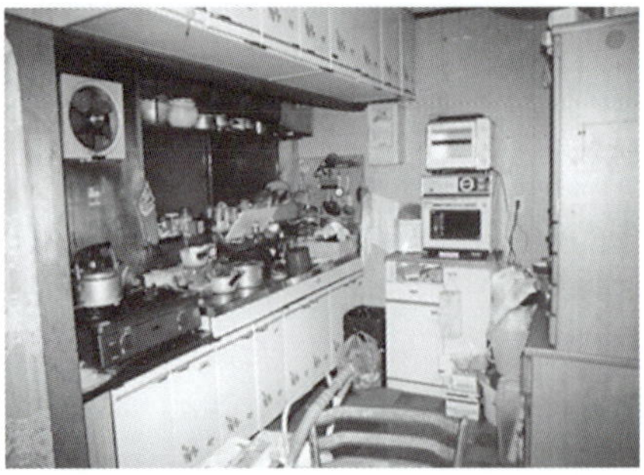

住宅改修前の台所 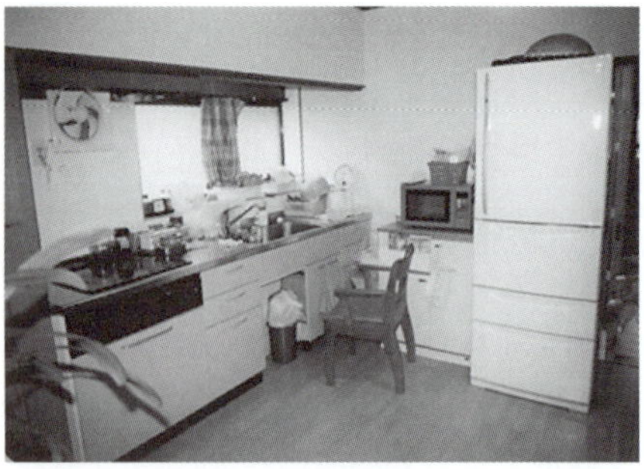 → 蹴込みのあるキッチンに変更と，中の物を取り出しやすくするため，冷蔵庫をダイニングからキッチンの近くに移動

[図8] 玄関ホールと外出環境

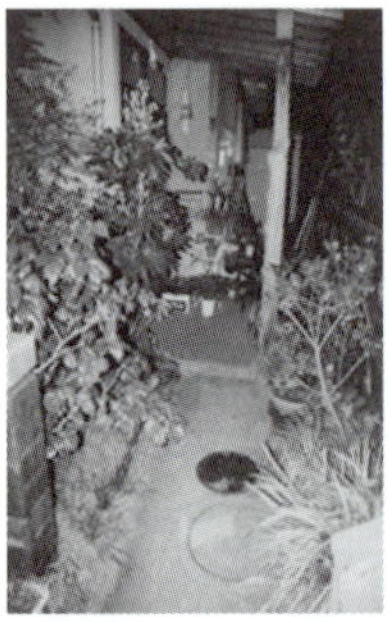

住宅改修前の玄関から道路までの敷地内 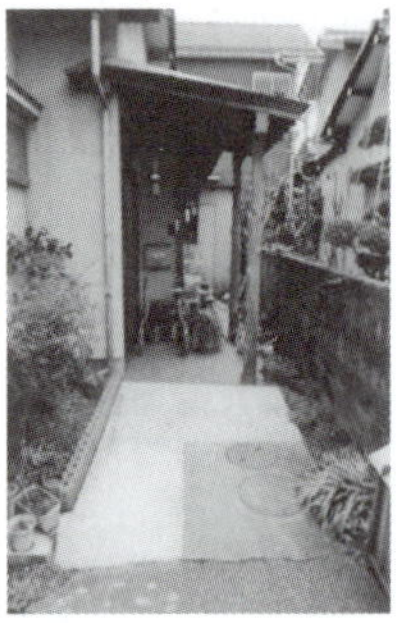 → 歩行器や車いすでも移動可能なようにスロープの整備 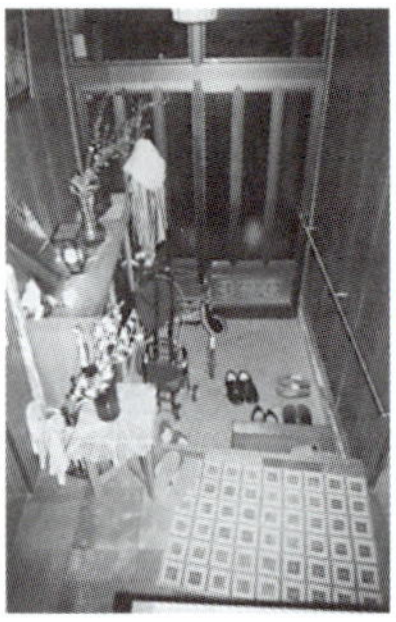　住宅改修前の玄関ホール 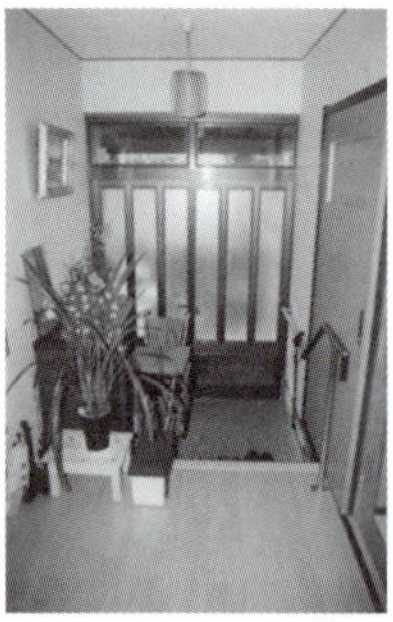 → 上がり框の段差を昇降するための手すりの設置，トイレ扉の開閉動作の安全を考慮し框の延長

One Point
★3　洗い場と浴槽側の水平手すり

脱衣場から洗い場にかけて連続した歩行用手すりがあると安全である。浴槽の出入りは立ち座り動作を補助する浴槽の縁から120mm前後の高さの手すりと，出入りのための浴槽縦方向に手すりがあると効果的である。

One Point
★4　スツール

洗い場の入浴用いすに腰掛け，足を回転させて浴槽に入る方法をとる場合，スツールの高さは浴槽に合わせ，座面はやや広めで安定したタイプが良い。

場と浴槽側に2本の水平手すり★3（高さ800mm）を設置した。また洗い場には，浴槽縁と同じ高さ（高さ400mm）のスツール★4を設置し，移乗・洗体動作に配慮した［図6 c・d］。

・台所：簡単な炊事ができるよう，椅子に腰掛けて台所仕事が可能な設備に変更した。床材の変更による段差の解消，家具のレイアウト変更を行い，ワゴン車を利用し配膳等が行えるようにした［図7］。

・玄関：玄関の上がり框が洗面・脱衣場の開口部と接近しすぎて転落の危険があったため，框を200mm程度延長し，土間からホールにかけて段違いの水平手すり（土間および玄関フロアから高さ800mm）を設置した。また，玄関から道路までの段差は，幅員1300mmの緩いスロープ状に改修した［図8］。

⑤住宅環境整備後の確認とフォローアップ

対象者の身体能力に応じた歩行器やワゴン車の適合，屋内外の段差解消，開口部の拡張，手すり設置などによって，移動をはじめ日常の基本動作が安心して行えるようになった。

中でも寝室とトイレが近くなったことで，夜間2回の排泄が安全かつ容易

に行えるようになったこと，調理や配膳が楽になったこと，外出がしやすくなり，近所の友人と出かける機会が増えたことが，対象者にとって大きな収穫である。

今後は，現状，ワゴン車を室内で上手に利用することで移動は自立しているが，歩行障がいについては病院関係者と介護支援専門員等が連携をとり，経時的変化を確認しながら，生活の継続性について支援を行う必要がある。

(2)立位移乗タイプの住宅改修：事例2

①基礎情報の把握
・障がい名：シャイードレーガー症候群[5]による歩行障がい
・家族構成：対象者（58歳）・妻・息子
・環境整備のニーズ：介助者の負担軽減，自立的な移動・排泄・入浴・外出の実現
・支援のプロセス：医師から車いすによる在宅生活を勧められたが，対象者も家族も現在の住宅環境では車いす生活が困難なことを理解していたため，医療機関を通じて生活支援の要請があった。そこで，対象者の動作能力をはじめ今後の生活イメージ，改修費などを把握し，できる限り自立的な移動，排泄，入浴，外出ができるような住宅改修を行った。

②アセスメント・評価
●動作能力のアセスメント
事例は進行性の疾患で主症状としては失調症状，起立性低血圧，膀胱障がいがあり，姿勢を変えるときに目眩やふらつきを訴える。対象者の起居・移乗・移動能力を［図9］のようにとらえた。
・起居・移乗：ベッド柵を利用した起居動作，手すりなどにつかまっての立位移乗は可能である。
・移動：極めて短い距離であれば，手すりなどにつかまり歩行はできるが，目眩がひどく危険を伴う。長距離は無理だが，両手駆動による車いす移動は可能である。
・食事や机上作業：上肢機能は巧緻性の問題はあるが，基本的には自立している。
・排泄：排尿は自己導尿，排便は洋便器を利用し，いずれも自立している。
・入浴：現状は介助が必要である。手すり等があれば動作は可能である。

●住宅環境の把握
住宅環境整備前の状況は［図10］のとおりであり，その住宅内で動作確認をすることで以下の課題があがった。
・玄関から外出する手段しかなく，車いすでは困難であった。
・室内はすべて車いすでの生活になるが，寝室は2階のため現状のままでは

Key Word

★5　シャイードレーガー症候群

自律神経症状を主要症状とする脊髄小脳変性症の中の病型の1つである。自律神経症状がゆるやかに，かつ潜行性に始まり，次第に多彩かつ顕著になり，さらに小脳症状，錐体外路症状も加わり，進行していくのが特徴である。

[図9] 事例2の起居・移乗・移動能力

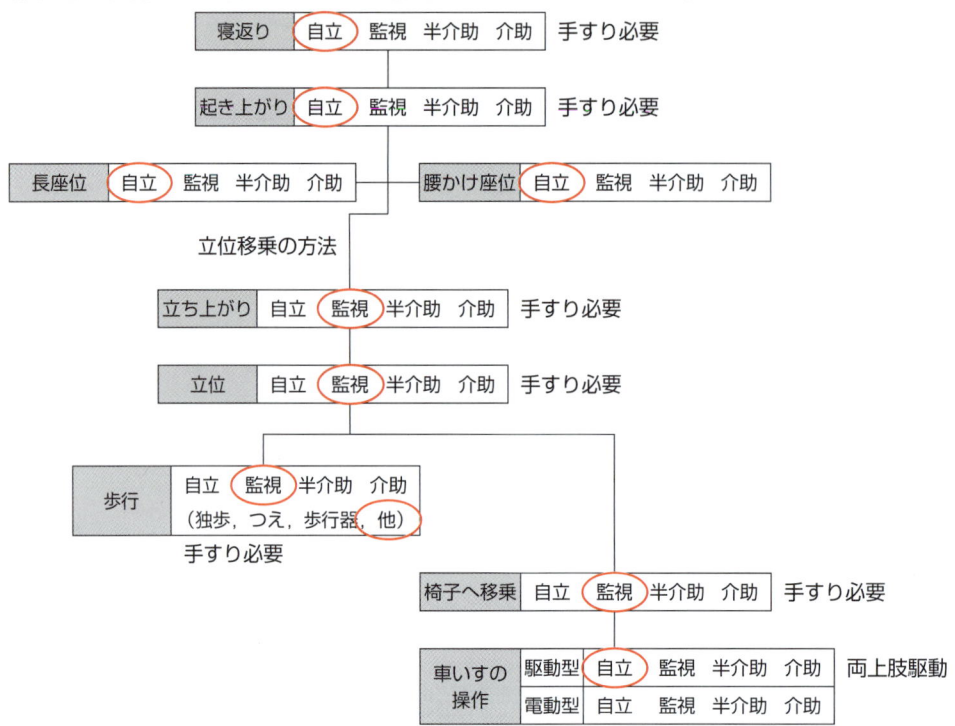

| 寝返り | (自立) 監視 半介助 介助 | 手すり必要 |

| 起き上がり | (自立) 監視 半介助 介助 | 手すり必要 |

| 長座位 | (自立) 監視 半介助 介助 | | 腰かけ座位 | (自立) 監視 半介助 介助 |

立位移乗の方法

| 立ち上がり | 自立 (監視) 半介助 介助 | 手すり必要 |

| 立位 | 自立 (監視) 半介助 介助 | 手すり必要 |

| 歩行 | 自立 (監視) 半介助 介助 （独歩，つえ，歩行器，(他)） 手すり必要 |

| 椅子へ移乗 | 自立 (監視) 半介助 介助 | 手すり必要 |

| 車いすの操作 | 駆動型 (自立) 監視 半介助 介助 | 両上肢駆動 |
| | 電動型 自立 監視 半介助 介助 |

[図10] 事例2の住宅環境整備前の住宅環境（屋内平面図）

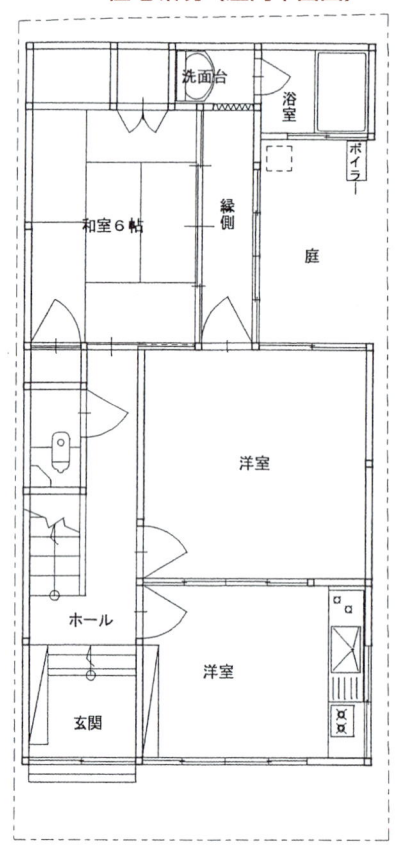

利用できず，トイレ，浴室も車いすでの利用は困難であった。

③ニーズの整理と基本プランの検討 [図11]

環境整備を行うことで，できる限り自立的な生活を実現したいが，環境と自立度の関係や必要経費などを知りたいと家族から要望があった。これに対し，対象者の能力を確認し，今後の生活イメージを対象者，家族が把握することを目的に，シミュレーションルーム（ADL評価装置）を利用した上で，支援計画を立てた。

- 生活全般（動線計画）：対象者の起居・移乗・移動能力および病状の進行などを考えると，ベッドと車いすの生活★6が中心になるため，居間，便所，浴室に移動しやすい和室を居室兼寝室に設定した。
- 移乗･移動：屋内通路が狭いため，回転半径の小さな車いすを選定し，ベッドや便器などへの円滑な移乗のために，車いすのアームサポートとフットサポートは取り外し，または跳ね上げ機構などを採用する。長時間の座位での疼痛を和らげ，安定した姿勢を保つために座面と背にクッションをつける。
- 排泄：便器に対して車いすをほぼ直角に配置し，手すりにつかまって立位移乗をすると回転が小さく安全に行えるので，便器とL型手すりの適正な配置を検討した。排尿は，便器に対して，正面にアプローチし自己導尿を行うため，スペースや道具の置き場所などを確保する。いずれの場合も，座ったままの姿勢で諸作業や手洗いができるようにする。
- 入浴：椅子での脱衣，手すりによる洗い場の歩行，浴槽の縁に一旦腰かけ

One Point

★6　車いすの生活

車いすの最低通行幅員
＝車いすの全幅＋両肘の突き出し幅＋揺れ幅
＝車いすの全幅＋150mm程度
≧780mm

車いす小回り旋回の回転円の直径
＝1300〜1500mm

[図11]　事例2住宅環境整備の基本プランの検討

[改修前]　　[改修後]

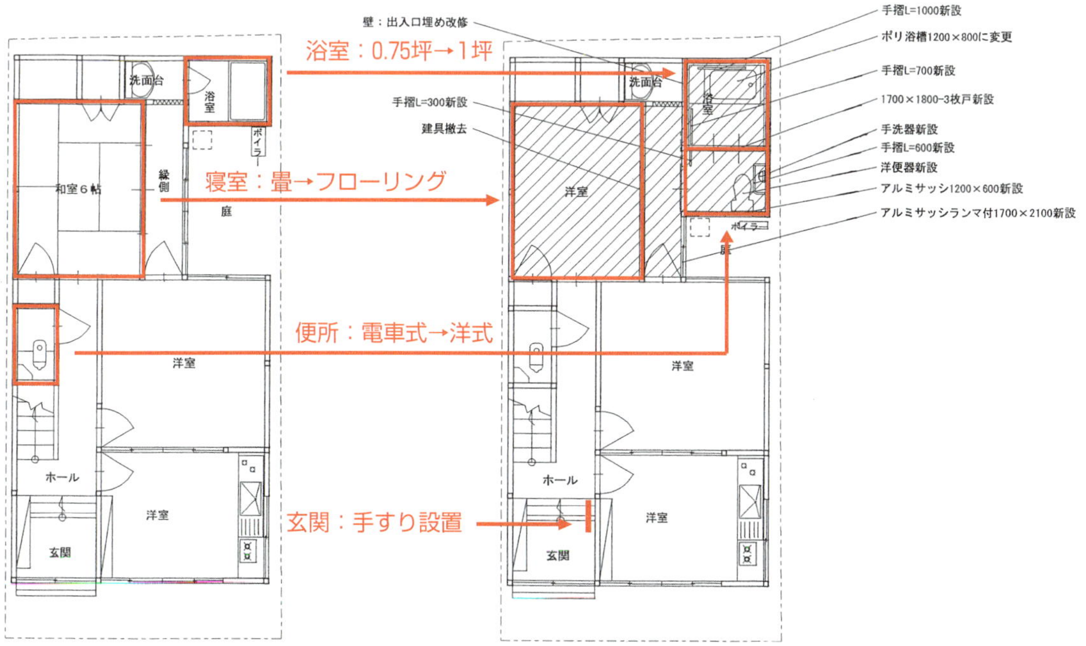

洗面台
浴室
ボイラー
和室6帖
縁側
庭
洋室
ホール
洋室
玄関
壁：出入口埋め改修
浴室：0.75坪→1坪
手摺L=300新設
建具撤去
寝室：畳→フローリング
便所：電車式→洋式
玄関：手すり設置
手摺L=1000新設
ポリ浴槽1200×800に変更
手摺L=700新設
1700×1800-3枚戸新設
手洗器新設
手摺L=600新設
洋便器新設
アルミサッシ1200×600新設
アルミサッシランマ付1700×2100新設

玄関に手すり設置，和室を寝室に変更しフローリング対応，寝室の側に車いす対応のトイレと浴室の整備を計画した。

ての入浴，浴槽縁と同じ高さの椅子に腰かけて洗体ができる空間配置を検討した。また，病状の進行に備えて，入浴リフトを設置するための壁下地を準備する。
- 外出：車いすでの外出を考えると，建物の左右後方には通路が確保できず，正面の敷地状況からもスロープの施工が困難なため，玄関または台所の軒先に段差解消機を設置するしかない。しかし，現段階では手すり歩行によって玄関上がり框の移動が可能なため，大がかりな改修工事は将来の課題とする。

④住宅環境整備の実施

- 寝室・居室：6畳の和室を寝室兼用の居室とし，床全面をフローリング化した。廊下に通じる片引き襖の敷居段差は8mm程度なので，廊下側にくさび状の傾斜板を設置した。縁側は障子の敷居高までフローリングでかさ上げし，敷居にV溝レールを設置した［図12］［図13］。
- トイレ：当初は既存のトイレの改修を考えたが，階段下に位置するためにスペースが足りず，寝室から廊下を隔てた庭の一部に，脱衣場を兼ねた車いす対応型トイレを増築した。排便は，便器に対して車いすをほぼ直角に配置し，手すりにつかまりながら立位移乗で便器に移るため，便器とL型手すり[7]の配置を十分考慮した。また，排尿（自己導尿）を行うための移動スペースや道具の置き場所も確保した。いずれの場合も，座った状態で諸作業や手洗いができるように設計した［図14］。
- 浴室：既存の浴室では，脱衣や介助の空間が確保できないため，浴室を0.75

> **One Point**
>
> ★7 便器とL型手すり
> 便器に対して直角（L型手すり正面）方向に車いすを配置し，手すりにつかまりながら利き足を軸に90°回転して便器に移乗する方法が安全なため，車いすのアプローチ，スペースに留意する。便器は腹圧がかけられるように，腰掛けた状態で足底が床に着く高さとする。

［図12］ 起居・移乗環境

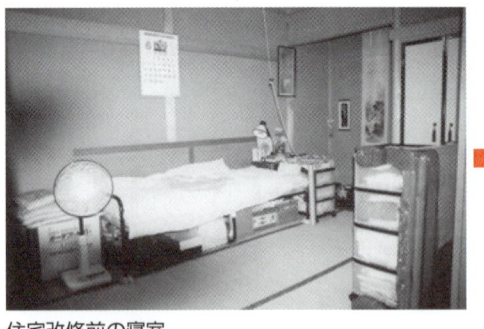

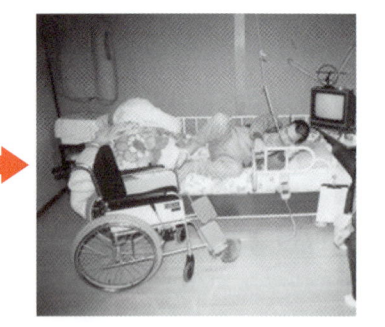

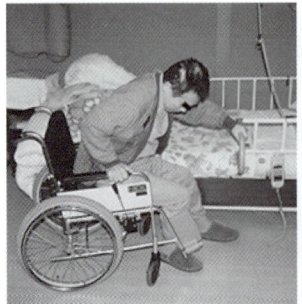

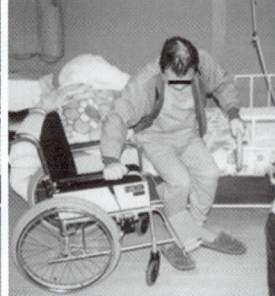

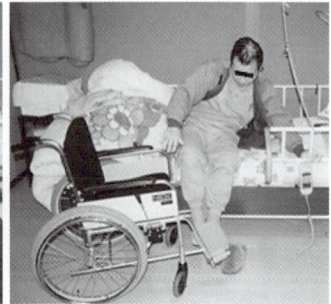

住宅改修前の寝室

車いすでの生活を考慮し和室をフローリングに変更

［図13］ 室内の移動環境

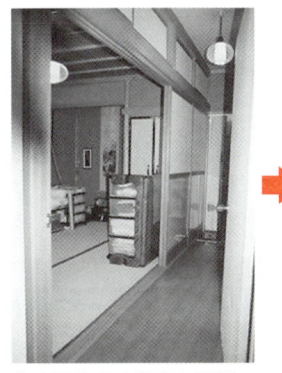

住宅改修前の寝室と縁側

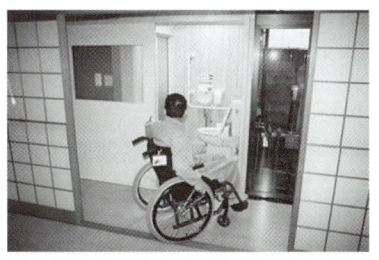

寝室から車いすでトイレや居室への移動を行うため縁側をかさ上げし敷居にＶ溝レールを設置

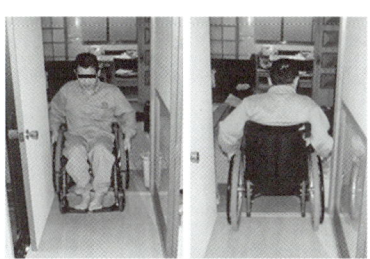

居間への敷居の段差は8mm程度のため傾斜板を設置

> **One Point**
>
> ★8　浴槽
> 立位や歩行に不安がある場合，浴槽の縁に一旦腰掛け，足を回転させて浴槽に入る方法が安全である。このため浴槽の縁は高さ400mm程度で，麻痺のない側に腰掛けられるスペース（幅400〜500mm）が必要となる。また，浴槽内で姿勢保持や立ち上がり動作がしやすいように，背が当たる部分が垂直に近く，底の傾斜が小さい和洋折衷型の浴槽（長さ1200mm程度）を選択するとよい。底にノンステップ処理や滑り止めマットがあるとさらによい。

［図14］ 排泄環境

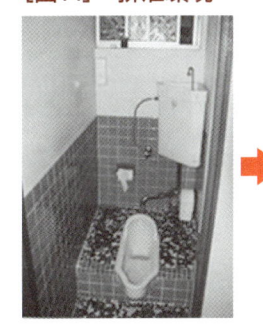

住宅改修前のトイレ

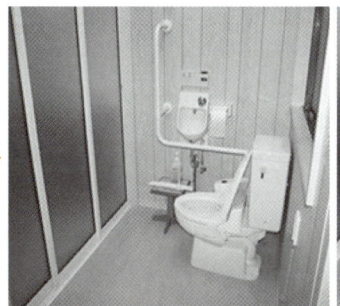

寝室の側に車いすトイレを増設

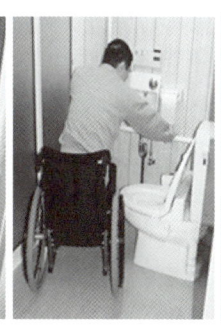

排便は手すりにつかまりながら立位移乗で便器に移乗

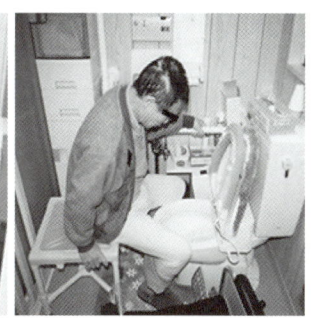

排尿は自己導尿を行うため座った状態で諸作業や手洗いができるように手洗器の設置

坪から1坪に増改築した。脱衣場から浴槽に手すりを連続的に配置した。浴槽★8の左手のタイル面を移乗しやすいようにかさ上げし，奥の壁面に水平手すりを設置した。また，病状の進行に備えて，入浴リフトが設置できる壁下地を準備した［図15］。

・玄関：上がり框から土間にかけて手すりを設置し，土間から道路までは現在のところ介助移動することとした。必要になったときに簡易スロープを利用することとした［図16］。

⑤住宅環境整備後の確認とフォローアップ

改修後に確認した結果，ほぼプランどおり施工されており，若干の生活指導を行うだけで，車いすでの屋内移動，排泄，入浴動作は自立的に行えることが確認された。

[図15] 入浴環境

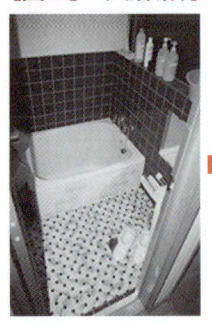

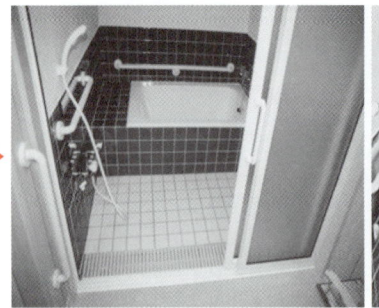

住宅改修前の浴室 → 0.75坪から1坪に浴室を増設 / 脱衣場から浴槽へ連続した手すりを設置し腰かけて浴槽に入るためのステージや手すりの設置 / 浴槽から洗い場の腰かけ椅子に移乗できるように手すりの設置

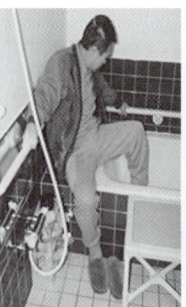

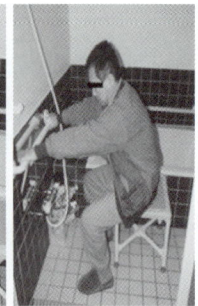

[図16] 外出環境

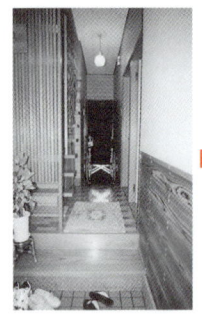

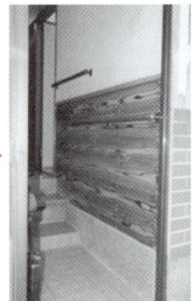

住宅改修前の玄関 → 上がり框の昇降のため手すりの設置 / 手すりにつかまり上がり框を降りて，車いすに乗る / 車いすでの外への出入りは，必要時にスロープを設置

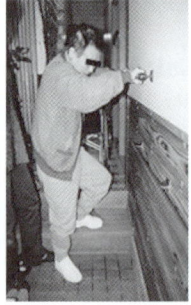

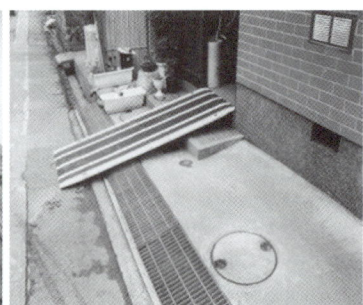

　対象者が安心して在宅生活を送れるように，介護支援専門員をはじめ，地域の医療機関や訪問リハビリテーションの担当者に申し送りをした。

(3) 座位移乗タイプの住宅改修：事例3

①基礎情報の把握

- 障がい名：頸髄損傷による四肢麻痺（ザンコリー麻痺分類C6bⅡ）
- 家族構成：対象者（20歳）・父・母
- 環境整備のニーズ：自立的な排泄，入浴，自動車運転
- 支援のプロセス：洗面所，洗濯場，浴室空間を改修し，自立的な排泄，入浴動作を実現したい。ただし，トイレは対象者専用，浴室は家族共用とする。また，庭にガレージを増築し，自家用車で外出したいという要望があがった。そこで，対象者の動作能力や家族の経済事情に応じた自立生活環境を設計した。

②アセスメント・評価

●動作能力のアセスメント

事例は完全四肢麻痺であり，対象者の起居・移乗・移動能力を［図17］のように整理した。

- 起居・移乗：寝返り，起き上がりはベッド柵を利用することで自立している。移乗は上肢を支持に利用し，座位移乗にて自立している。
- 移動：車いす自走可能で，屋外移動は手動装置を取りつけた自動車を運転している。
- 座位能力：上肢の支持で腰掛け座位可能ではある。また，上肢の支持ができない場合（両上肢作業時等）は，背もたれ等やテーブル等によりかかった状態で座位を保持する状況である。
- 上肢作業：上肢機能は到達，把持能力に制限がある。上肢で座位バランスをとりながらの作業になるため，片手作業が中心であるが，両上肢作業が必要なときは体幹を寄りかからせることで可能である。
- 排泄動作：排尿は自己導尿にて処理し，排便は座薬を用いて便器に座って行う。
- 入浴：対象者に適した環境が整備されれば，洗体等の介助程度で可能である。

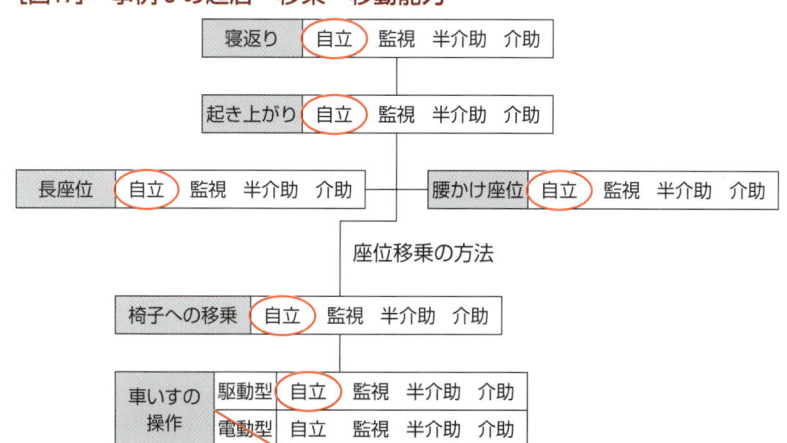

●住宅環境の把握

住宅環境整備前の状況は［図18］のとおりで，住宅内で動作確認をすることで以下の課題があがった。

- 室内はすべて車いすでの生活になるが，居室は2階のため，現状のままでは利用できず，トイレ，浴室も車いすでの利用は困難であった。
- 外出時，自動車運転を行うが，駐車場から自宅へのアプローチが困難であった。
- 排泄，入浴動作はずり動作で行える環境であれば行うことができるが，対象者に対応する環境整備にはスペースが必要であり，家族からは既存のトイレ，洗面所，浴室等のスペースで対応したいとの要望であった。

[図17] 事例3の起居・移乗・移動能力

[図18]　事例3の住宅環境整備前の住宅環境（屋内平面図）

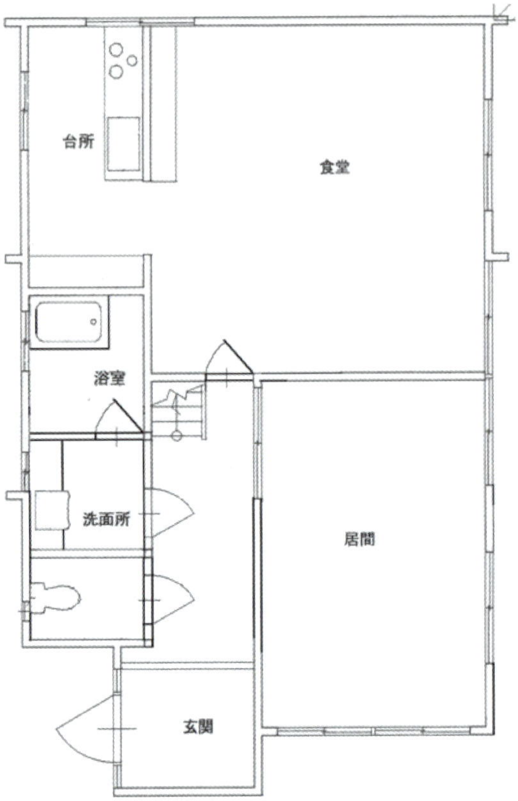

③ニーズの整理と基本プランの検討 [図19]

　環境整備を行うことで，できる限り自立的な生活を実現したいが，環境と自立度の関係や必要経費などを知りたいと家族から要望があった。また，既存の住環境の中で改修を検討しており，各動作において自分で可能な最低スペースの確認が必要となった。これに対し，対象者の能力を確認し，今後の生活イメージを対象者，家族が把握することを目的に，シミュレーションルーム（ADL評価装置）を利用した上で，支援計画を立てた。

- 起居・移乗：ベッドと車いすの高さがほぼ同じで，隙間ができないように横づけできるスペースが必要である。車いすのアームレスト形式が移乗動作に大きく影響する。安定した座位移乗をするためには，硬めのマットレス，車いすの車輪が滑りにくい床材，硬めのカーペット，滑り止めマットなどを使用する。
- 排泄：排尿は自己導尿のため車いす上で可能となるようスペースを検討する。また，車いすに座ったまま手が届く位置に，手洗器，導尿用具，座薬などが置ける棚やカウンターが必要になる。

　排便は車いすから便器への直接移乗が困難，また便器上での脱衣が困難なため，便器の周囲に対象者の能力や環境に適した形状の脱衣台が必要になる。脱衣台は便器で長座位がとれ，それに伴い上肢支持を着くことがで

[図19] 事例3 住宅環境整備の基本プランの検討

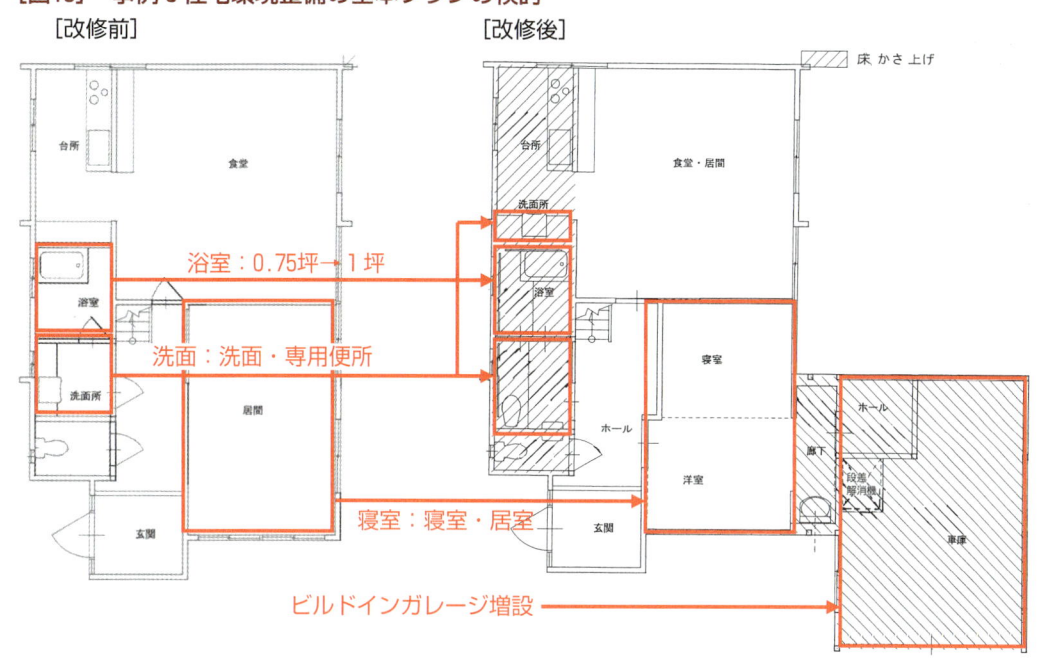

[改修前] [改修後]

浴室：0.75坪→1坪
洗面：洗面・専用便所
寝室：寝室・居室
ビルドインガレージ増設
床かさ上げ

雨天積雪時でも対応できるビルドインガレージの増設と屋内外の出入りに利用する段差解消機の設置，居間を寝室と居室に変更，洗面所と浴室の空間を利用し，対象者専用のトイレの設置と浴室の改修等の整備を計画した。

きるスペースと，更衣ができる広さを検討する。車いすを脱衣台にほぼ平行（20°前後）に横づけして座位移乗するため，車いすのアプローチ・スペースが必要になる。脱衣台は肌を傷つけない素材で，ずり這いが行いやすい素材が必要になる。排便時の座位姿勢が不安定なため，脱衣台に平行の横手すりに肘をしっかり乗せられるように，便器から横手すり[★9]の距離を250mm前後に設定する。周辺機器は上肢機能障害にも配慮したものを選択する。

・入浴：脱衣は脱衣台で更衣を行う。脱衣台は，両上肢を広げて体幹を支持しながら長座位姿勢がとれる面積（長さ1400mm×幅900mm程度）が必要で，高さは車いす座面高にそろえる。また，安定した座位姿勢が保てないので，脱衣面から高さ250mm程度の壁面に，体幹支持および体位変換用の平行手すりを設置する。洗い台は脱衣台から浴槽への座位移動および洗体動作を行うために，すのこ状の洗い台を設置する。長さは洗い場の奥行寸法に合わせ，幅や高さ，手すりの設置は脱衣台の場合に準じる。また，脱衣台との隙間（開口部の敷居幅）に渡し板が必要で，洗体時の背もたれも必要となる。車いすの座面高と脱衣台，洗い台，浴槽縁の高さをそろえることで座位移動ができ，自立的な入浴ができるが，台の素材は，移動の際に素肌を傷つけないことが条件となる。

浴槽形状[★10]は，浮力で下肢が浮いて溺れる危険性があるため，浴槽内で安定した姿勢保持ができる形状（股関節，膝関節が屈曲する短めの浴槽）を選定し，滑り止め処理を十分考慮する。背が当たる部分が垂直に近く底の傾斜が小さい和洋折衷型の浴槽（長さ1200mm程度）を選択するとよい。

One Point

★9 横手すり

座位姿勢が不安定な場合は横手すりに肘をしっかり乗せられるように，便器中心から横手すりの距離を250〜300mm程度に設定する。ただし，脱衣や後始末動作をするときに体幹を左右に振るため，壁と手すりの間隔を広めに設定し，身体の一部が壁や周辺機器にぶつからないように配慮する。

Key Word

★10 浴槽形状

市販されている浴槽の形状は，大きく3種類（和式，和洋折衷，洋式）あり，長さも800〜1700mm程度まであるため，浴槽内での姿勢安定や出入り動作を考慮して選ぶ必要がある。

水栓具は洗体動作に応じて使いやすい位置に配置する。

入浴動作は負担が大きいので家族の見守りは必要である。そのため，身体状況や気候によって，自走式シャワー用車いすによる自立して入浴する方法も検討する。

・外出：地面と1階フロアのレベル差が500〜600mmあり，その間にポーチや土間の段があるため，玄関の段差解消（改修工事）は複雑かつコスト高になる。外出は自動車での外出が中心になるため，駐車場には運転席に車いすから移乗するスペースが必要である。また，移乗には時間を要するため，雨や雪への対応として屋根付きの駐車場であることが重要である。

④住宅環境整備の実施

・プランの概要：ダイニング，水回り，庭に囲まれた部屋を対象者の寝室兼居室とした。限られた改修面積では，すべての水回り環境を網羅できないため，トイレ兼脱衣場と浴室に改修し，洗面台をダイニングに移設した。また，車いすおよび自家用車で容易に外出ができるように，居室横の庭にガレージを増築し，段差解消機[11]を設置した。

・寝室・居室：寝室と居室をアコーデオンカーテンで仕切り，ガレージへの出入口に洗髪可能な洗面台を設置した。

・トイレ：排尿は自己導尿，排便は座薬の利用によって行うため，便器付近に手洗器と棚を設置した。便器への移乗と更衣をしやすくするため，便器を包み込む形状の更衣台（幅850mm×長さ1600mm×高さ450mm，表面はクッション性のあるレザー貼り）を設置し，入浴の更衣台と兼用することにした。更衣に利用する横手すり（長さ800mm）は，台から200mmの高さに設定した［図20］。

・浴室：座位移動による一連の入浴動作を自立的に行えるように，更衣台，洗い台，浴槽縁の高さを400mmにそろえ，体幹支持や移動を補助する手すりを台から200mmの高さに設置した。浴槽は，良好な姿勢を保持するため，背の当たる部分が垂直に近い和洋折中タイプ（長さ1200mm×幅800mm×深さ500mm）を採用した。水栓具は，麻痺した手指でも操作しやすいレバー式，シャワーは手元に注水ボタンのあるものを採用した。また，季節や体

Key Word

★11 段差解消機
日本家屋の基礎高は建築基準法によって少なくとも地上450mm以上の高さが必要となり，盛土された土地や傾斜地に建設された住宅では，路面との高低差がさらに大きくなる。この高低差を車いすで移動するために，スロープや垂直に上下する昇降機の設置が考えられる。スロープは敷地の制約を受けやすく，昇降機は省スペースではあるが機械操作やメンテナンスが伴うため，利用者や環境に応じた選択が必要になる。

［図20］ 排泄環境

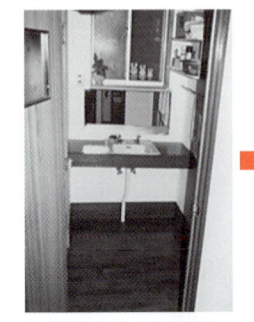

| 住宅改修前の洗面所，左側がトイレで右側が浴室の入口 | 廊下側に扉を設け既存のトイレを家族用に改修 | 洗面所空間を対象者が利用できるように移乗台を設置した専用トイレに改修 |

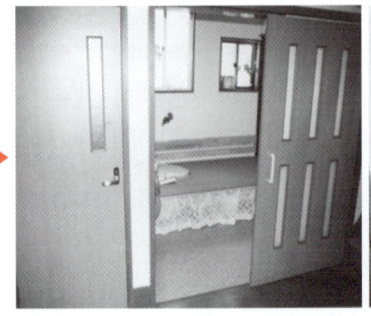

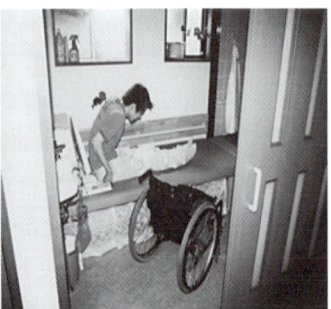

[図21] 入浴環境

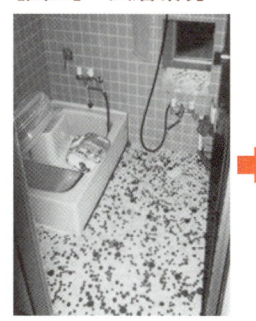

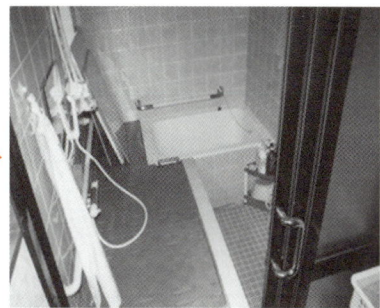

住宅改修前の浴室　　　トイレの移乗台と脱衣台を兼用し洗い場につながるように配置　　　ずり這いで移動できるように浴室を改修

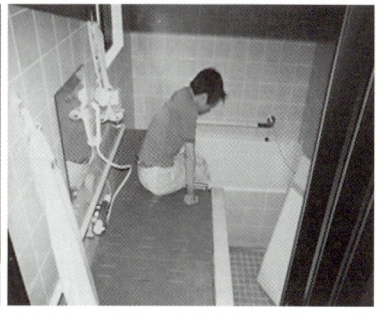

[図22] 外出環境

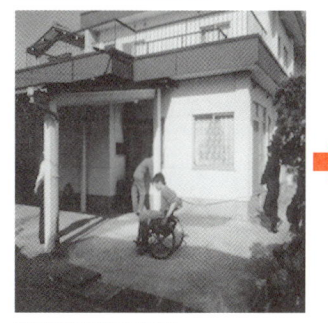

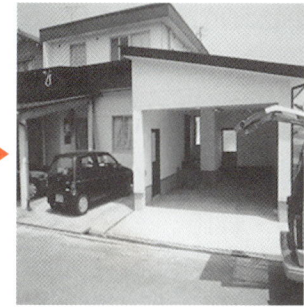

住宅改修前の玄関　　　玄関前のスペースに雨天積雪時でも利用可能なビルドインガレージを増設　　　屋内から直接駐車場へ移動するため段差解消機を設置

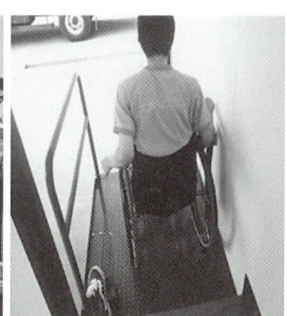

調に合わせてシャワー浴ができるように，自走式シャワー用車いすを製作した［図21］。

・駐車場：経済面を考慮し，玄関から出入りするための改修を一切行わず，雨や雪の日でも無理なく外出できるように，住居と一体化したビルドイン型のガレージを居室横に増築した。外出の完全自立を目指し，居室からの出入りに利用する段差解消機やガレージシャッターはリモコン方式のものを採用した［図22］。

⑤住宅環境整備後の確認とフォローアップ

　生活動作のほとんどが自立した。入浴は，季節や体調に合わせて自走式シャワー用車いすによるシャワー浴を行う。また，更衣台によって便器から浴室への直接移動が可能になったため，排便直後に入浴を行う場合も多いという。さらに，手動装置搭載の自家用車とビルドイン型ガレージによって，雨や雪の日でも職業訓練校やバスケットボールの練習に通えるようになり，積極的な社会生活を送っている。

(4) 座位移乗タイプの住宅改修：事例4

①基礎情報の把握

- 障がい名：筋ジストロフィー
- 家族構成：対象者一人暮らし（67歳）
- 環境整備のニーズ：在宅で車いす生活ができるような環境整備
- 支援のプロセス：購入したマンションで一人暮らしをしている。病気の進行に伴い，住宅環境整備を少しずつ行ってきたが，在宅での入浴の介助負担が大きく，危険が伴うこともあり，介護保険制度の福祉用具貸与でリフトを利用し，安全に自宅入浴ができるようにしたい。また，車いす駆動も狭い所や，少しの段差（カーペット等の厚み）も駆動しづらくなってきたので，居間，台所等すべての空間を楽に車いす移動ができるように住宅改修計画を進めた。

②アセスメント・評価

●動作能力のアセスメント

事例は筋ジストロフィーで徐々に進行しており，現在の対象者の起居・移乗・移動能力を［図23］のように整理した。

- 起居・移乗：寝返り，起き上がりはベッド柵を利用することで自立している。
- 移乗：ベッドと車いすの移乗はスライドシートの滑りの利用とベッドの高さ調整を利用し，座位移乗にて自立している。座位移乗のしやすさと，体幹を左右に振りやすくするため，車いすのアームサポートは室内では外している。
- 移動：車いすは両上肢で駆動しているが，力が弱くカーペットの厚みの段差や建具のレールを乗り越えることもしづらくなってきている。また，狭

［図23］ 事例4の起居・移乗・移動能力

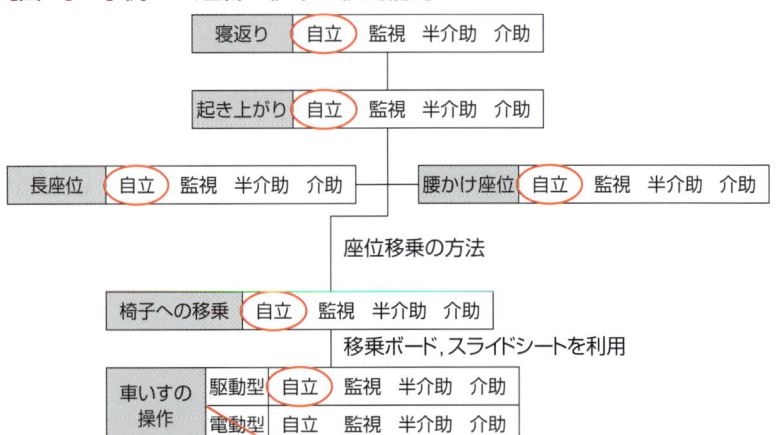

い場所での切り替え等も力がないため，操作が困難になってきている。
・座位能力：上肢の支持で腰掛け座位可能ではある。また，上肢の支持ができない場合（両上肢作業時等）は背もたれ等やテーブル等によりかかった状態で座位を保持する状況である。
・排泄動作：尿は車いす上で，尿瓶で処理している。便は便器横にベンチを設置し座位移乗で自立している。
・入浴動作：入浴は介助を要する状況である。
・上肢作業：上肢機能は到達制限が強く，上肢を保持しておくことが困難であるが，カウンターやテーブルの上を這わせて上肢を移動させることは可能。手指の動きはあるが，力が弱く，硬い蓋の開閉や重いものを把持することは困難である。床に落ちたものを拾うことは困難である。

● **住宅環境の把握**

住宅環境整備前の状況は［図24］のとおりで，その住宅内で動作確認をすることで以下の課題があがった。
・室内はすべて車いすの生活になるが，居間から台所への移動の開口が狭く，うまく車いすを切り返して移動することが不十分である。
・台所が狭く車いす対応がしづらく，冷蔵庫の中の物の出し入れは不十分である。
・廊下と浴室脱衣場・洗面所には段差があり，車いすで近づくことができない。また，マンションのため，洗面・脱衣室の入口にある120mmの段差を

[図24]　事例4の住宅環境整備前の住宅環境（屋内平面図）

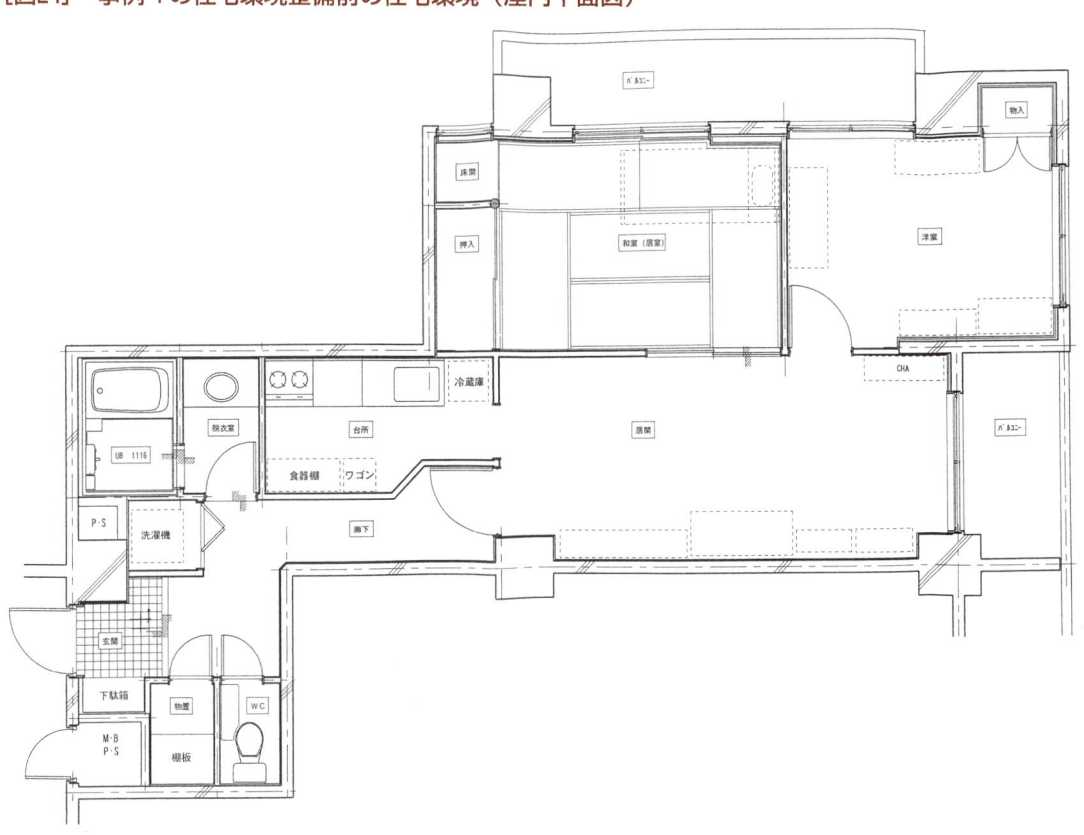

[図25] 事例4 住宅環境整備の基本プランの検討
[改修前] [改修後]

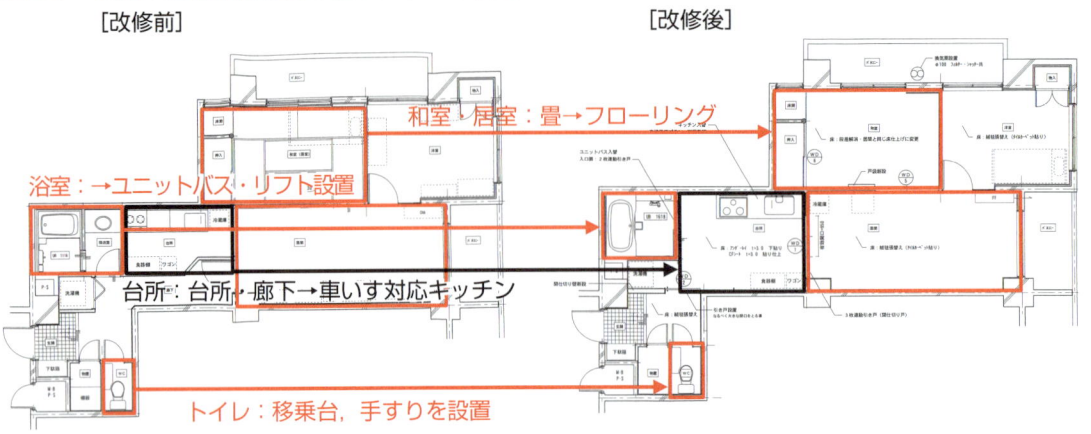

浴室：→ユニットバス・リフト設置
和室・居室：畳→フローリング
台所：台所・廊下→車いす対応キッチン
トイレ：移乗台，手すりを設置

車いすでの生活を考慮し，和室と居間，廊下，キッチン，浴室をワンフロアに変更，浴室はバリアフリータイプのユニットバスに変更しリフトを設置，車いすでアプローチ可能なキッチンをオーダーメイド，トイレに移乗台を設置する整備を計画した。

解消することは困難である。

③ニーズの整理と基本プランの検討 [図25]

施設への入所等も考えたが，環境整備を行うことで，病気が進行しても一生福祉サービスを利用しながら，自宅で過ごしたいとの要望があがった。これに対し，将来は電動車いすでの生活をイメージし，現状は一人で自立的に過ごすことを目的に支援計画を立てた。

- 生活全般：将来の電動車いすでの生活を考慮し，また車いす駆動がしやすいように居間と和室，廊下と台所をワンフロアにしすべての空間を利用できるようにする。
- トイレ：尿は尿瓶で処理し，便は座位移乗で脱衣台に移乗し，ずって便器に近づき，便器に座って処理する。
- 入浴：訪問看護とヘルパーの介助で自宅入浴を行ってきたが，介助負担が大きいこと，またマンションの構造上の問題で洗面，浴室には段差が生じてしまうため，安全に入浴を行うためにリフトを用いた介助浴とする。
- 台所：車いすでも対応できる台所に変更する。上肢の到達範囲の制限や手指の筋力低下を考慮し，換気扇のスイッチや水栓金具は手が届きやすいこと，また収納等を利用しやすくするためワゴン車等で対応する。冷蔵庫の操作も自分で開閉しやすく，取り出したものをすぐにテーブルにおけるよう配置に考慮する。

④住宅環境整備の実施

- プランの概要：マンションのすべての空間を車いすで対応可能なような間取りに変更した [図26]。
- トイレ：トイレは狭く車いすで内部に入ることは困難だったので，トイレ入り口で車いすから移乗台に降り，移乗台でズボンの脱着を行い，便器に

Key Word

★12 固定式リフト
限定した場所で特定の移乗動作に用いるタイプである。固定式リフトの構造は，身体を吊り上げるアーム部とそれを支える支柱部，アームを昇降させる駆動部で構成されている。アームは上下に動くほか，支柱を中心に水平回転し，移動範囲は，アームの長さや関節の有無によって決まるため，支柱の位置を十分検討する必要がある。

[図26] 室内の移動環境

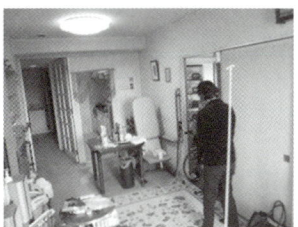

住宅改修前の居間

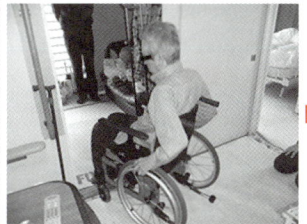

リビングから和室への移動は敷居の段差があり困難

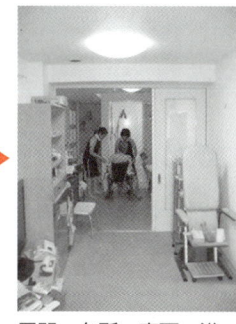

居間，台所，廊下，浴室をワンフロアに改修

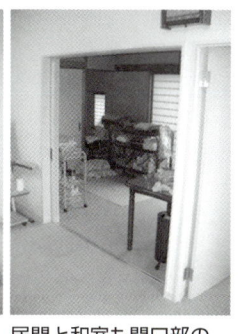

居間と和室も開口部の拡張，段差解消を行いワンフロアにも可能なように改修

[図27] 排泄環境

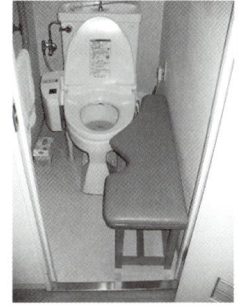

廊下に車いすを止め，座位移乗で便器に近づくための移乗台を設置

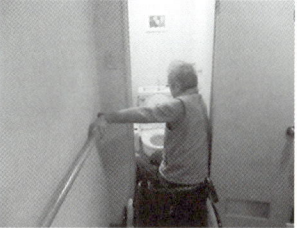

座位移乗のときには廊下の手すりを利用

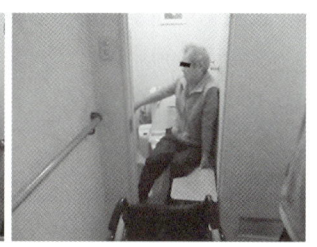

移乗台で更衣動作を行い便器に移乗。移乗台の表面素材は座位での移動や殿部の痛み，また掃除のしやすさを考慮し，クッション入りのビニールレザーで製作

[図28] 入浴環境

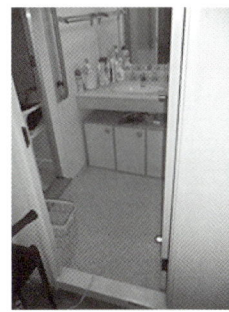

住宅改修前の脱衣場，洗面所

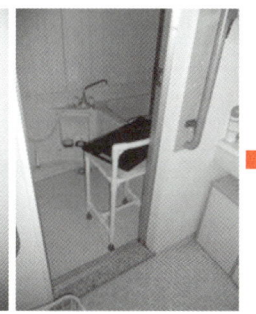

住宅改修前の浴室

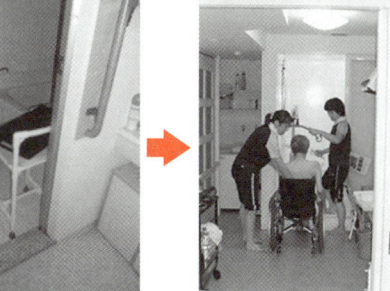

キッチン側からアプローチ可能な2枚引き戸タイプのユニットバスに変更

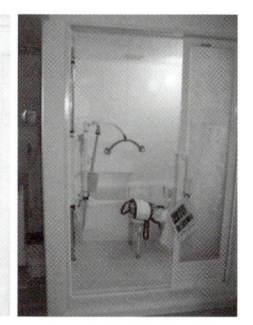

浴室には介護保険の貸与を利用しリフトの設置

ずって移動している［図27］。
- 浴室：固定式リフト[★12]を介護保険で貸与し，訪問看護師の介助にて週2回入浴を行っている。浴槽内で滑りを防ぐため，滑り止めマットを敷き，浴槽内に吸盤付きの手すりを設置し，お湯につかっている。洗い場には両上肢が支持できるように，座面幅が広い背もたれ付きの浴室椅子を置き，腰掛けて洗体の介助を受けている［図28］。

2 住宅改修事例検討

287

[図29] 台所環境

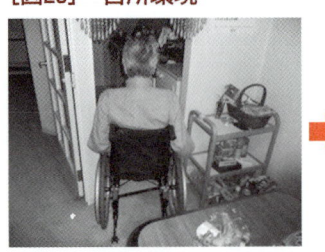

住宅改修前は居間から台所への移動が開口が狭く，わずかな段差のため車いすでの利用が不十分

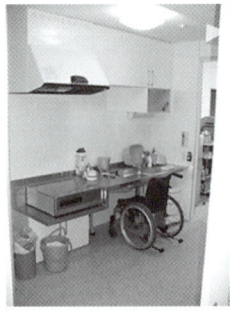

台所と廊下の壁を撤去し空間を広げる改修

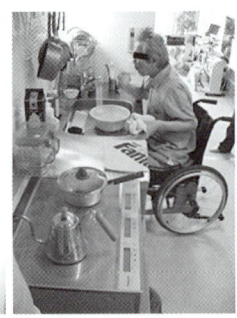

キッチンは車いすでの対応と上肢の到達制限，手指の筋力低下を配慮しオーダーメイドで製作

One Point

★13 オーダーメイド台所

車いす利用の場合，作業台上面を750mm，下面を650mmにすると，シンクの深さは100mmとなり，かなり浅いものが必要になるため，作業性を高めるにはシンク幅の調整が必要となる。手の届く範囲が制限される場合は，調理器具や食器を到達範囲内に収納する必要がある。高さのほか奥行にも注意し，食器棚はなるべく浅くし，横一列に収納できるようにする。収納庫を引き出し式（ワゴン式）に改良するのも効果的である。また，コンロと調理台の高さがそろったものを選ぶと鍋等を持ち上げる動作が少なくなり便利である。

・台所：車いすで台所作業が行えるカウンター台所をオーダーメイド★13した。手の到達範囲が小さいので，手元スイッチや水栓金具の奥行きは対象者の届く位置とした。

　重い鍋などを持つことができず，引きずって操作ができるようにカウンターと電磁調理器の高さは同じ水平面になるように設計した。車いすでも扱うことが可能なワゴン収納を利用している［図29］。

⑤住宅環境整備後の確認とフォローアップ

　改修後はリフトを用いた入浴に変更になったので，介助を行う訪問看護師にリフトの操作に関する動作指導を行い，また実際の入浴場面でも浮力に対する姿勢保持等についてアドバイスを行った。住宅改修はプランどおり施工されており，改修前までは床座位でパソコン作業を行っていたが，改修後は安全面に配慮し，すべて車いすで対応可能なように家具やパソコン等の配置の環境整備を行い，一人暮らしを行っている。現在週2回の訪問看護，毎日2回の訪問介護，週1回の通所サービスを利用しながらフォローアップをしている。

(5) 介助移乗タイプの住宅改修：事例5

①基礎情報の把握
・障がい名：頸髄損傷による四肢麻痺
・家族構成：対象者（40歳）・夫・子ども3人
・環境整備のニーズ：できる範囲の自立活動，介助者の負担軽減
・支援のプロセス：施設での生活を送っていたが，在宅での自立生活ならびに家事作業や子どもの世話などを行うため，移動手段の確保と住宅改修の要望があがった。そこで，自立的な移動と長時間座位に適した電動車いす

の導入を検討し，それによって諸作業がしやすい住宅改修計画を進めた。

②アセスメント・評価

●動作能力のアセスメント

　事例は完全四肢麻痺であり，対象者の起居・移乗・移動能力を［図30］のように整理した。

- 起居・移乗：寝返り，起き上がりは介助が必要である。
- 移動：車いすの自走可能は若干可能であるが，屋内の移動は電動でティルト・リクライニング機構つき電動車いすを利用する。起立性の低血圧があるため，電動車いす上でティルト・リクライニング機能による姿勢変換を自分で行う。
- 座位能力：単独座位は上肢で支持し，若干の介助が必要である。上肢を支持に利用するのも介助が必要である。
- 上肢作業：上肢機能は到達，把持能力に制限がある。手関節の背屈は困難で，食事，パソコン作業等は自助具を利用し行っている。
- 排泄動作：排尿は外出をしやすくするため膀胱ろうで対処している。排便は訪問看護を利用し，ベッド上で介助にて行う。
- 入浴：シャワー用車いすを用いて洗い場では姿勢保持は可能であるが，その他は介助にて行う。

●住宅環境の把握

　住宅環境整備前の状況は［図31］のとおりで，その住宅内を確認することで以下の課題があがった。

- 電動ティルト・リクライニング電動車いすでの生活になるため，1階フロアすべての空間の利用は困難であった。
- 外出には，送迎サービスや家族が運転する自動車に乗車して出かけることになるが，駐車場と自宅へのアプローチが困難であった。
- 排尿は膀胱ろうで対応し，排便はベッド上での処理のため，トイレは利用しない。
- 入浴は全介助の状態であり，自宅の浴室では介助負担が大きく，利用する

[図30] 事例5の起居・移乗・移動能力

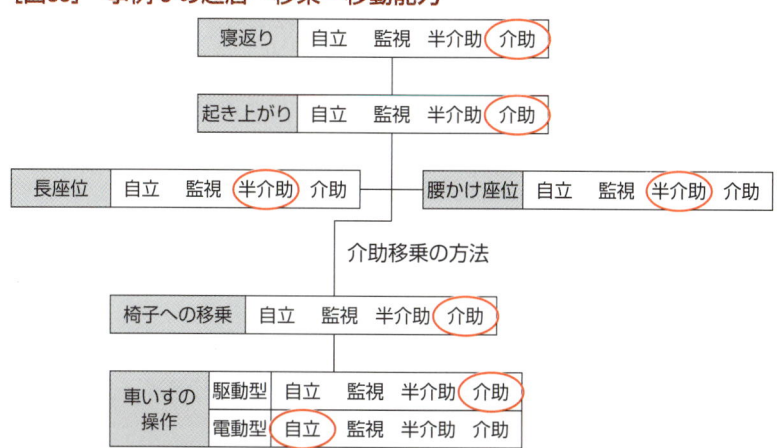

寝返り	自立	監視	半介助	(介助)
起き上がり	自立	監視	半介助	(介助)

長座位	自立	監視	(半介助)	介助

腰かけ座位	自立	監視	(半介助)	介助

介助移乗の方法

椅子への移乗	自立	監視	半介助	(介助)

車いすの操作	駆動型	自立	監視	半介助	(介助)
	電動型	(自立)	監視	半介助	介助

[図31] 事例5の住宅環境整備前の住宅環境（屋内平面図）

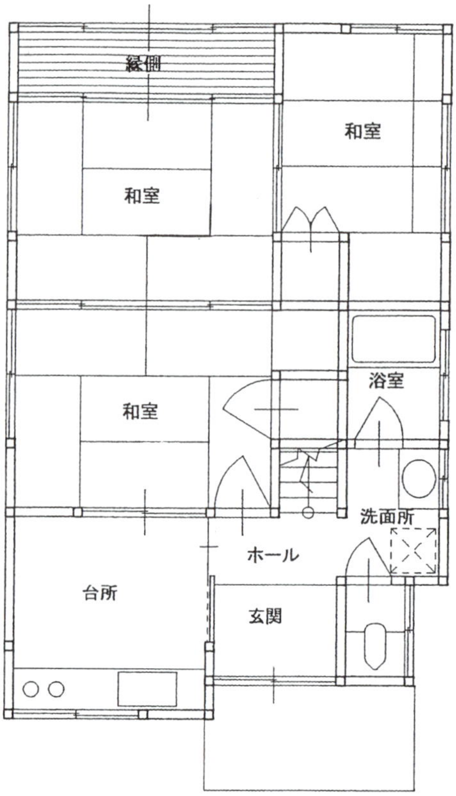

ことは困難である。

③ニーズの整理と基本プランの検討 [図32]

　対象者や家族からは，1階フロアを利用し電動車いすでの生活を検討すること，また日中は対象者が一人で過ごすことになるため，電動車いす上で血圧コントロールしながら過ごす生活を検討した。

　環境整備を行うことで，一日の大半を電動車いす上で過ごすこと，また福祉サービスを利用した生活になるが，なるべく介助人数を少なくすると同時に，介助負担軽減を図るために，リフトや段差解消機を利用することを想定し，今後の生活イメージを対象者，家族が把握することを目的に，シミュレーションルーム（ADL評価装置）を利用した上で，支援計画を立てた。

・移乗：介助者の負担軽減や腰痛防止のためには，リフトの利用を検討した。リフトは，天井走行式，据え置き式，床走行式のタイプがあり，住環境や利用方法に応じて選択する必要がある。床走行式は，狭く，段差の多い日本家屋では不向きであり，固定式は寝室と浴室に2台必要となる。天井走行式リフトは，レールがベッドの中央を通過する必要があり，また介助動作，部屋の間取りとスペースを十分考慮したレール配置とする。ベッドの場合の目安は，ヘッドレストから約1000mm，浴槽の場合は縁から200～250mm程度とする。

[図32] 事例5の住宅環境整備の基本プランの検討

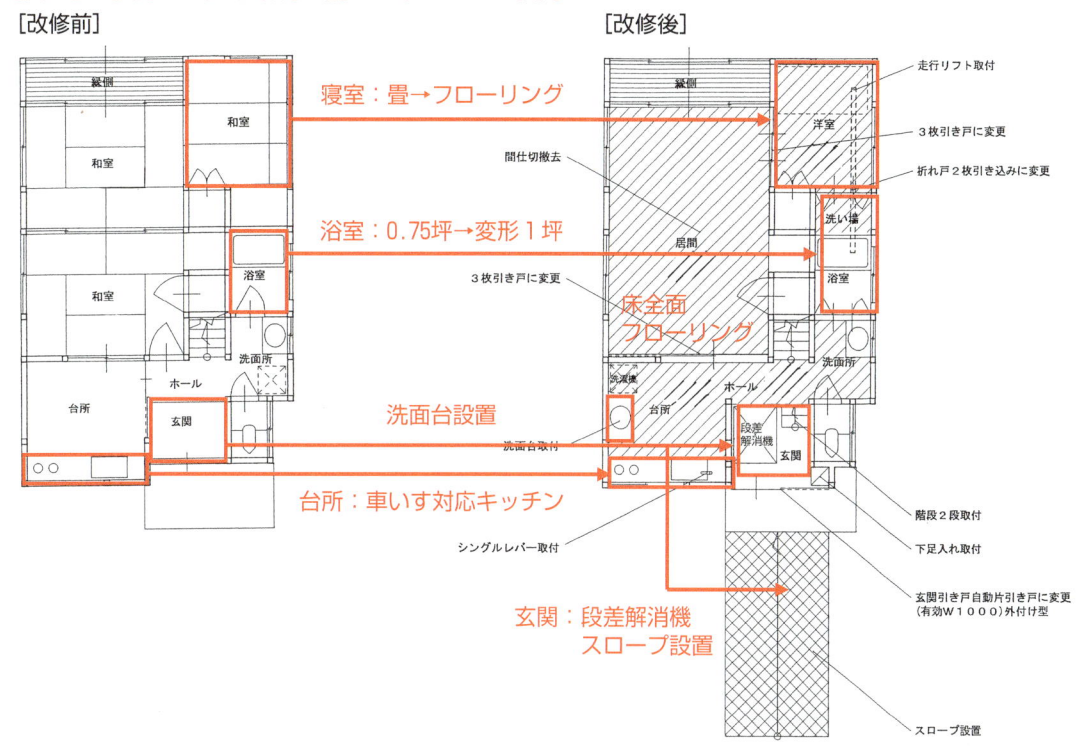

[改修前] [改修後]

（図中注記）
- 寝室：畳→フローリング
- 浴室：0.75坪→変形1坪
- 洗面台設置
- 台所：車いす対応キッチン
- 玄関：段差解消機 スロープ設置
- 走行リフト取付
- 3枚引き戸に変更
- 折れ戸2枚引き込みに変更
- 間仕切撤去
- 床全面フローリング
- 階段2段取付
- 下足入れ取付
- 玄関引き戸自動片引き戸に変更（有効W1000）外付け型
- スロープ設置
- シングルレバー取付
- 洗面台取付
- 段差解消機

電動車いすでの生活を考慮し玄関に段差解消機とスロープの設置，1階フロアの床は全面フローリングに変更，寝室から浴室をリフトでつなぐ動線の確保，台所に洗面所を設置，車いすでアプローチ可能なキッチンをオーダーメイドする整備を計画した。

・入浴：天井走行式リフトを利用することを考慮し，寝室から浴室までの距離を短くし，洗い場にはシャワー用車いすが利用できるスペースを確保する。シャワー用車いすは移動や洗体の際に，姿勢保持がしっかりできるものを選定する。また，姿勢保持力が弱いために骨盤位置が前方にずれたり，シート素材が堅いために接触部に疼痛を伴う場合があるので，座角度が調節できるメッシュシートタイプが効果的である。安定した座位保持，起立性低血圧の緩和，洗体介助などに対応したシャワー用車いすを選択する。入浴姿勢が極めて不安定で浮力で浮いてしまいやすいため，浴槽は浴槽内で姿勢保持がしやすいように，背が当たる部分が垂直に近く，底の傾斜が小さい和洋折衷型の浴槽（長さ1200mm程度）を選択する。
・外出：電動車いすごと玄関から外出できるように，段差解消機を検討する。解消機の操作は自分でできるような位置に操作レバーを設置する。

④住宅環境整備の実施

・プランの概要：電動車いすは，わずかな手指機能によって操作ができ，座位保持や起立性低血圧にも対応した電動ティルト・リクライニング機構つきコンフォート型電動車いすを選定した。一人で自由に移動できるように，1階の床をすべてフローリングに変更し，各部屋の開口部には有効幅850mm以上の引き戸を採用した。排尿は膀胱ろうで対処しているために，ト

Key Word

★14 天井走行式リフト

天井走行式リフトの構造は吊り具で身体を上下する懸吊装置が天井面に取り付けられたレールに沿って水平移動する構造である。そのため，介助方法や部屋の間取りとスペースを十分考慮したレール配置にすることが重要となる。懸吊は電動で，レールの走行は電動と手動があり，電源はバッテリー充電式が一般的である。レールとベッドの位置関係はマットレス上部から約１mの位置に，浴槽との位置関係は背が浴槽の縁に沿うように降りる位置，トイレとの位置関係は前方から介助しやすい位置となる。

One Point

★15 座角度調整式入浴いす

姿勢保持が困難で，移動，移乗，洗体に介助が必要な場合は，姿勢が安定し洗いやすさを考慮したリクライニング調整式入浴用いすが便利である。また車輪付のタイプ（入浴用車いす）もある。

Key Word

★16 スロープ

傾斜角度は戸建住宅の場合，屋内では12分の１，屋外では15分の１が目安となる。スロープの途中部分で方向転換を要する場合は平坦部を設ける。また，スロープの上部と下部には車いすが安定できるよう1500mm以上の平坦部を設ける。

イレの改修は行わず，浴室には天井走行式リフト★14，玄関には段差解消機を設置し，台所や洗面台は電動車いす対応のものを製作した。

・寝室：居間と浴室に隣接する６畳の角部屋とし，浴室に通じる押入を開放した。ベッドから電動車いすや浴室への移動を家族やヘルパーが一人でも介助できるように，天井走行リフトを設置した［図33］。

・浴室：入浴は，在宅で行うことを前提に寝室の押入部分を洗い場に改修し，３枚引き戸を設置した。また，洗体がしやすいように，姿勢保持のできる座角度調整式の入浴用いす★15を用意した［図34］。

・台所・洗面台：できることは何でもやりたいという対象者の意思から，台所や洗面台は電動車いすでも使用できるように設計し，特注加工した［図33］［図35］。

・玄関：道路と玄関土間の段差はスロープ★16によって解消し，土間と玄関フロアの段差は埋め込み式の段差解消機によって解決した。段差解消機のスイッチは，対象者が操作しやすい位置（電動車いすのアームレストの高さ）に設定することにより，一人で外出することも可能になった［図36］。

[図33] 室内の移動環境

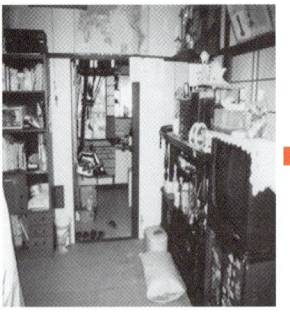

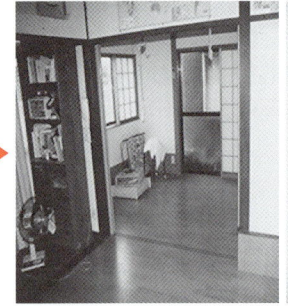

住宅改修前の居間 → １階フロアを全面フローリングに改修　台所も居間から移動ができるように改修し，電動車いすで近づくことができるキッチンを製作

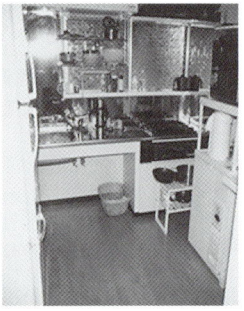

[図34] 入浴環境

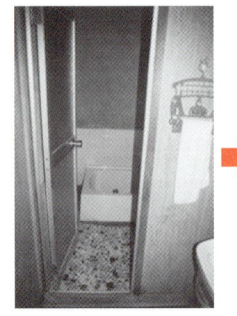

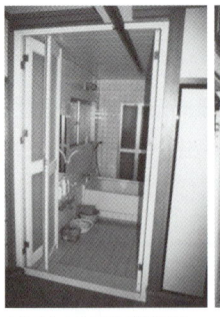

住宅改修前の浴室 → リフトでの入浴を行うため，既存の浴室を利用し4.5畳の和室から浴室に天井走行レールを直線でつなぎ，扉を設置　ベッドで脱衣し，天井走行リフトで直接浴室に移動可能。洗い場に姿勢を保持する入浴用いすを設置

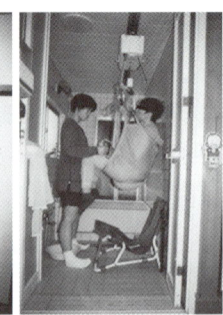

[図35] 洗面環境

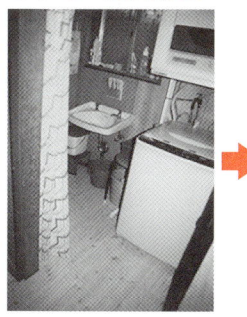

住宅改修前の洗面所

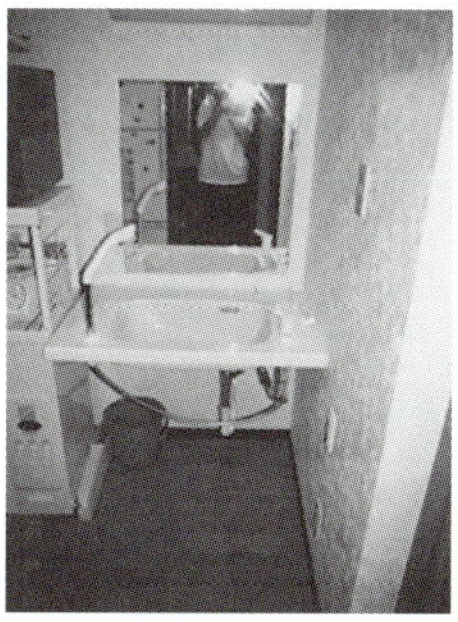

電動車いすで既存の洗面所に近づくことは困難なため，台所に洗髪等も可能な洗面器を設置

[図36] 外出環境

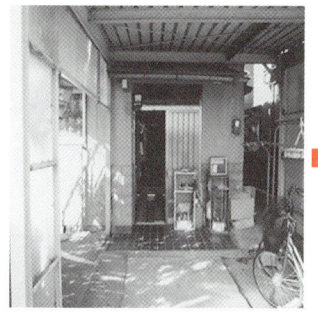

住宅改修前の玄関

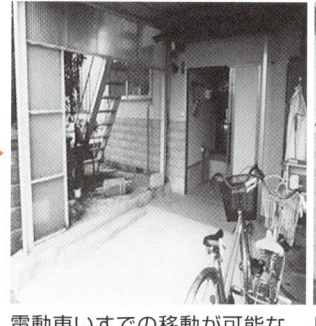

電動車いすでの移動が可能なように玄関前の段差はスロープを設置

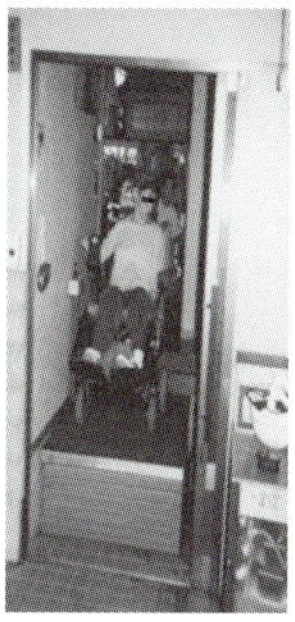

屋内と外への移動を行うため，玄関ホール内に段差解消機を設置

・その他：日中は一人になるため，電話はハンズフリー福祉電話を採用し，照明スイッチは電動車いすのアームレストの高さに設定した。また，戸の開閉がしやすいように，取っ手の位置と形状を考慮した。

⑤住宅環境整備後の確認とフォローアップ

　毎朝，子どもたちが着替えと車いすへの移乗を介助すれば，日中は一人で過ごせ，移送サービスを利用して外出や通院，子どもたちの参観などにも行ける。夕方には子どもたちと一緒に買い物や夕食の用意を行っている。また，日中安心して在宅生活が送れるように，地域の訪問看護師やヘルパーなどによる膀胱ろうの処理，体調確認，介助入浴サービスなどを実施している。

（寺田佳世）

さくいん

A
AAC …………………………………224
ALS …………………………………236

B
BFO …………………………………111

C
CIC …………………………………209

D
DMD ……………………………34,245
　―の進行 ……………………………35
DMD患者の移動の効力感の変化 …81

E
ECS …………………………………231

G
Gowers徴候 …………………………76

L
L型手すり …………………………271
L字柵 ………………………………197

M
MI-E …………………………………109

P
PSB ………………93,106,111,241

R
RA ………40,82,113,139,178,220

あ
アームサポート ………………217,246
アーム式固定台 ……………………233
アームスリング ……………………247
脚分離型吊り具 ……………………49
足用爪切り …………………………119

アダプテーションスキル …………234
圧電素式スイッチ …………………233
圧力測定 ……………………………30
アフォーダンス ……………………66
アフォーダンスデザイン ……………3
アンビューバッグ …………………176

い
意思伝達装置 ……………241,242,243
移乗 …………………………………43
移乗動作 ……………………………82
移乗用手すり ………………………18
椅子 ………………………………67,84
一本つえ ……………………………53
移動 …………………………………43
移動環境 ……………………………271
移動動作 ……………………………82
　―の確認 …………………………269
移動動作自立度 ……………………71
移動用具の種類 ……………………53
衣服着脱例 …………………………136
飲水 …………………………………90
インターネット電話サービス ……251

う
ウレタン笛 …………………………226
ウレタンマットレス …………………16
上着を脱ぐ動作 ……………………136

え
エアーマットレス ……………………15
遠隔制御装置 ………………………233
嚥下障がい …………………………94
円背 …………………………………95
　―がある人の手すりの位置 ……197
円背傾向 ……………………………65

お
オーダーメイド車いす ………………57
オーダーメイド台所 ………………288
オートスキャン機能 ………………243
起き上がり ………………………18,24
お尻拭き ……………………………212
オペレートナビ ……………………242
おむつ ……………187,195,198,206
音楽 …………………………………251
温水洗浄機能付き洋式便器 ………183
温水洗浄便座 ………………………184

か
カーリング …………………………251
臥位 …………………………………21
　―での除圧 …………………………28
臥位活動 ……………………………17
臥位姿勢 ……………………………10
介助用ベルト ………………………45
回転テーブルの活用 ………………111
下衣の着脱 …………………………31
過活動膀胱 ……………………204,205
学習リモコン ………………………243
拡大代替コミュニケーション ……224
拡大読書器 …………………………232
仮性球麻痺 …………………………96
片側切断 ……………………………145
片手用爪切り ………………………117
片麻痺 ……20,64,95,124,156,192
片麻痺者の更衣動作 ………………125
楽器演奏の工夫例 …………………252
学校場面 ……………………………250
カットアウトテーブル ……………111
活動障害の変遷 ……………………36
カテーテル …………………………210
下部尿路機能 ………………………205
かぶりシャツ ………………………129
壁固定式リフト ……………………165
壁との関係 …………………………201
簡易形介助用電動車いす …………62
簡易形自操用電動車いす …………62
簡易手すり …………………………152
環境制御装置 ……………………231,243
眼瞼挙上の工夫 ……………………119
関節拘縮 ……………………………35
関節リウマチ…………………………
　　　40,82,113,139,178,220

き
キーボード …………………………257
キーボード操作による文字入力 …249
器械による咳介助 …………………109
起居・移乗動作の流れ ……………262
起居動作 …………………………8,17
義手の分類 …………………………143
脚分離型吊り具 ……………………49
吸気式スイッチ ……………………233
救急蘇生用バッグ …………………176
球麻痺 ………………………………96
起立能力 ……………………………266
筋萎縮性側索硬化症 ………………236

295

筋ジストロフィー……………………
　　　34,76,109,135,174,216,245
筋ジストロフィー機能障がい度の厚生省
　分類 ……………………………77
筋電義手 ……………………143,145
筋電式スイッチ …………………233

く

口へのリーチ時の姿勢への影響 …105
靴下動作 …………………………136
靴下を履く ………………………121
クッション …………………28,61
靴による短下肢装具代用 ………137
首を後屈しなくても飲み干せる容器 99
クラッチ …………………………54
苦しい背上げ ……………………29
車いす ……………………56,134
　　―から便器への移乗 ………200
　　―で行えるスポーツ ………251
　　―の生活 ……………………275
　　―を工夫した症例 …………84
車いすカット ……………………217
車いすサッカー …………………251
車いす上導尿 ……………………211
車いす上の姿勢保持例 …………79
車いすホッケー …………………251
車いす用クッション ……………60
訓練食 ……………………………94

け

携帯電話 …………………………227
携帯用会話補助装置 ………229,241
携帯用洗浄機 ……………………221
頸部前彎変形の例 ………………79
ケースワークスキル ……………234
ゲーム機器 ………………………252
化粧 ………………………………133
玄関動作の流れ …………………262
健常者の更衣の特性 ……………125

こ

更衣動作 …………120,128,136,139
拘縮 ………………………………35
　　―がある人のおむつ交換 …202
光電式スイッチ …………………233
高齢者 ……20,64,95,124,156,204
　　―の臥位 ……………………22
呼気式スイッチ …………………233
骨盤のコントロールに与える影響 …68

コップの工夫 ……………………90
固定式リフト ……………………286
コミュニケーション活動 ………223
コミュニケーション支援 ………223
　　―に関する評価内容 ………240
　　―に必要な評価 ……………237
　　―の考え方 …………………238
コミュニケーションスキル ……234
ゴムシート ………………………115
ゴム便器 …………………………218
コンタクトレンズ ………………133
　　―の着脱 ……………………119
コントローラ ……………………252
コンフォートタイプ ……………58

さ

座位移乗用具 ……………………45
座位移動能力 ……………………265
座位姿勢 …………………………64
　　―の比較 ……………………98
在宅用電動介護ベッド …………15
サイドレールカバー ……………15
サイドレールを活用した膝上げ …31
座位変換形車いす ………………57
座位変換形自操用電動車いす …62
座位保持が困難な場合の移乗介助用具
　………………………………………68
座位保持能力 ……………………265
座角度調整式入浴用いす ………292
座骨前方支持 ……………………61
札幌式トイレ ……………………186
座薬挿入器 …………………190,212
残存機能 …………………………247
3指つまみの自助具 ……………107

し

シーティング ……………………58
シート型吊り具 …………………49
自己導尿 …………………………209
自己導尿関連用品 ………………189
自己導尿訓練 ……………………210
自助具 ……………………………89
　　―によるズボンの着脱 ……121
姿勢制御 …………………………64
視線コミュニケーションボード …228
自走式シャワー用いす …………171
自操用座位変換形電動車いす …57
支柱式リフト ……………………165
ジッパー結束バンド ……………132
自動収尿装置 ……………………188

シミュレーションルーム ………290
事務用椅子 ………………………84
シャイードレーガー症候群 ……273
シャツのそで口の改良 …………147
シャワー用車いす ……………163,171
シャワー用車いす型吊り具 ……49
終日人工呼吸器利用者への対応 …176
住宅改修 …………………………260
住宅環境整備 ……………………261
収尿器 ……………………………187
収便器 ……………………………189
手動兼用形電動車いす …………62
上衣脱衣 …………………………126
上衣着衣 …………………………127
上下昇降椅子 ……………………44
昇降機能 …………………………38
昇降機能付き便座 ………………221
上肢操作にみられる代償動作 …110
上肢操作の代償動作例 …………135
上肢把持用装具の利用 …………111
上肢補装具 ………………………241
床上動作 …………………………8
情報端末機器 ……………………251
ショートカットキー ……………257
食事関連動作 ……………………87
食事具に活用する福祉用具 ……115
食事支援ロボット ………………111
食事動作 …………………………89
褥瘡予防 …………………………13
除湿シーツ ………………………16
食器に活用する福祉用具 ………115
自立型排尿関連自助具 …………209
シルバーホン ……………………227
神経筋疾患……………………
　　　34,76,109,135,174,216,245
人工呼吸器搭載例 ………………80
寝室環境 …………………………271
身体障がい者用長便座 …………214
身体部位と検出対象動作 ………238
身体を洗うための福祉用具 ……164

す

スイッチ ……………………242,247
水平手すり ………………………272
据置型拡大読書器 ………………230
据置式リフト ……………………47
すくい動作 ………………………107
すくいやすい食器の例 …………102
スクリーンリーダー ……………232
スタンディングリフト …………44
スタンドアップ車いす …………88

す

スツール	272
ずっこけ座位	29
スティック	249
スティックピクチャ	107
スティックホルダー	257
ストーマ装具	191
ストリングスイッチ	242
すのこ	160,162,179
スプーン	100
―の工夫	91
―の一口量の違い	103
スプーンフェイスの形状	91
スポーツ	251
スポーツ形車いす	57
ズボンのループ	132
スライディングシート	14,45
―による移乗	48
―を用いた移乗技術	47
スライディングボード	45,47
スロープ	292

せ

背上げ機能	12,37
背上げ時	13
生活支援	260
清潔間欠導尿	209
整容動作	117,132,135,139
―に使用する自助具	140
整容動作方法例	133
脊髄損傷	27,70,104,128,168,209,254
脊柱変形	35
―を強める座位姿勢	79
摂食	90
切断	143
接点式スイッチ	233
切迫性尿失禁	204
背もたれ座位での除圧	28
洗顔の自助具例	146
仙骨上部サポート	61
洗浄機能用リモコン	184
洗浄シャワー	199
尖足・内反予防の短下肢装具	137
洗体介助	176
洗体動作	172,180
前方移乗動作	72,74
洗面台	134

そ

操作スイッチ	233
操作スイッチ・固定具	233
ソーンダイクの効果の法則	203
側方移乗	30
ソックスエイド	141

た

代替入力機器	249
台付き爪切り	141
帯電式スイッチ	233
台所環境	272
体内力源能動義手	143,145
台の高さの調整	99
高さ調整機能	12
高床式洗い場	171
高床式トイレ	214
多脚つえ	53
立ち上がり	19
立ち上がり動作	84
―の分類	156
タッチスイッチ	256
多点つえ	53
段差解消機	282

ち

知覚システム	20
着座能力	266
調整機構つき車いす	60
調理動作	87

つ

つえ	53
つまむ・開く操作	100
爪切り	133
吊り具	49
―の形状	166
吊り具装着手順	52

て

低床型バス	55
ティルティング機構	59
ティルト	80
テーブル	134
―の高さを利用した活用	110
テーブル置き式固定台	233

テクノエイドセンター	4
手すり	152,163,186,200
―を持ち替えないままの移乗動作	201
―を持ち替える移乗動作	201
手袋型自助具	108
手袋タイプタオル	172
手持ち式集尿器	207
デュシェンヌ型筋ジストロフィー	34,245
点字盤	230,232
天井走行式リフト	47,165,292
テンタクル活動	17
電動車いす	85
電動歯ブラシ	137
電動ベッド	10,41
電動ベッド機能	42
電動便座昇降機	185
伝の心	229,242
殿部洗体	172

と

トイレ	193,196
トイレットエイド	222
トイレ用車いす	213
トイレ用吊り具	49
橈側握りの自助具	107
登はん性起立	76
透明文字盤	228,241
動揺性歩行	77
トーキングエイド	228,241
特殊形車いす	58
特殊形自操用電動車いす	62
特殊寝台の利用	42
特殊な車いすの活用	85
取っ手付き食器	102
ドライヤー	133
トランスファーボード	45
―を利用した介助	74
取り込み動作	107
トロミ食	93

な

ナースコール	248
ナースコールボタン	226
長柄付き足指洗いブラシ	180
長柄付き化粧水ブラシ	140
長柄付き整髪ブラシ	140
長柄付き洗顔リーチャー	140
長柄付き洗体スポンジ	180

長柄付き歯ブラシ …………………141
長柄フォーク ………………………115
長柄ブラシ …………………………164
難聴者・高齢者用電話機 …………229

に

日本人間工学会 ………………………5
日本福祉のまちづくり学会 …………5
日本リハビリテーション工学協会 …5
ニューカフ …………………………107
入浴 …………………………………149
入浴環境 ……………………………271
入浴動作の流れ ……………………263
入浴用いす ……………154,161,179
入浴用介助ベルト …………………162
入浴用のスリング …………………171
入浴用リフト …………………49,171
入力支援 ……………………………228
尿意切迫感 …………………………204
尿器 ……………………195,198,207,217
尿器使用判定チェックリスト ……208
尿失禁 ………………………………206
　　―のタイプ ……………………205
人間工学に基づいた机と椅子の高さ 98

ね

寝返り …………………………………18
ネクタイを締める工夫 ……………122

の

脳血管疾患 20,64,95,124,156,192
脳血管疾患患者の起き上がり ………24
能動義手 ……………………………143

は

パーキングファンクション …………22
背臥位 …………………………………9
排泄環境 ……………………………271
排泄支援用具 ………………………183
排泄動作 ……………………………181
　　―の流れ ………………………263
排泄動作能力 ………………………205
排尿日誌 ……………………………205
ハイブリッドマットレス ……………16
排便時の姿勢 ………………………213
箸 ……………………………………100
把持用自助具 ………………………107
バスグリップ ………………………163

バスボード …………………162,179
パソコン操作状況 …………………257
パソコンの活用 ……………………249
パッド ………………………………206
歯みがき ……………………………133
歯みがきペーストの固定 …………119
ハムストリングが強く短縮した例 …78
バランス式前腕装具 ………………111
バリアフリー …………………………2
ハンドル形自操用電動車いす ………62
ハンドル形電動車いす ………………57
万能カフ ………………………………91

ひ

ひげ剃り ……………………………133
膝上げ機能 …………………12,29,38
　　―を活用した膝上げ ……………32
肘外型前方移動 ………………………72
肘ロック型前方移動 …………………72
非対称的な姿勢 ………………………67
ビックスイッチ ……………………242
ヒップベルト …………………………45
非麻痺側優位の立ち上がり …………66
標準形介助用電動車いす ……………62
標準形車いす …………………………57
標準形自操用電動車いす ……………61

ふ

ファスナーを上げる自助具 ………122
フォーク ……………………………100
福祉用具 ………………………………2
　　―の種類 …………………………3
福祉用具選択 …………………………3
フックの利用 ………………………147
プッシュアップによる横移乗 ………73
太柄フォーク ………………………115
ブラシ ………………………………133
フラッシュベル ……………………226
ブリッジ活動 …………………………17
フレーム付きポータブルトイレ …197

へ

ペチャラ ……………………………228
ベッド …………………………………10
ベッド固定式リフト …………………48
ベッドサイドレール ………………131
ベッド柵 ……………………………131
ベッド周囲の隙間 ……………………15
ベッド上移動 …………………………14

ベッド上食事時のテーブルによる変化
　…………………………………107
ベッド上での導尿 …………………211
ベッド上のポジショニング …………38
ベッド背上げ機能 …………………130
ベッド膝上げ機能 …………………131
ベルト型吊り具 ………………………49
便器 …………………………………183
変形 ……………………………………35
便座 …………………………………184
便失禁予防用具 ……………………191

ほ

ボイスキャンECS …………………231
ポイントタッチスイッチ …………242
方向転換 ……………………………199
　　―の支援 …………………………45
ポータブルスプリングバランサー
　………………………93,99,106,241
ポータブルトイレ 185,194,197,207
ボード移乗の手順 ……………………46
歩行器 …………………………………55
歩行支援用具 …………………………67
歩行車 …………………………………55
補高台 ………………………………247
補高便座 ………………………184,221
ボタンエイド ……………132,141,147
ホルダー ………………………………11
本体固定台 …………………………233

ま

マイスプーン ……………92,111,231
マウスキー機能 ……………………257
マウススティック …………………256
マウス操作 …………………………249
前開きタイプ ………………………211
曲げ曲げフォーク …………………115
孫の手 ………………………………141
またぎ動作の分類 …………………157
マットレス ……………………15,23
　　―の種類 …………………………16
松葉づえ ………………………………53
まな板 …………………………………89
マルチグローブ ………………………14
マルチケアコール …………………226

み

見守りシステム ……………………151

298

め

メガネ装着自助具 ……………118

も

文字入力の効率性 ……………249
文字盤 …………………241
モジュラー式車いす …………57,85
持ち手付きタオル ……………180
モニター画面の工夫 …………250
モニタリング …………………239

や

夜間頻尿 ………………204

ゆ

床走行式リフト …………………49
ユニバーサルアーム …………242
ユニバーサルカフ ……………107
ユニバーサルデザイン ………2,88
ユニバーサルニューカフ ………91

よ

洋式トイレ ……………………214
用便後の後始末用自助具 ……190
浴室シミュレーション ………168
浴室内での死亡事故の月別死亡件数
 ………………………………150
浴室への出入り ………………151
浴槽 ……………………………277
 ―の立ち上がり動作の分類 …156
 ―のまたぎ動作の分類 ………157
 ―への出入り …………………152
浴槽形状 ………………………281
浴槽内いす ……………………153
浴槽内滑り止めマット ………153
浴槽内リフト …………………152
浴槽内を電動昇降する椅子 …162
浴槽用手すり …………………152
横移乗動作 ……………………73
横移乗動作時 …………………74
横手すり ………………………281
呼出コール ……………………255
呼び出しリモコン ………243,256
呼び鈴 ……………………233,243
呼び鈴分岐装置 ………………233

ら

ランバーサポート ………………61

り

りーだぶる ……………………231
リーチャー …………………121,141
リーチを補う工夫 ……………110
リーチを代償する環境設定 …116
リウマチつえ ……………………86
リクライニング …………………80
リクライニング機構 ……………59
リクライニング・ティルト式車いす 98
立位移乗支援 …………………44
立位移動能力 …………………266
立位保持能力 …………………266
リフト …………………………47,74
リモコン ………………………231
リモコン振動 …………………256
留置カテーテル ………………210
両側切断 ………………………146
リラックスした臥位姿勢 ………13
リラックスした状態 ……………10
リング付きタオル ……………164

る

ループ付きタオル ……………172
ルーペ …………………………230

れ

レシーバー ……………………208
レッツ・チャット ……………229
レッツ・リモコン ………231,256

ろ

ローレイター ……………………55
ロフストランドクラッチ ………53
ロボットアーム ………………106

わ

ワイヤレスホームコール ……226
和式便器 ………………………185
輪タオル ………………………164

クリニカル作業療法シリーズ

福祉用具・住環境整備の作業療法

2013年9月10日 初　版　発　行
2021年10月30日 初版第3刷発行

編　集……………玉垣　努・渡邉愼一
　　　　　　　　　（たまがきつとむ）（わたなべしんいち）
発行者……………荘村明彦
発行所……………中央法規出版株式会社
　　　　　　　〒110-0016　東京都台東区台東3-29-1　中央法規ビル
　　　　　　　営　　業　　：TEL03-3834-5817　FAX03-3837-8037
　　　　　　　取次・書店担当：TEL03-3834-5815　FAX03-3837-8035
　　　　　　　　　　　　　　　https://www.chuohoki.co.jp/
装幀・本文デザイン…齋藤視倭子
表紙絵……………ネモト円筆
本文イラスト………イオジン
印刷・製本…………サンメッセ株式会社

ISBN978-4-8058-3892-1
定価はカバーに表示してあります。
本書のコピー，スキャン，デジタル化等の無断複製は，著作権法上での例外を除き禁じられています。また，本書を代行業者等の第三者に依頼してコピー，スキャン，デジタル化することは，たとえ個人や家庭内での利用であっても著作権法違反です。
落丁本・乱丁本はお取り替えします。
本書の内容に関するご質問については，下記URLから「お問い合わせフォーム」にご入力いただきますようお願いいたします。
https://www.chuohoki.co.jp/contact/